Fisiopatologia Pulmonar
de **WEST**

Tradução
André Garcia Islabão

Revisão técnica
Marli Maria Knorst

Médica pneumologista do Serviço de Pneumologia do Hospital de Clínicas de Porto Alegre (HCPA). Professora titular do Departamento de Medicina Interna da Faculdade de Medicina da Universidade Federal do Rio Grande do Sul (UFRGS). Mestra em Pneumologia pela UFRGS. Doutora em Medicina pela Johannes Gutenberg Universität, Mainz, Alemanha. Pós-doutorado em Fisiologia do Exercício no Massachusetts General Hospital/Harvard University, Boston, Estados Unidos.

Nota

A medicina é uma ciência em constante evolução. À medida que novas pesquisas e a própria experiência clínica ampliam o nosso conhecimento, são necessárias modificações na terapêutica, onde também se insere o uso de medicamentos. Os autores desta obra consultaram as fontes consideradas confiáveis, num esforço para oferecer informações completas e, geralmente, de acordo com os padrões aceitos à época da publicação. Entretanto, tendo em vista a possibilidade de falha humana ou de alterações nas ciências médicas, os leitores devem confirmar estas informações com outras fontes. Por exemplo, e em particular, os leitores são aconselhados a conferir a bula completa de qualquer medicamento que pretendam administrar, para se certificar de que a informação contida neste livro está correta e de que não houve alteração na dose recomendada nem nas precauções e contraindicações para o seu uso. Essa recomendação é particularmente importante em relação a medicamentos introduzidos recentemente no mercado farmacêutico ou raramente utilizados.

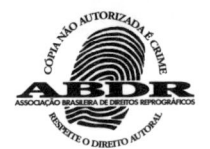

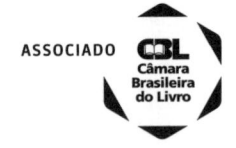

W518f	West, John B.
	Fisiopatologia pulmonar de West : princípios básicos / John B. West, Andrew M. Luks ; tradução: André Garcia Islabão ; revisão técnica: Marli Maria Knorst. – 10. ed. – Porto Alegre : Artmed, 2023.
	vi, 295 p. : il. ; 23 cm.
	ISBN 978-65-5882-091-8
	1. Pneumologia. 2. Fisiopatologia pulmonar. I. Luks, Andrew M. II. Título.
	CDU 616.24-092

Catalogação na publicação: Karin Lorien Menoncin – CRB 10/2147

10ª EDIÇÃO

Fisiopatologia Pulmonar de WEST

PRINCÍPIOS BÁSICOS

John B. West, MD, PhD, DSc
Professor of Medicine and Physiology
School of Medicine
University of California, San Diego
La Jolla, California

Andrew M. Luks, MD
Professor of Medicine
School of Medicine
University of Washington
Seattle, Washington

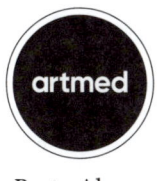

artmed

Porto Alegre
2023

Obra originalmente publicada sob o título *West´s pulmonary pathophysiology: the essentials, 10th Edition*
ISBN 9781975152819
Copyright © 2022 Wolters Kluwer. Published by arrangement with Lippincott Williams & Wilkins/Wolters Kluwer Health Inc. USA.

Gerente editorial
Letícia Bispo de Lima

Colaboraram nesta edição

Editora
Mirian Raquel Fachinetto

Capa
Márcio Monticelli

Preparação de originais
Mirela Favaretto

Leitura Final
Carine Garcia Prates

Editoração
Kaéle Finalizando Ideias

Reservados todos os direitos de publicação, em língua portuguesa,
ao GRUPO A EDUCAÇÃO S.A.
(Artmed é um selo editorial do GRUPO A EDUCAÇÃO S.A.)
Rua Ernesto Alves, 150 – Bairro Floresta
90220-190 – Porto Alegre – RS
Fone: (51) 3027-7000

SAC 0800 703 3444 – www.grupoa.com.br

É proibida a duplicação ou reprodução deste volume, no todo ou em parte, sob quaisquer formas ou por quaisquer meios (eletrônico, mecânico, gravação, fotocópia, distribuiçãona Web e outros), sem permissão expressa da Editora.

IMPRESSO NO BRASIL
PRINTED IN BRAZIL

Prefácio

Fisiopatologia pulmonar de West: princípios básicos, 11ª edição,* aborda a função do pulmão doente em contraposição à função do pulmão normal. Publicado pela primeira vez há mais de 40 anos e com traduções para diversos idiomas, esta obra tem sido útil a várias gerações de estudantes.

Amplamente atualizada e incluindo abordagens diagnósticas e terapêuticas modernas, as novidades desta edição contemplam também casos clínicos que enfatizam a maneira como os conteúdos de fisiopatologia apresentados no capítulo se aplicam à prática da medicina, além de trazer mais imagens de radiografias, tomografias computadorizadas e cortes histopatológicos,** os quais foram gentilmente fornecidos pela Dra. Corinne Fligner da University of Washington School of Medicine e pelo Dr. Edward Klatt da Mercer University School of Medicine. Novas imagens também foram gentilmente fornecidas por Sidney Clingerman, BS e Ann Hubbs, DVM, PhD do National Institute of Occupational Safety and Health e do Centers for Disease Control and Prevention; pelo Dr. Jeffrey Otjen da University of Washington e pelo Dr. Victor Roggli da Duke University. Contamos também com a revisão dos dados de uma das figuras realizada por Marc Houyoux da United States Environmental Protection Agency.

Orientadas para a clínica, as questões de múltipla escolha ao final de cada capítulo foram reformuladas de modo a testar a compreensão mais ampla do conteúdo abordado no capítulo em vez de levar a uma simples memorização das informações, podendo também ser utilizadas na preparação para provas da área. Sete videoaulas (em inglês), que variam de 35 a 60 minutos cada, relacionadas ao conteúdo do livro, estão disponíveis gratuitamente no YouTube.***

Como resultado de todas essas atualizações e novidades, o número de páginas aumentou, mas o propósito original de *Fisiopatologia pulmonar de West: princípios básicos* permanece o mesmo. Ele continua sendo um livro introdutório para estudantes de medicina em seu treinamento pré-clínico e permanece útil para um número cada vez maior de médicos (como pneumologistas, anestesiologistas e cardiologistas), entre outros profissionais da área da saúde (incluindo enfermei-

---

*Este livro forma par com *Fisiologia respiratória de West: princípios básicos*, 11ª edição (Artmed, 2023).

**Confira as imagens coloridas, indicadas ao longo do livro com o ícone ( ), no *hotsite* do livro, disponível em apoio.grupoa.com.br/west10ed.

***A relação dos vídeos com seus respectivos *links* para o YouTube estão disponíveis no *hotsite* do livro.

ros e fisioterapeutas de terapia intensiva), os quais atuam junto a pacientes que se apresentam com as mais diversas formas de doença respiratória.

E para finalizar, sugestões e comentários sobre o livro são sempre bem-vindos.

John B. West, MD, PhD, DSc
Andrew M. Luks, MD

Sumário

PARTE 1   Testes de função pulmonar e o que eles significam 1

  CAPÍTULO 1   Ventilação 3

  CAPÍTULO 2   Troca gasosa 22

  CAPÍTULO 3   Outros testes 48

PARTE 2   Função no pulmão doente 67

  CAPÍTULO 4   Doenças obstrutivas 69

  CAPÍTULO 5   Doenças restritivas 107

  CAPÍTULO 6   Doenças vasculares pulmonares 135

  CAPÍTULO 7   Doenças ambientais, ocupacionais, neoplásicas e infecciosas 164

PARTE 3   Função na insuficiência respiratória 191

  CAPÍTULO 8   Insuficiência respiratória 193

  CAPÍTULO 9   Oxigenoterapia 213

  CAPÍTULO 10   Ventilação mecânica 231

APÊNDICE A   Símbolos, unidades e valores normais 249

APÊNDICE B   Leituras sugeridas 252

APÊNDICE C   Respostas às questões dos capítulos 253

APÊNDICE D   Respostas para as questões dos casos clínicos 274

ÍNDICE 281

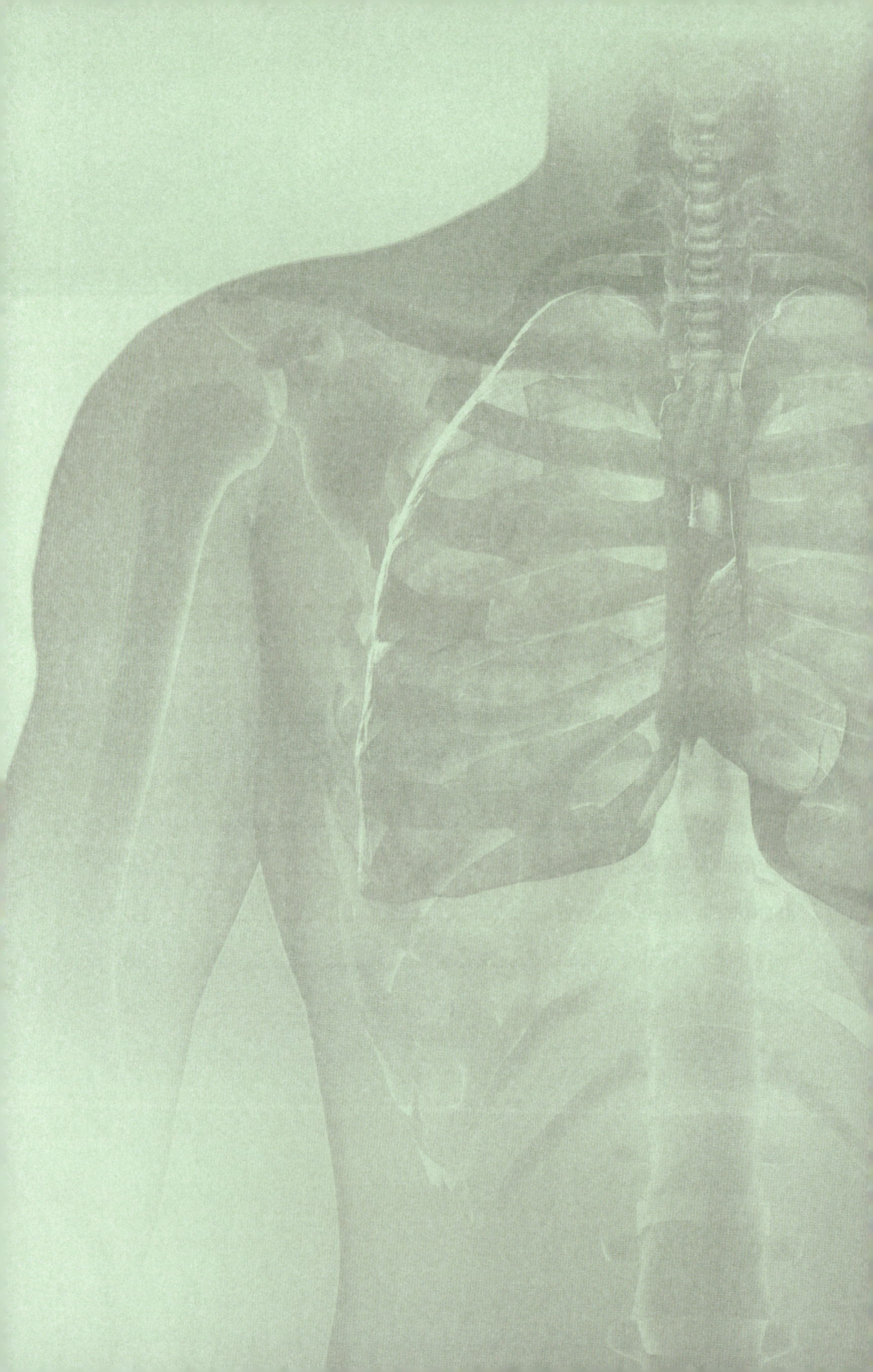

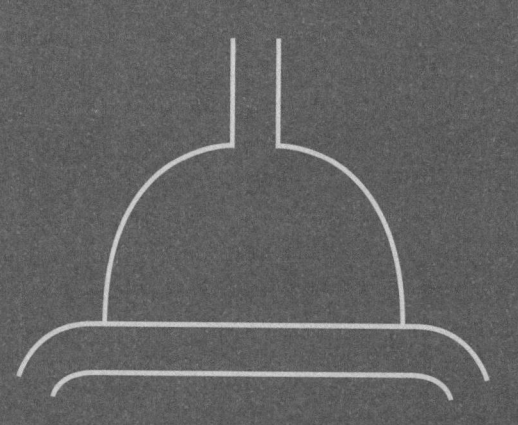

PARTE 1

Testes de função pulmonar e o que eles significam

1. Ventilação
2. Troca gasosa
3. Outros testes

Aprende-se como os pulmões doentes funcionam por meio de testes de função pulmonar. Dessa forma, a Parte 1 é dedicada à descrição dos testes mais importantes e à sua interpretação. Para isso, é importante que o leitor esteja familiarizado com os princípios de fisiologia pulmonar, como os contidos no livro West JB, Luks AM. *Fisiologia respiratória de West: princípios básicos*, 11.ed. Porto Alegre: Artmed 2023.

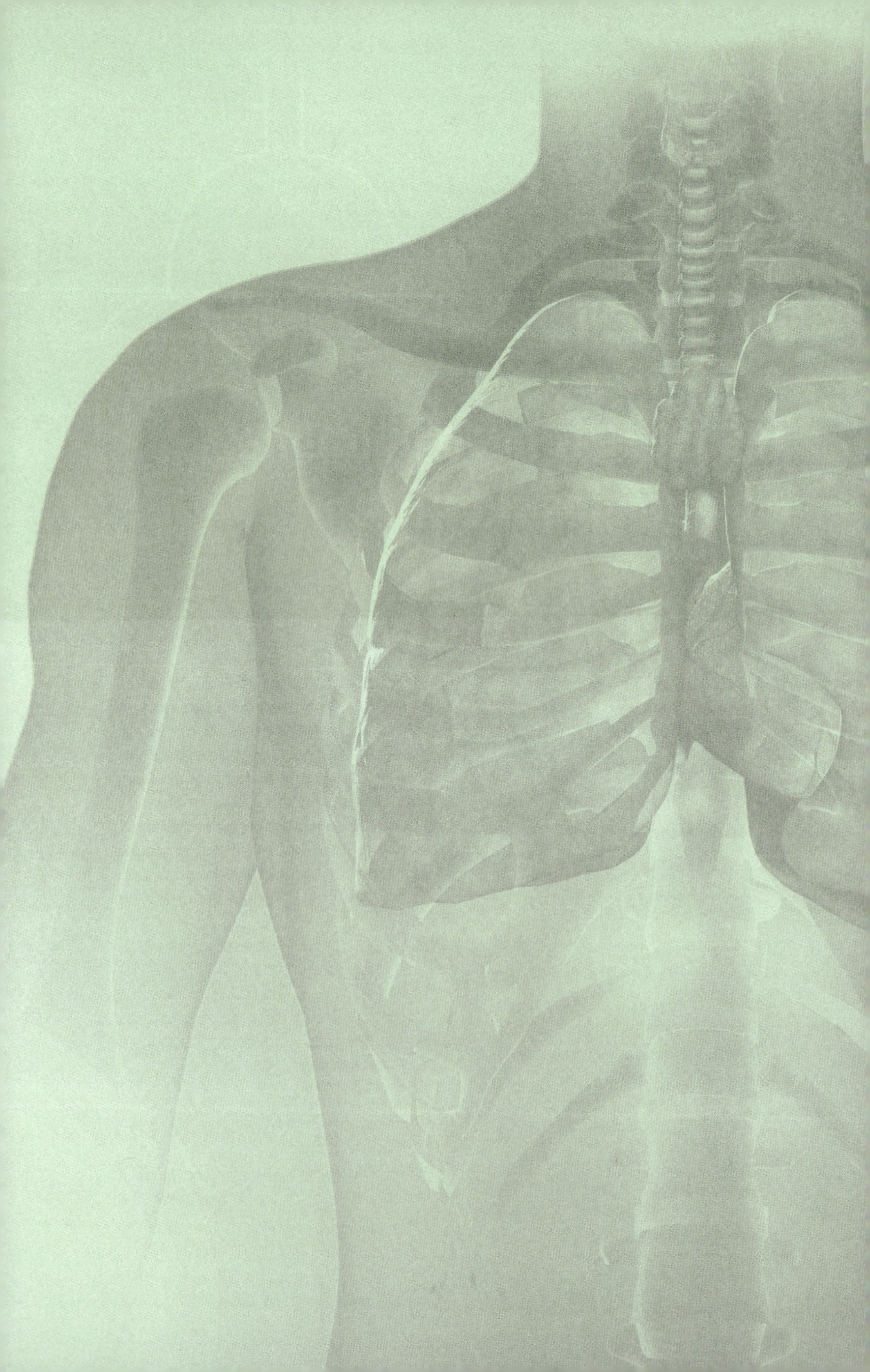

Ventilação

1

▶ **Testes de capacidade ventilatória**
- Volume expiratório forçado
- Teste de resposta aos broncodilatadores
- Fluxo expiratório forçado
- Interpretação dos testes de expiração forçada
- Curva fluxo-volume expiratória
- Distribuição da resistência ao fluxo conforme a curva fluxo-volume
- Fluxos máximos a partir da curva fluxo-volume
- Pico de fluxo expiratório
- Curva fluxo-volume inspiratória

▶ **Testes de mensuração da ventilação desigual**
- Teste de mensuração do nitrogênio em respiração única
- Volume de fechamento
- Outros testes de mensuração da ventilação desigual
- Testes de doença precoce das vias aéreas

O teste mais simples de função pulmonar é a expiração forçada. É, também, um dos testes mais informativos e requer equipamento mínimo e cálculos triviais. A maioria dos pacientes com doença pulmonar tem um volume de expiração forçada anormal, e, muito frequentemente, a informação obtida a partir desse teste é útil no seu manejo. O teste tem grande utilidade na atenção primária quando os pacientes consultam para avaliação de dispneia crônica. Por exemplo, pode ser valioso na detecção de asma ou doença pulmonar obstrutiva crônica (DPOC), condições extremamente comuns e importantes. Este capítulo também discute um teste simples para avaliação da ventilação desigual. Ao final do capítulo, o leitor deverá ser capaz de:

- Descrever a utilidade do volume expiratório forçado em 1 segundo e da capacidade vital forçada.
- Diferenciar entre padrões obstrutivos e restritivos na manobra de expiração forçada.

- Diferenciar entre padrões normais e anormais na curva fluxo-volume expiratória.
- Explicar o mecanismo do fluxo independente de esforço ao final de uma expiração forçada.
- Identificar o volume de fechamento e os sinais de ventilação desigual em um teste de lavagem (*washout*) do nitrogênio em respiração única.

▶ TESTES DE CAPACIDADE VENTILATÓRIA

Volume expiratório forçado

A manobra da expiração forçada, em geral chamada de espirometria, é o teste de função pulmonar mais comumente usado, gerando informações úteis para diagnosticar e monitorar a progressão de doenças. O *volume expiratório forçado* (VEF_1) é o volume de gás exalado em *1 segundo* por uma expiração forçada subsequente a uma inspiração profunda. A *capacidade vital** é o volume *total* de gás que pode ser exalado após uma inspiração profunda.

A maneira simples e clássica de fazer essas medições é mostrada na **Figura 1.1**. O paciente é confortavelmente sentado em frente a um espirômetro com baixa resistência e, então, deve inspirar de maneira profunda e exalar tão intensamente quanto for possível. Enquanto a campânula do espirômetro se move para cima, a caneta do registro se move para baixo, indicando o volume expirado em função do tempo. O espirômetro selado com água mostrado na **Figura 1.1** é muito pouco utilizado na atualidade e tem sido substituído por espirômetros eletrônicos, os quais frequentemente fornecem um gráfico para ser preenchido com os dados do paciente ou de seu pron-

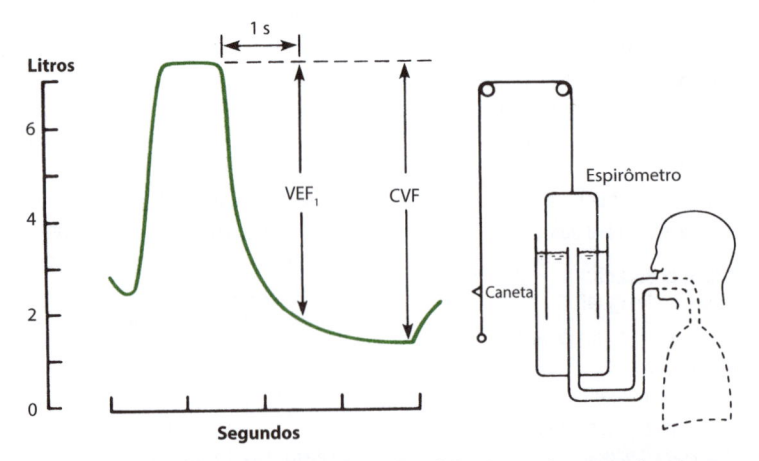

Figura 1.1 Mensuração do volume expiratório forçado no primeiro segundo (VEF_1) e da capacidade vital forçada (CVF).

---

*N. de R.T. Esta é a capacidade vital expiratória. Também é possível medir a capacidade vital inspiratória por meio de uma manobra que parte de uma expiração plena até a inspiração máxima.

tuário eletrônico. Para realizar o teste, o paciente deve prender firmemente seus lábios na peça bucal, que deve estar a uma altura conveniente. Um procedimento aceitável é permitir duas manobras como teste e depois registrar três respirações que preencham critérios para resultados aceitáveis. Os mais altos resultados de VEF_1 e capacidade vital forçada (CVF) dessas expirações são, então, utilizados. Os volumes devem ser convertidos para a temperatura corporal e a pressão (ver Apêndice A).

A **Figura 1.2A** mostra um traçado normal. O volume expirado em 1 segundo foi de 4 litros, e o volume total expirado foi de 5 litros. Esses dois volumes são, respectivamente, o volume expiratório forçado em 1 segundo (VEF_1) e a capacidade vital (CV). A CV medida com uma expiração forçada pode ser menor que a medida com uma expiração mais lenta, sendo que a *capacidade vital forçada* (CVF) é geralmente utilizada.*

Esses valores são relatados como valores absolutos e como porcentagem do que seria previsto para um indivíduo de mesma idade, sexo determinado ao nascer e altura.**

A relação entre VEF_1 e CVF (VEF_1/CVF) também é relatada.*** A relação normal é de cerca de 80%, mas decresce com a idade (ver Apêndice A para valores normais). As diretrizes especializadas de várias organizações incluem definições mais refinadas sobre o limite inferior da normalidade para a relação VEF_1/CVF, mas o limite de 80% é útil para quem está no início desse estudo.****

O VEF pode ser medido por meio de outros períodos, como 2 ou 3 segundos, mas o valor em 1 segundo é o mais informativo. Quando o número subscrito é omitido, o tempo considerado é de 1 segundo.

A **Figura 1.2B** mostra o tipo de traçado obtido de um paciente com doença pulmonar obstrutiva crônica (DPOC). Observe que a taxa na qual o ar foi expirado foi muito mais lenta, tanto que somente 1,3 litro foi eliminado no primeiro segundo. Além disso, o volume total expirado foi de apenas 3,1 litros, e a relação VEF_1/CVF estava reduzida para 42%. Esses números são típicos de um padrão *obstrutivo*, quando há obstrução ao fluxo aéreo, mais comumente à expiração.

O padrão na **Figura 1.2B** pode ser comparado com aquele da **Figura 1.2C**, que mostra o tipo de traçado obtido em um paciente com fibrose pulmonar. Aqui, a

---

*N. de R.T. A CV lenta pode ser maior que a CVF em pacientes com doenças pulmonares obstrutivas, refletindo volume de fechamento mais precoce na manobra forçada. O limite para considerar significativa esta diferença entre CV lenta e CVF não é consenso e varia entre 100 a 300 mL, sendo maior em homens.

** N. de R.T. Existem várias tabelas e/ou equações de valores de referência. É fundamental o conhecimento de quais estão sendo utilizados na interpretação, uma vez que os valores podem ser influenciados pela população que foi estudada (faixas etárias, país de origem, gênero predominante, etc.). Alguns equipamentos fornecem mais de uma opção de valores de referência.

*** N. de R.T. A relação VEF_1/CVF é historicamente conhecida como índice de Tiffeneau (ou Tiffeneau-Pinelli).

**** N. de R.T. Recentemente, a American Thoracic Society fez uma atualização de suas diretrizes para realização de espirometria. Confira em Graham BL, Steenbruggen I, Miller MR, Barjaktarevic IZ, Cooper BG, Hall GL, Hallstrand TS, Kaminsky DA, McCarthy K, McCormack MC, Oropez CE, Rosenfeld M, Stanojevic S, Swanney MP, Thompson BR. Standardization of Spirometry 2019 Update. An Official American Thoracic Society and European Respiratory Society Technical Statement. Am J Respir Crit Care Med. 2019 Oct 15;200(8):e70-e88.

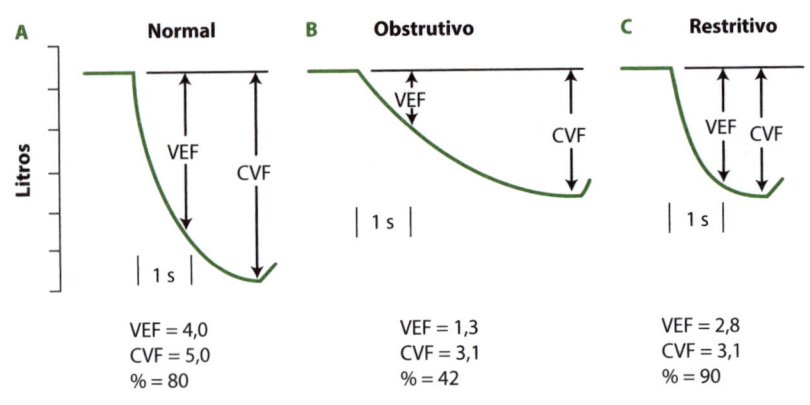

Figura 1.2 Padrões normal (A), obstrutivo (B) e restritivo (C) de uma expiração forçada (curva volume-tempo).

CV foi reduzida para 3,1 litros, mas uma grande porcentagem (90%) foi exalada no primeiro segundo. Esses números são consistentes com doença *restritiva*, na qual há algum problema que limita – ou restringe – a capacidade do paciente de fazer uma inspiração profunda adequada. Observe que os valores numéricos específicos nesses exemplos foram inseridos apenas com propósito de ilustração e podem variar entre os pacientes, mas o padrão geralmente permanecerá o mesmo entre os pacientes de cada categoria de doenças.

Manobra de expiração forçada

- É simples de realizar e gera dados importantes para a avaliação da função respiratória.
- VEF_1, CVF e VEF_1/CVF são anormais em muitos tipos de doença pulmonar.
- Pode ser usada para avaliar a progressão da doença ou a resposta ao tratamento.

Teste de resposta aos broncodilatadores

Se houver suspeita de obstrução reversível das vias aéreas, o teste de expiração forçada pode ser realizado antes e depois da administração de um broncodilatador de ação curta, como o salbutamol. Em adultos, considera-se que um indivíduo apresenta *resposta ao broncodilatador* se o VEF_1 ou a CVF após o broncodilatador aumentarem em 12% e 200 mL em comparação aos valores pré-broncodilatador; já nas crianças, uma resposta ao broncodilatador está presente se houver aumento de 12% no VEF_1. A presença de resposta ao broncodilatador é útil no diagnóstico de asma e na caracterização das anormalidades fisiológicas dos pacientes com DPOC (ver Capítulo 4).

Fluxo expiratório forçado

O fluxo expiratório forçado ($FEF_{25-75\%}$) é calculado a partir de uma expiração forçada, como mostrado na **Figura 1.3**. A metade intermediária (em litros) da expiração total é

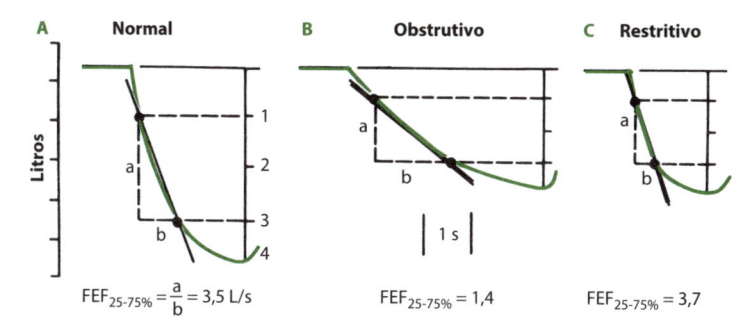

Figura 1.3 A-C. Cálculo do fluxo expiratório forçado (FEF$_{25\text{-}75\%}$) a partir de uma expiração forçada.

marcada, e a sua duração é medida. O FEF$_{25\text{-}75\%}$ é o volume em litros dividido pelo tempo em segundos. O FEF$_{25\text{-}75\%}$ também é denominado fluxo médio expiratório forçado.

A correlação entre o FEF$_{25\text{-}75\%}$ e o VEF$_1$ costuma ser boa em pacientes com doença pulmonar obstrutiva. As mudanças no FEF$_{25\text{-}75\%}$ são frequentemente mais notáveis; no entanto, a faixa de valores normais é maior.

Interpretação dos testes de expiração forçada

De certa forma, os pulmões e a caixa torácica podem ser vistos como uma simples bomba de ar (**Figura 1.4**), e a vazão dessa bomba depende do volume de ar ventilado, da resistência das vias aéreas e da força aplicada ao pistão. O último fator é relativamente pouco importante em uma expiração forçada, como mostrado adiante.

A *capacidade vital* (ou capacidade vital forçada) é uma medição do volume de ar ventilado, que, se reduzida em qualquer quantidade, afetará a capacidade ventilatória. Causas de redução no volume de ar ventilado incluem doenças da caixa torácica, como cifoescoliose, espondilite anquilosante e lesões agudas (p. ex., fraturas costais); doenças que afetam a inervação dos músculos respiratórios, como

↓ **Volume de ar ventilado**
Cifoescoliose
Doença pulmonar intersticial
Poliomielite
Distrofia muscular
Doença pleural

↑ **Resistência das vias aéreas**
Asma
Bronquite crônica
Enfisema

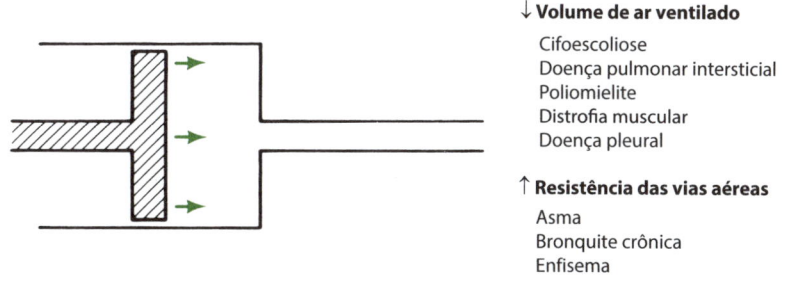

Figura 1.4 Modelo simplificado dos fatores que podem reduzir a capacidade ventilatória. O volume de ar ventilado pode ser reduzido por doenças da parede torácica, do parênquima pulmonar, dos músculos respiratórios e da pleura. A resistência das vias aéreas é elevada na asma e na bronquite crônica.

poliomielite e distrofia muscular; anormalidades da cavidade pleural, como pneumotórax e espessamento pleural; doenças parenquimatosas, como a fibrose, que reduz a distensibilidade pulmonar; lesões que ocupam espaço, como cistos; ou um aumento no volume sanguíneo pulmonar, como na insuficiência cardíaca esquerda. Além disso, existem doenças, como a asma e a DPOC, que causam fechamento prematuro das vias aéreas durante a expiração, limitando o volume que pode ser expirado.

O *volume expiratório forçado* (e medidas relacionadas, como o $FEF_{25-75\%}$) é afetado pela resistência das vias aéreas durante a expiração forçada. Qualquer aumento da resistência reduzirá a capacidade ventilatória. Causas para isso incluem broncospasmo, como na asma ou após a inalação de substâncias irritantes (p. ex., fumaça do cigarro); alterações estruturais nas vias aéreas, como na bronquite crônica; obstruções no lúmen das vias aéreas, como em tumores ou na aspiração de corpo estranho ou no excesso de secreções brônquicas; e processos destrutivos do parênquima pulmonar, como o enfisema, os quais interferem na tração radial que normalmente mantém as vias aéreas abertas.

O modelo simples da **Figura 1.4** introduz os fatores que limitam a capacidade ventilatória do pulmão doente, mas precisa ser refinado para a obtenção de uma melhor compreensão do processo. Por exemplo, as vias aéreas são de fato *internas*, e não *externas*, à bomba, como mostrado na **Figura 1.4**.

Curva fluxo-volume expiratória

Informações adicionais úteis são obtidas a partir da curva fluxo-volume. Se lembrarmos do fluxo e do volume durante a expiração forçada máxima, obtém-se um padrão semelhante ao que é mostrado na **Figura 1.5A**. Um achado curioso da curva fluxo-volume é que é quase impossível atingir fluxos além do limite da curva. Por exemplo, se iniciarmos uma expiração lenta e depois exercermos um esforço máximo, o fluxo aumentará até o envelope,* mas não além disso. Claramente, algo

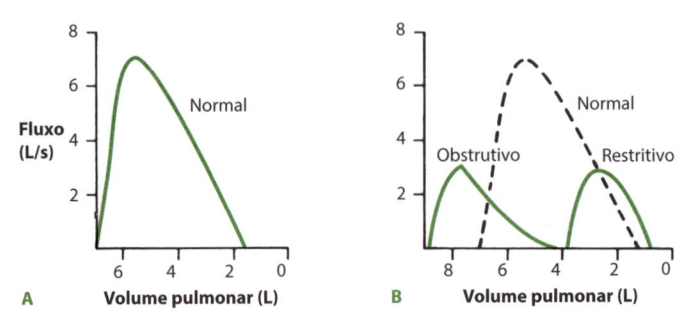

Figura 1.5 Curvas fluxo-volume expiratórias. (**A**) Normal. (**B**) Padrões obstrutivo e restritivo.

---

*N. de R.T. Envelope é o limite máximo atingido pelo paciente na curva de fluxo expiratório. No paciente com doença respiratória obstrutiva, o paciente não conseguirá atingir o limite previsto durante o exercício em razão da hiperinsuflação dinâmica.

muito potente está limitando o fluxo máximo a um dado volume – esse fator é a *compressão dinâmica das vias aéreas*.

A **Figura 1.5B** mostra padrões típicos encontrados em doença pulmonar obstrutiva e restritiva. Em doenças obstrutivas, como a bronquite crônica e o enfisema, a expiração máxima costuma iniciar e terminar a volumes pulmonares anormalmente elevados, e os fluxos são muito mais lentos do que o normal. Além disso, a curva descendente pode ter uma aparência côncava. Em contrapartida, pacientes com doença restritiva, como a fibrose pulmonar, operam a baixos volumes pulmonares. Sua curva de fluxo é achatada em relação à normal, mas quando o fluxo é relacionada com o volume pulmonar, o fluxo aparece como maior que o normal (**Figura 1.5B**). Observe que a figura mostra volumes pulmonares absolutos, ainda que estes não possam ser obtidos a partir de uma expiração forçada – eles requerem uma medição adicional do volume residual.*

Para entender esses padrões, considere as pressões dos lados interno e externo das vias aéreas (**Figura 1.6**) (ver *Fisiologia respiratória de West: princípios básicos*, 11.ed. pp. 128-130). Antes da inspiração (A), as pressões na boca, nas vias aéreas e nos alvéolos são todas atmosféricas, pois não há fluxo. A pressão intrapleural está 5 cm H_2O abaixo da pressão atmosférica, e assume-se que a mesma pressão existe do lado externo das vias aéreas (ainda que isso seja uma simplificação grosseira). Então, a diferença de pressão que expande as vias aéreas é de 5 cm H_2O. No início da inspiração (B), todas as pressões caem, e a diferença de pressão que mantém as vias aéreas abertas sobe para 6 cm H_2O; no fim da inspiração (C), essa pressão atinge 8 cm H_2O.

No início de uma expiração forçada (D), tanto a pressão intrapleural como a alveolar se elevam significativamente. A pressão aumenta em qualquer ponto das vias

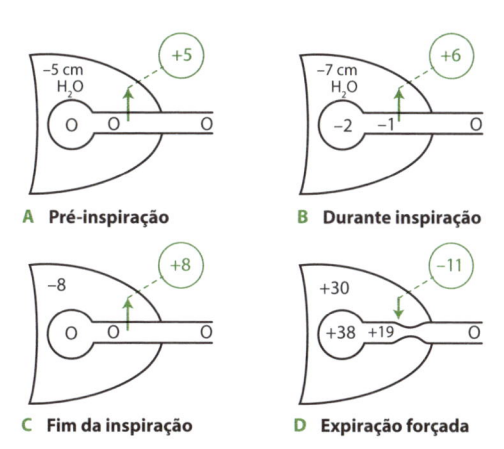

Figura 1.6 Diagrama para explicar a compressão dinâmica das vias aéreas durante a expiração forçada (ver detalhes no texto).

---

*N. de R.T. Por definição, volume residual é aquele que resta nos pulmões após uma expiração máxima. Por isso, não pode ser medido pela espirometria.

aéreas, mas não tanto quanto a pressão alveolar em função da queda de pressão ocasionada pelo fluxo. Nessas circunstâncias, tem-se uma diferença de pressão de 11 cm H_2O, a qual tende a fechar as vias aéreas. Dessa forma, com a compressão da via aérea, o fluxo passa a ser determinado pela diferença entre a pressão alveolar e a pressão do lado externo das vias aéreas no ponto de colapso (efeito resistor de Starling*). Note que essa diferença de pressão (8 cm H_2O em D) é a pressão de retração elástica pulmonar e depende somente do volume pulmonar e da complacência. É *independente* do esforço expiratório.

Como explicar, então, os padrões anormais na **Figura 1.5B**? No paciente com bronquite crônica e enfisema, o baixo fluxo em relação ao volume pulmonar é causado por vários fatores. Estes podem ser o espessamento da parede das vias aéreas e o excesso de secreções no lúmen em razão da bronquite; ambos aumentam a resistência ao fluxo. O número de pequenas vias aéreas pode ser reduzido pela destruição do parênquima pulmonar. Além disso, o paciente pode apresentar uma redução da pressão de retração elástica (mesmo que o volume pulmonar esteja muito elevado) devido à perda do componente elástico das paredes alveolares. Por fim, a sustentação normal oferecida às vias aéreas por meio da tração exercida pelo parênquima circundante provavelmente é reduzida pela perda das paredes alveolares; portanto, as vias aéreas colapsam mais facilmente do que deveriam. Esses fatores são considerados com mais detalhes no Capítulo 4.

Compressão dinâmica das vias aéreas

- Limita o fluxo durante a expiração forçada.
- Faz com que o fluxo independa do esforço.
- Pode limitar o fluxo durante a expiração normal em alguns pacientes com DPOC.
- É o maior fator que limita a atividade física no paciente com DPOC.

O paciente com fibrose intersticial tem fluxos normais (ou elevados) em relação ao volume pulmonar, porque as pressões de retração elástica do pulmão são altas, e o calibre das vias aéreas pode ser normal (ou mesmo aumentado) a um dado volume pulmonar. Além disso, em razão da grande redução da complacência pulmonar, os volumes são muito pequenos, e os fluxos absolutos são, portanto, reduzidos. Essas alterações serão discutidas no Capítulo 5.

Essa análise mostra que a **Figura 1.4** é uma simplificação grosseira e que o volume expiratório forçado, o qual parece tão linear inicialmente, é afetado tanto pelas vias aéreas como pelo parênquima pulmonar. Então, os termos "obstrutivo" e "restritivo" escondem uma grande parte da fisiopatologia.

---

*N. de R.T. O resistor de Starling foi um instrumento criado pelo fisiologista inglês Ernest Starling para estudar a capacidade de colapso de um tubo elástico cheio de líquido dentro de uma câmara cheia de ar, inicialmente utilizado para modelos de coração e após para outros órgãos (p. ex., pulmão e faringe).

Distribuição da resistência ao fluxo conforme a curva fluxo-volume

Quando as vias aéreas colapsam durante uma expiração forçada, o fluxo é determinado pela resistência das vias aéreas até o ponto do colapso (**Figura 1.7**). Além desse ponto, a resistência das vias aéreas é algo secundário. O colapso ocorre no (ou próximo ao) ponto em que a pressão interna das vias aéreas é igual à pressão intrapleural (ponto de *igual pressão*). Acredita-se que isso ocorra precocemente durante a expiração forçada, nas proximidades dos brônquios lobares. Entretanto, como o volume pulmonar se reduz e as vias aéreas se estreitam, a resistência aumenta. Como resultado, a pressão é reduzida mais rapidamente, e o ponto de colapso se move para as vias aéreas mais distais. Então, ao final da expiração forçada, o fluxo é basicamente determinado pelas propriedades das pequenas vias aéreas periféricas distais. Em pacientes com DPOC, o ponto de colapso costuma estar nas vias aéreas mais distais mesmo no início da expiração devido à perda da retração elástica e à tração radial nas vias aéreas.

Essas vias aéreas periféricas (i.e., < 2 mm de diâmetro) em geral contribuem com menos de 20% da resistência total das vias aéreas. Portanto, modificações que ocorrem nessas vias são difíceis de detectar, e elas constituem uma "zona silenciosa". No entanto, é provável que algumas das alterações mais precoces na DPOC ocorram nessas pequenas vias aéreas, e, portanto, o valor do fluxo máximo no final da expiração forçada frequentemente reflete a resistência das vias aéreas periféricas.

Fluxos máximos a partir da curva fluxo-volume

O fluxo máximo ($\dot{V}_{máx}$) é frequentemente medido após a expiração de 50% ($\dot{V}_{máx50\%}$) ou 75% ($\dot{V}_{máx75\%}$) da capacidade vital. A **Figura 1.8** mostra o padrão de fluxo anormal visto nos testes de pacientes com DPOC. Quanto mais tarde na expiração se medir o fluxo, mais essas medições refletirão a resistência das pequenas vias aéreas. Alguns estudos mostraram anormalidades no $\dot{V}_{máx75\%}$ quando outros índices de uma expiração forçada, como o VEF_1 ou o $FEF_{25-75\%}$, estavam normais.

Pico de fluxo expiratório

O pico de fluxo expiratório (PFE) é o valor do fluxo máximo durante uma expiração forçada, iniciando a partir da capacidade pulmonar total, e pode ser convenientemente estimado com um fluxômetro portátil e de baixo custo (*peak flow*). A medi-

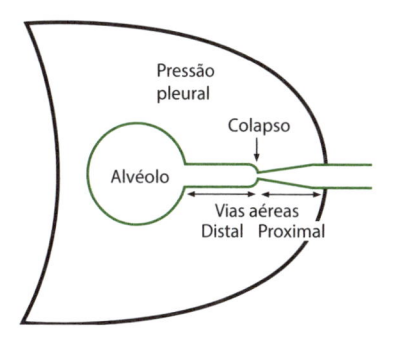

Figura 1.7 Compressão dinâmica das vias aéreas. Quando isso ocorre durante uma expiração forçada, somente a resistência das vias aéreas distais ao ponto de colapso (segmento a montante) determina o fluxo. Nas últimas fases de um teste de capacidade vital forçada, apenas as pequenas vias aéreas periféricas estão distais ao ponto colapsado e, portanto, determinando o fluxo.

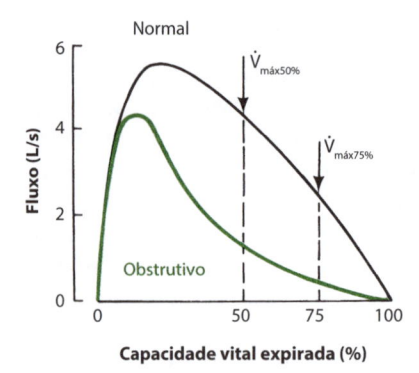

Figura 1.8 Exemplo de uma curva fluxo-volume expiratória em pacientes com DPOC. Note a aparência côncava da alça descendente. As *setas* mostram o fluxo expiratório máximo depois de 50% e 75% da capacidade vital terem sido expirados.

ção não é precisa e depende do esforço do paciente. No entanto, é uma ferramenta valiosa para o seguimento de doenças, em especial da asma, e o paciente pode, com facilidade, fazer repetidas medições em casa ou no local de trabalho, fazendo anotações para mostrar ao médico.

Curva fluxo-volume inspiratória

A curva fluxo-volume também é frequentemente medida durante a inspiração. Essa curva não é afetada pela compressão dinâmica das vias aéreas, pois as pressões durante a inspiração sempre expandem os brônquios (**Figura 1.6**). Contudo, a curva é útil na detecção precoce de algumas formas de obstrução de via aérea alta,* as quais achatam a curva pela limitação do fluxo máximo (**Figura 1.9**). As causas incluem estenose glótica e traqueal, e estreitamento da traqueia por compressão neoplásica. Em obstruções fixas (não variáveis), a curva fluxo-volume expiratória também é achatada.

▶ TESTES DE MENSURAÇÃO DA VENTILAÇÃO DESIGUAL

Teste de mensuração do nitrogênio em respiração única

Os testes descritos até agora avaliam a capacidade ventilatória. O teste de medida do nitrogênio em respiração única avalia a distribuição desigual da ventilação. Este tópico, embora de alguma forma diferente, é descrito aqui por motivos didáticos.

Suponha que um indivíduo faça uma inspiração de oxigênio até a capacidade vital – isto é, até a capacidade pulmonar total – e então expire lentamente, de forma tão duradoura quanto possível – isto é, até o volume residual. Se medirmos a concentração de nitrogênio num dispositivo bucal com um analisador rápido de nitrogênio, obteremos

---

*N. de R.T. Nos casos de obstrução de via aérea alta, quando o local da lesão se encontra extratorácico e o componente obstrutivo for dinâmico (p. ex., compressão por bócio tireóideo, que exerce pressão dependente do decúbito, sobretudo dorsal), poderá ocorrer somente alteração na alça inspiratória. Em obstruções altas intratorácicas dinâmicas (p. ex., traqueomalácia na traqueia distal, onde há flacidez da parede, a qual reduz seu lúmen na expiração por compressão dinâmica), a alteração será observada na alça expiratória, sem achados significativos na alça inspiratória.

VENTILAÇÃO 13

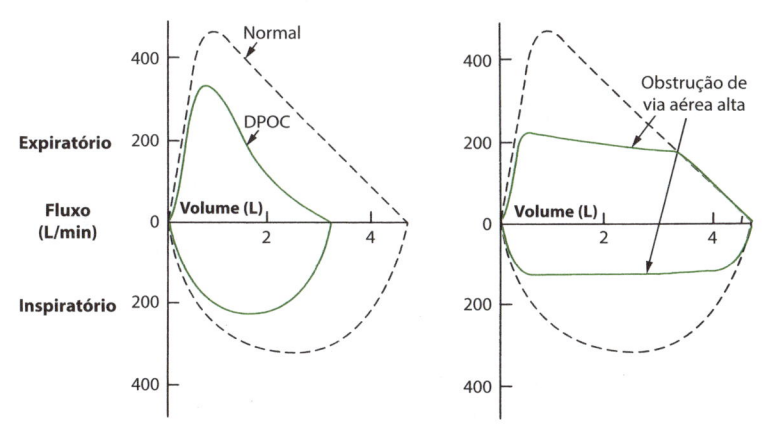

Figura 1.9 Curvas fluxo-volume expiratória e inspiratória. Em indivíduos saudáveis e em pacientes com DPOC, o fluxo inspiratório é normal (ou próximo a isso). Na obstrução fixa da via aérea alta, tanto o fluxo inspiratório como o expiratório são reduzidos.

um padrão semelhante ao mostrado na **Figura 1.10**. Quatro fases podem ser reconhecidas. Na primeira fase, que é muito curta, o oxigênio puro é exalado das vias aéreas altas,

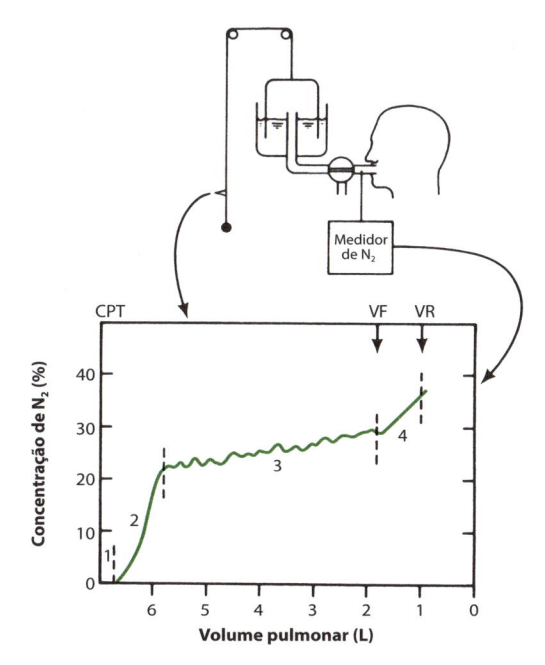

Figura 1.10 Teste de medida do nitrogênio em respiração única para ventilação desigual. Observe as quatro fases do traçado da expiração. N_2, nitrogênio; CPT, capacidade pulmonar total; VF, volume de fechamento; VR, volume residual.

e a concentração de nitrogênio é zero. Na segunda fase, a concentração de nitrogênio se eleva rapidamente, pois o espaço morto anatômico é ocupado pelo gás alveolar. Essa fase também é muito curta.

A terceira fase é constituída pelo gás alveolar, e o traçado é quase plano, com uma pequena inclinação superior em indivíduos saudáveis. Essa porção é frequentemente conhecida como platô alveolar. Em pacientes com ventilação desigual, a terceira fase é íngreme, e o grau de inclinação é uma medida da desigualdade ventilatória. É expressa como a porcentagem de aumento da concentração de nitrogênio por litro de volume expirado. Ao realizar esse teste, os valores de fluxo expiratório não devem ser superiores a 0,5 L/s, para reduzir a variabilidade dos resultados.

A razão para a elevação da concentração de nitrogênio na quarta fase é que algumas regiões do pulmão são menos ventiladas e, portanto, recebem pouco do oxigênio inspirado. Essas áreas têm uma concentração relativamente alta de nitrogênio, pois há menos oxigênio para sua diluição. Além disso, as regiões menos ventiladas tendem a esvaziar-se por último.

Três possíveis mecanismos de ventilação desigual são mostrados na **Figura 1.11**. Em A, a região é pouco ventilada devido à obstrução parcial da via aérea, e, em função da alta resistência, o esvaziamento é tardio. De fato, a taxa de esvaziamento dessa região é determinada pela sua constante de tempo, a qual é fornecida pelo produto da resistência da via aérea (R) e da complacência (C). Quanto maior a constante de tempo (CT), mais lento será o esvaziamento. Esse mecanismo é conhecido como desigualdade *paralela* da ventilação.

A **Figura 1.11B** mostra o mecanismo conhecido como desigualdade *sequencial*. Aqui, há uma dilatação dos espaços aéreos periféricos capaz de causar diferenças de ventilação *ao longo* da passagem de ar a partir de uma unidade pulmonar. Nesse contexto, deve-se lembrar de que o gás inspirado atinge os bronquíolos terminais por fluxo convectivo, isto é, similar à água fluindo por uma mangueira, mas o movimento subsequente para o alvéolo é principalmente consumido por difusão para o interior das vias aéreas. Em geral, as distâncias são tão curtas que um equilíbrio

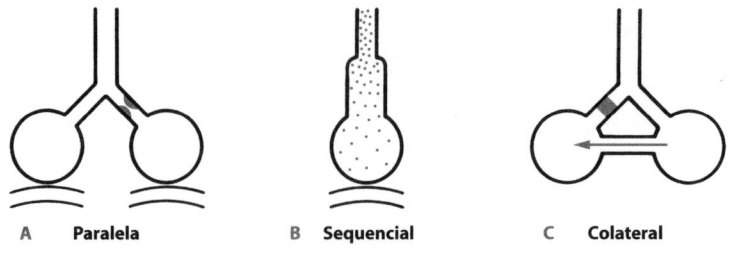

A Paralela   B Sequencial   C Colateral

Figura 1.11 Três mecanismos de ventilação desigual. Na desigualdade paralela (**A**), o fluxo para as regiões com constantes de tempo mais longas é reduzido. Na desigualdade sequencial (**B**), a dilatação de uma via aérea pequena pode resultar na difusão incompleta ao longo da unidade pulmonar terminal. A ventilação colateral (**C**) também pode causar desigualdade em série.

quase completo da concentração de gases é rapidamente atingido. Entretanto, se as pequenas vias aéreas se dilatam, como ocorre, por exemplo, no enfisema centroacinar (ver **Figura 4.4**), a concentração de gás inspirado nas vias aéreas mais distais pode permanecer baixa. Mais uma vez, essas regiões pouco ventiladas se esvaziam por último.

A **Figura 1.11C** mostra outra forma de desigualdade em série, a qual ocorre quando algumas unidades pulmonares recebem seu gás inspirado de unidades próximas, em vez de receberem-no das vias aéreas maiores. Isso é conhecido como ventilação colateral e parece ser um processo importante na DPOC e na asma.

> **Ventilação desigual**
> - Ocorre em muitos pacientes com doenças pulmonares.
> - É um fator importante que contribui para a dificuldade da troca gasosa.
> - É convenientemente medida pelo teste de medida do nitrogênio em respiração única.

A importância relativa das desigualdades paralela e sequencial permanece incerta. É provável que ambas ocorram em pequena extensão em pessoas com ventilação normal e em um grau muito maior em pacientes com DPOC. A despeito do mecanismo, o teste de medida do nitrogênio em respiração única é uma forma simples, rápida e confiável de medir o grau de desigualdade ventilatória nos pulmões – a qual é aumentada na maioria das doenças pulmonares obstrutivas e em muitas restritivas (ver Capítulos 4 e 5).

Volume de fechamento

Próximo ao final da expiração da capacidade vital mostrada na **Figura 1.10**, a concentração de nitrogênio se eleva de forma abrupta, sinalizando o início do fechamento das vias aéreas, ou a fase 4. O volume pulmonar no qual a fase 4 se inicia é chamado de *volume de fechamento*, e a soma deste com o volume residual é conhecida como *capacidade de fechamento*. Na prática, o início da fase 4 é obtido traçando-se uma linha reta através do platô alveolar (fase 3) e anotando-se o último ponto de deflexão de nitrogênio traçado a partir dessa linha.

Infelizmente, em raras vezes a junção entre as fases 3 e 4 é tão nítida como na **Figura 1.10**, e há considerável variação desse volume quando o teste é repetido pelo mesmo paciente. O teste é mais útil na presença de doença leve à moderada, porque a doença grave distorce tanto o traçado que o volume de fechamento não pode ser identificado.

O mecanismo responsável pelo início da fase 4 permanece incerto, mas acredita-se que seja o fechamento das pequenas vias aéreas na porção mais inferior do pulmão. Em nível do volume residual, logo antes de uma simples inspiração de oxigênio, a concentração de nitrogênio é praticamente uniforme no pulmão, mas os alvéolos nas bases pulmonares são muito menores do que os dos ápices no indivíduo ereto em razão da distorção do pulmão ocasionada pelo seu próprio peso. De fato, as porções mais inferiores são tão comprimidas que as pequenas vias aéreas em nível bronquiolar são ocluídas. Contudo, ao fim de uma inspiração até a capacidade vital, todos os alvéolos são aproximadamente do mesmo tamanho. Portanto, durante uma respiração com oxigênio, a concentração de nitrogênio nas bases pulmonares é muito mais diluída do que nos ápices.

Durante a expiração subsequente, as zonas superiores e inferiores se esvaziam de forma conjunta, e a concentração de nitrogênio expirado é praticamente constante (**Figura 1.10**). Contudo, tão logo as vias aéreas dependentes comecem a fechar, as concentrações de nitrogênio mais elevadas nas porções superiores afetam a expiração de maneira predominante, causando uma abrupta elevação dos níveis desse gás. Além disso, como o fechamento das vias aéreas progride de baixo para cima, o nitrogênio expirado se eleva progressivamente.

Alguns estudos mostram que, em certos indivíduos, o volume de fechamento é o mesmo com ou sem a influência gravitacional. Esse achado sugere que a compressão das porções dependentes do pulmão não é o mecanismo envolvido em todas as ocasiões.

O volume no qual as vias aéreas se fecham depende da idade, sendo tão baixo quanto 10% da capacidade vital no indivíduo jovem, porém atingindo 40% aos 65 anos (i.e., aproximadamente a capacidade residual funcional [CRF]). Há alguma evidência de que o teste seja sensível para alterações leves. Por exemplo, indivíduos fumantes, aparentemente saudáveis, algumas vezes têm elevados volumes de fechamento quando sua capacidade ventilatória ainda é normal; o volume de fechamento também costuma estar aumentado em indivíduos muito obesos, devido ao fechamento prematuro das vias aéreas nas bases pulmonares.

Outros testes de mensuração da ventilação desigual

A medida da ventilação desigual também pode ser obtida por lavagem do nitrogênio durante múltiplas respirações com oxigênio. A desigualdade regional da ventilação pode ser determinada utilizando-se cintilografia pulmonar ventilatória com iodo radioativo. Este capítulo se restringe aos testes de respiração única; outras medições são comentadas no Capítulo 3.

Testes de doença inicial das vias aéreas

Ao longo dos anos, tem havido interesse no uso de alguns dos testes descritos neste capítulo para a identificação de pacientes com doença inicial das vias aéreas, pois, uma vez que o paciente desenvolve o quadro definitivo de DPOC, já houve dano considerável e irreversível ao parênquima. A expectativa é de que, ao identificar uma doença em um estágio inicial, a sua progressão possa ser diminuída, como, por exemplo, pela cessação do tabagismo.

Entre os testes que foram avaliados nesse contexto estão o $FEF_{25-75\%}$, o $\dot{V}_{máx75\%}$ e o volume de fechamento. A avaliação desses testes é difícil, porque depende de estudos prospectivos e grandes grupos-controle. Sua utilidade clínica para a identificação de doença inicial das vias aéreas ainda não foi estabelecida, e a mensuração do VEF_1 e da CVF ainda é a base da identificação de pacientes com déficit da capacidade ventilatória.

CONCEITOS-CHAVE

1. O volume expiratório forçado no primeiro segundo e a capacidade vital forçada são testes fáceis de serem realizados, necessitam de pouco equipamento e frequentemente são muito informativos.
2. A compressão dinâmica das vias aéreas faz com que o fluxo seja independente do esforço, sendo uma fonte importante de incapacidade em pacientes com DPOC.
3. As pequenas vias aéreas (< 2 mm de diâmetro) são, em geral, o local de doença inicial das vias aéreas, mas as alterações são difíceis de serem detectadas.
4. A ventilação desigual é comum em doenças envolvendo as vias aéreas e pode ser avaliada por meio de um teste de medida do nitrogênio em respiração única.
5. O volume de fechamento é frequentemente elevado em doença leve das vias aéreas e aumenta com a idade.

CASO CLÍNICO

Um homem de 30 anos se queixa de dispneia progressiva ao longo de um período de 2 semanas. Ele afirma que não consegue mais manter o mesmo ritmo em suas corridas diárias, acrescentando que sente mais falta de ar quando deita em decúbito dorsal à noite. Não é fumante e trabalha como *designer* de *software*. Ele observa que tem suado mais do que de costume ao dormir à noite, tendo perdido cerca de 3 kg apesar de não mudar a dieta, nem a atividade física. No exame físico, não apresenta sibilos à ausculta. Quando é colocado em posição supina para o exame cardíaco, ele observa piora da dispneia, a qual melhora ao reassumir a posição ereta. A espirometria mostra o seguinte:

Parâmetro	Valor previsto	Valor medido pré-broncodilatador	% do previsto	Valor medido pós-broncodilatador	% do previsto
VEF_1 (L)	4,5	2,9	64	3,1	69
CVF (L)	5,2	4,2	81	4,2	81
VEF_1/CVF*	0,87	0,69	–	74	–

*N. de R.T. Algumas diretrizes de interpretação utilizam o valor previsto da relação VEF_1/CVF, seja percentual do previsto ou abaixo do limite inferior da normalidade, enquanto outras recomendam um valor absoluto fixo.

18 FISIOPATOLOGIA PULMONAR

Curva fluxo-volume:

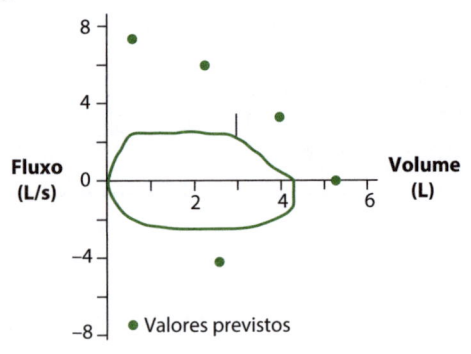

Questões

- Como você interpretaria os valores numéricos dessa espirometria?
- Existe alguma mudança na função pulmonar com a administração de broncodilatador?
- Que informação a curva fluxo-volume acrescenta em relação à causa do problema?

❓ TESTE SEU CONHECIMENTO

Para cada questão, escolha a melhor resposta.

1. Um paciente realiza a espirometria como parte da avaliação de uma história de 1 ano de piora progressiva da dispneia aos esforços. Um gráfico do volume expirado *vs.* tempo é mostrado na figura a seguir, e os dados obtidos de um indivíduo saudável de mesma idade, sexo e altura são mostrados à direita para comparação.

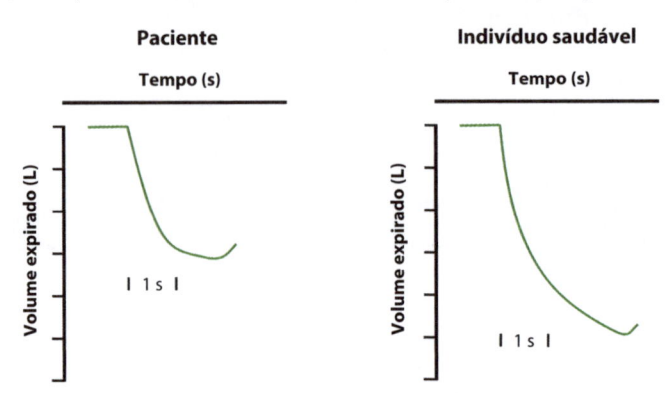

Qual das seguintes doenças seria consistente com os resultados do paciente?

A. Fibrose pulmonar
B. Asma

C. Bronquite crônica
D. Hipertensão pulmonar tromboembólica crônica
E. Enfisema

2. Um homem de 59 anos que mora ao nível do mar e tem uma longa história de tabagismo consulta para avaliação de dispneia crônica. Ao exame, ele apresenta saturação periférica de oxigênio (S_pO_2) de 95% em ar ambiente, sibilos expiratórios polifônicos esparsos e fase expiratória prolongada. A espirometria é obtida e revela VEF_1 de 1,5 L, CVF de 3,1 L e VEF_1/CVF de 0,48. Qual dos resultados seguintes você esperaria encontrar nos testes adicionais de função pulmonar nesse paciente?
   A. Achatamento da alça expiratória da curva fluxo-volume
   B. Achatamento da fase 3 da lavagem do nitrogênio em respiração única
   C. Aumento do volume de fechamento
   D. Aumento do $FEF_{25-75\%}$
   E. Aumento do pico de fluxo expiratório

3. Um paciente de 75 anos realiza um teste de lavagem do nitrogênio em respiração única como parte da avaliação de intolerância a esforços. Os resultados são mostrados na figura a seguir. Qual das seguintes alternativas explica melhor a curva ascendente na fase 3 do paciente (linha verde) em comparação a um controle saudável (linha cinza)?

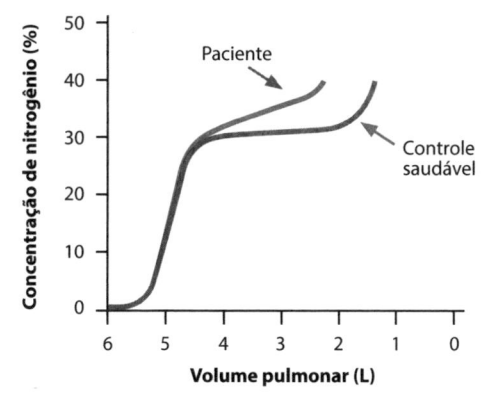

   A. Redução da pressão parcial de oxigênio arterial
   B. Redução da concentração de hemoglobina
   C. Aumento de secreções em vias aéreas
   D. Aumento da pressão parcial de dióxido de carbono arterial
   E. Afinamento das paredes das vias aéreas

4. Uma mulher de 72 anos, tabagista pesada, se queixa de dispneia progressiva e tosse produtiva ao longo de nove meses. A espirometria mostra VEF_1 de 1,1 L, CVF de 2,8 L e VEF_1/CVF de 0,39. Qual dos seguintes mecanismos explica melhor os resultados desses testes?
   A. Complacência pulmonar reduzida
   B. Compressão dinâmica das vias aéreas
   C. Aumento da tração radial das vias aéreas
   D. Aumento da espessura da membrana alvéolo-capilar
   E. Fraqueza do diafragma

5. Um homem de 61 anos com história de tabagismo de 30 maços-ano se queixa de dispneia progressiva e tosse seca ao longo de 6 meses. A espirometria mostra VEF_1 de 1,9 L, CVF de 2,2 L e VEF_1/CVF de 0,86. Qual das seguintes doenças é consistente com essa apresentação?

   A. Asma
   B. Bronquite crônica
   C. Doença pulmonar obstrutiva crônica
   D. Fibrose pulmonar
   E. Hipertensão pulmonar

6. Uma mulher de 41 anos realiza a espirometria como parte de uma avaliação para dispneia crônica. Ela não fez um esforço respiratório completo na primeira tentativa, então o técnico do laboratório solicitou a repetição do teste uma segunda vez.

   Qual das seguintes mudanças na espirometria você esperaria ver se ela fizesse um esforço melhor na segunda tentativa?

   A. Redução da capacidade vital
   B. Achatamento da alça expiratória da curva fluxo-volume
   C. Achatamento da alça inspiratória da curva fluxo-volume
   D. Aumento do fluxo expiratório ao final da expiração
   E. Aumento do pico de fluxo expiratório

7. Um homem de 57 anos é submetido a uma espirometria por dispneia crônica aos esforços. A curva fluxo-volume é mostrada na figura a seguir. Os pontos azuis mostram os valores previstos. Qual dos seguintes fatores poderia explicar o formato da curva fluxo-volume?

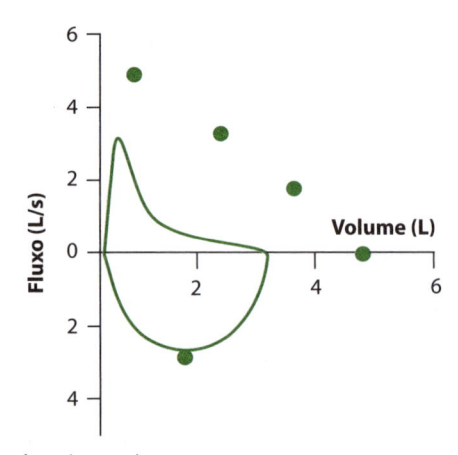

   A. Fibrose do parênquima pulmonar
   B. Aumento da tração radial das vias aéreas
   C. Aumento da retração elástica
   D. Aumento de secreções nas vias aéreas
   E. Aumento do número de capilares pulmonares

8. Um paciente de 50 anos não tabagista durante toda a vida é submetido a uma avaliação para hipoventilação crônica e hipertensão pulmonar. À ausculta torácica, não há roncos, nem sibilos. Uma radiografia de tórax realizada como parte da avaliação é mostrada na figura a seguir. O painel A mostra a radiografia original; o painel B mostra a mesma radiografia com as costelas salientadas pelas linhas brancas e a coluna ressaltada pela linha preta.

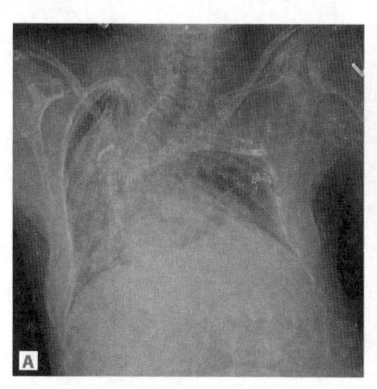

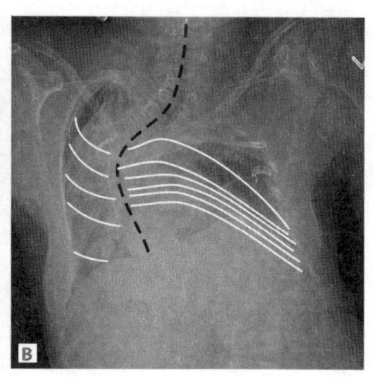

Qual dos seguintes você esperaria encontrar nos testes de capacidade ventilatória nesse paciente?
A. Redução do $FEF_{25-75\%}$
B. Redução da CVF
C. Redução da relação VEF_1/CVF
D. Aumento do volume de fechamento
E. Achatamento das alças expiratória e inspiratória da curva fluxo-volume

Troca gasosa

2

▶ **Gases sanguíneos**
- P_{O_2} arterial
  - Mensuração
  - Valores normais
  - Causas de hipoxemia
  - Hipoxemia intermitente
  - Oferta tecidual de oxigênio
- P_{CO_2} arterial
  - Mensuração
  - Valores normais
  - Causas de aumento da P_{CO_2} arterial
- pH arterial
  - Mensuração
  - Acidose
  - Alcalose

▶ **Capacidade de difusão**
- Mensuração da capacidade de difusão
- Causas de redução da capacidade de difusão
- Interpretação da capacidade de difusão

O Capítulo 1 abordou o teste de função pulmonar mais simples: a expiração forçada. Além disso, foi visto rapidamente o teste de medida da ventilação desigual em respiração única. Neste capítulo, será discutida a medida mais importante no manejo da insuficiência respiratória: a gasometria arterial. Outro teste de troca gasosa, a capacidade de difusão, também é discutido.

Ao final deste capítulo, o leitor deverá ser capaz de:

- Usar dados clínicos e laboratoriais para identificar a causa da hipoxemia.
- Predizer o efeito de alterações da ventilação na P_{CO_2} arterial.
- Delinear as causas de hipoventilação.
- Descrever os efeitos de desequilíbrios de ventilação-perfusão sobre a P_{O_2} e a P_{CO_2} arteriais.
- Interpretar os dados da gasometria arterial para determinar os distúrbios ácido-básicos.
- Identificar as causas da redução na capacidade de difusão do monóxido de carbono.

► GASES SANGUÍNEOS

P$_{O_2}$ arterial

Mensuração

É essencial conhecer a pressão parcial de oxigênio no sangue arterial de pacientes com doenças agudas. Com os modernos eletrodos de gases sanguíneos, a medição da P$_{O_2}$ arterial é relativamente simples, e esse teste é mandatório para o manejo de pacientes com insuficiência respiratória.

O sangue arterial é obtido por punção da artéria radial ou coletado de um cateter arterial previamente colocado. A P$_{O_2}$ é medida pelo princípio polarográfico, no qual é verificada a intensidade da corrente quando uma pequena voltagem é aplicada aos eletrodos.

Valores normais

O valor normal da P$_{O_2}$ em indivíduos jovens que vivem ao nível do mar é de aproximadamente 90 a 95 mmHg, variando entre 85 e 100 mmHg. O valor normal reduz de forma gradual com o envelhecimento, atingindo cerca de 85 mmHg aos 60 anos. A causa da queda na P$_{O_2}$ com o avanço da idade provavelmente é um aumento no desequilíbrio entre ventilação-perfusão (ver adiante, neste capítulo). Em qualquer idade, são esperados valores mais baixos em altitudes maiores, com a amplitude da normalidade modificando conforme a elevação da altitude.

Contudo, quando se interpreta o resultado da P$_{O_2}$ arterial, deve-se ter em mente a curva de dissociação da oxiemoglobina. A **Figura 2.1** nos lembra dos dois pontos de referência da curva normal. Um é o sangue arterial (P$_{O_2}$, 100 mmHg; saturação de O$_2$, 97%), e o outro é o sangue venoso misto (P$_{O_2}$, 40 mmHg; saturação de O$_2$, 75%). Também é importante lembrar que, acima de 60 mmHg, a saturação de O$_2$ é maior

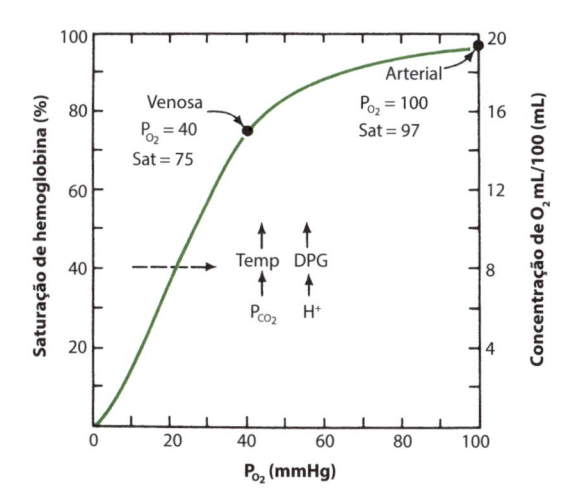

Figura 2.1 Pontos de referência da curva de dissociação da oxiemoglobina. A curva é deslocada para a direita por um aumento da temperatura, de P$_{CO_2}$, de H$^+$ e 2,3-DPG. A escala da concentração de oxigênio se baseia em um nível de hemoglobina de 14,5 g/100 mL.

do que 90% e a curva é quase plana. A curva é deslocada para a direita por aumento da temperatura, da P_{CO_2} e das concentrações de H^+ (todos esses aumentos ocorrem na musculatura após o exercício, quando o aumento na oferta de O_2 é vantajoso). A curva também é deslocada para a direita por aumento do 2,3-difosfoglicerato (DPG, do inglês *diphosphoglycerate*) nos eritrócitos.* O 2,3-DPG é reduzido no sangue estocado e aumentado na hipoxia prolongada.

Causas de hipoxemia

Há quatro causas principais de queda na P_{O_2} arterial:

1. Hipoventilação.
2. Redução da difusão.
3. *Shunt*.
4. Desequilíbrio entre ventilação-perfusão.

Uma quinta causa – a redução da P_{O_2} inspirada – é vista somente em circunstâncias especiais, como em moradores de grandes altitudes ou quando se respira uma mistura gasosa com baixa concentração de oxigênio.

Hipoventilação

Refere-se a uma redução do volume de ar inspirado que atinge o alvéolo em um determinado período (ventilação alveolar). Se o consumo de oxigênio em repouso não for correspondentemente reduzido, ocorrerá hipoxemia. A hipoventilação é comumente causada por doenças extrapulmonares (com pulmões normais), mas também pode ser vista nas formas graves de doença pulmonar, como em casos avançados de doença pulmonar obstrutiva crônica (DPOC) ou fibrose pulmonar. Além disso, a hipoventilação é encontrada em alguns pacientes com índice de massa corporal muito alto que apresentam sonolência, policitemia e apetite excessivo. Esse quadro tem sido denominado "síndrome de Pickwick", com base no garoto obeso Joe, personagem do romance de Charles Dickens *Pickwick Papers*.** A causa da hipoventilação é incerta, mas o aumento do trabalho respiratório associado à obesidade é provavelmente um fator causal, ainda que alguns pacientes pareçam apresentar uma anormalidade do sistema nervoso central (SNC). Também há uma condição rara de hipoventilação idiopática, conhecida como síndrome de Ondine.***
As causas de hipoventilação são mostradas na **Figura 2.2** e listadas na **Tabela 2.1**.

---

*N. de R.T. O 2,3-difosfoglicerato (2,3-DPG, ou bifosfoglicerato) liga-se fortemente à desoxi-hemoglobina, reduzindo a afinidade da hemoglobina pelo oxigênio e facilitando a liberação desse gás aos tecidos. O aumento do 2,3-DPG é o responsável pela adaptação do organismos em condições adversas, como em grandes altitudes.

**N. de R.T. Atualmente, a síndrome de Pickwick é denominada síndrome de obesidade-hipoventilação.

***N. de R.T. Síndrome de Ondine, ou síndrome da hipoventilação central congênita, é uma doença genética raríssima causada por uma mutação no gene *PHOX2B* localizado no cromossomo 4, que causa uma alteração no sistema nervoso central, desativando o controle automático da respiração durante o sono REM, ou seja, o paciente para de ventilar quando dorme.

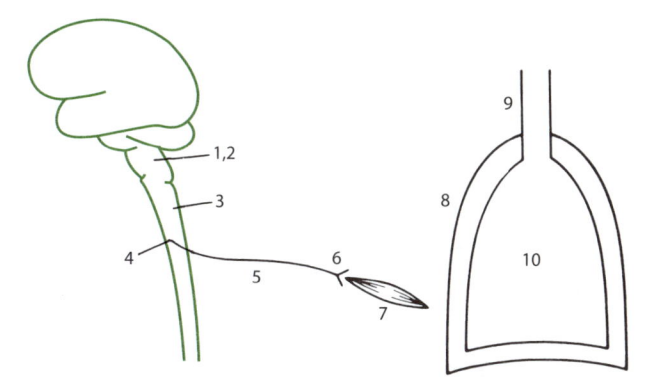

Figura 2.2 Causas de hipoventilação. (Ver detalhes na **Tabela 2.1**.)

Tabela 2.1 Algumas causas de hipoventilação (ver Figura 2.2)
1. Depressão do centro respiratório pelo uso de drogas (p. ex., barbitúricos e opioides).
2. Doenças bulbares (p. ex., encefalites, hemorragias e neoplasias [raras]).
3. Anormalidades da medula espinal (p. ex., lesão alta em medula espinal cervical).
4. Doenças das células do corno anterior da medula (p. ex., poliomielite).
5. Doenças da inervação da musculatura respiratória (p. ex., síndrome de Guillain-Barré, esclerose lateral amiotrófica).
6. Doenças da placa mioneural (p. ex., miastenia grave e intoxicação por anticolinesterásicos).
7. Doenças da musculatura respiratória (p. ex., distrofia muscular de Duchenne, paralisia diafragmática).
8. Anormalidades do arcabouço torácico (p. ex., tórax instável grave, cifoescoliose grave, obesidade grave).[a]
9. Obstrução das vias aéreas altas (p. ex., compressão traqueal por linfonodos aumentados).
10. Doença grave do parênquima pulmonar (p. ex., doença pulmonar obstrutiva crônica ou fibrose pulmonar avançada).

[a]Alguns pacientes com síndrome de obesidade-hipoventilação também apresentam anormalidades no controle respiratório (áreas 1 e 2).

Dois achados fisiológicos principais da hipoventilação devem ser salientados. Em primeiro lugar, ela *sempre* causa um aumento da P_{CO_2}, e esse é um dado diagnóstico valioso. A relação entre a P_{CO_2} arterial e o nível de ventilação alveolar no pulmão normal é simples e dada pela *equação de ventilação alveolar*:

$$P_{CO_2} = \frac{\dot{V}_{CO_2}}{\dot{V}_A} \cdot K \quad \text{(Eq. 2.1)}$$

onde $\dot{V}_{CO_2}$ é a liberação de CO_2, $\dot{V}_A$ é a ventilação alveolar e K é uma constante (ver Apêndice A para a lista de símbolos). Isso significa que, se a ventilação alveolar for reduzida pela metade, a P_{CO_2} duplicará. Se o paciente não tiver P_{CO_2} arterial elevada, ele não está hipoventilando!

Em segundo lugar, a hipoxemia pode ser corrigida facilmente com o aumento da P_{O_2} inspirada oferecendo-se oxigênio suplementar via cânula nasal, máscara facial ou outros dispositivos. Isso pode ser entendido a partir da *equação dos gases alveolares*:

$$P_{A_{O_2}} = P_{I_{O_2}} - \frac{P_{A_{CO_2}}}{R} + F \qquad \text{(Eq. 2.2)}$$

onde F é um pequeno fator de correção que pode ser ignorado. Também é assumido que a P_{CO_2} arterial e a alveolar são as mesmas. Essa equação diz que, se a P_{CO_2} arterial ($P_{A_{CO_2}}$) e o quociente respiratório (R, também denominado taxa de troca gasosa) permanecerem constantes (o que ocorrerá se a ventilação alveolar e a taxa metabólica permanecerem inalteradas), cada aumento de mmHg na P_{O_2} inspirada ($P_{I_{O_2}}$) produzirá uma elevação correspondente na P_{O_2} alveolar ($P_{A_{O_2}}$). Como é possível aumentar a P_{O_2} inspirada em várias centenas de mmHg, a hipoxemia consequente à hipoventilação isolada é facilmente corrigida. No entanto, quando possível, a melhor maneira de tratar a hipoxemia causada por hipoventilação é pela correção da causa subjacente de hipoventilação.

É também importante considerar que a P_{O_2} arterial não pode cair a níveis muito baixos por hipoventilação isolada. Voltando à Equação 2.2, podemos ver que, se $R = 1$, a P_{O_2} alveolar cai 1 mmHg para cada mmHg de elevação da P_{CO_2}. Dessa forma, uma hipoventilação suficientemente grave para duplicar a P_{CO_2} de 40 para 80 mmHg reduz a P_{O_2} alveolar, por exemplo, de 100 para 60 mmHg. Se $R = 0,8$, a queda é um pouco maior – nesse exemplo, até 50 mmHg. Cabe lembrar também que a P_{O_2} arterial é um pouco inferior ao valor alveolar. Mesmo assim, a saturação arterial de O_2 será próxima de 80% (**Figura 2.3**). Contudo, este é um grau muito grave de retenção de CO_2 que pode

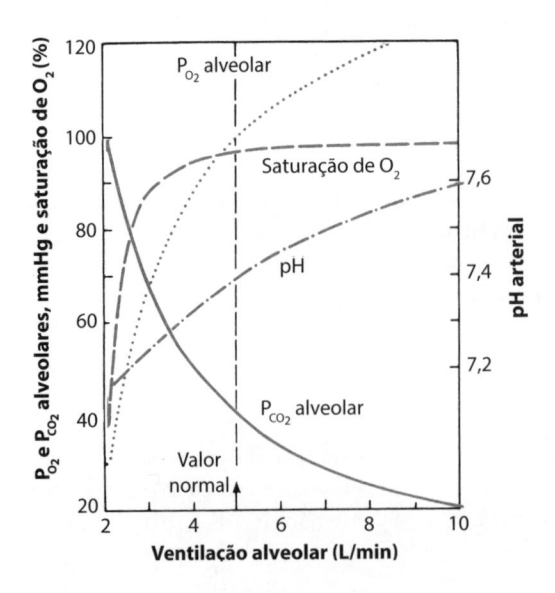

Figura 2.3 Troca gasosa durante hipoventilação.
Valores aproximados.

causar substancial acidose respiratória com um pH em torno de 7,2 e um estado mental alterado. Portanto, hipoxemia não é o achado dominante na hipoventilação.

Redução da difusão

Nessa causa de hipoxemia, não ocorre o equilíbrio entre a P_{O_2} no sangue capilar pulmonar e o gás alveolar. A **Figura 2.4** nos lembra o trajeto percorrido pela P_{O_2} ao longo dos capilares pulmonares. Em repouso, a P_{O_2} capilar quase atinge o valor do gás alveolar após cerca de 1/3 do tempo total de contato de 0,75 segundo em que fica disponível no capilar. Portanto, há bastante tempo de reserva. Mesmo com exercício intenso, quando o tempo de contato pode, talvez, ser reduzido para cerca de apenas 0,25 segundo, o equilíbrio é quase sempre atingido.*

Contudo, em algumas doenças, a membrana alveolocapilar é espessa, e a difusão se torna tão lenta que o equilíbrio pode ser incompleto. A **Figura 2.5** mostra um corte histológico de tecido pulmonar de um paciente com fibrose intersticial. Observe que as normalmente delicadas paredes alveolares estão espessadas de forma grosseira. Nesse pulmão, espera-se um tempo de percurso mais lento, como mostrado na **Figura 2.4**. Como consequência da redução do tempo de contato entre o sangue e o gás alveolar, qualquer hipoxemia que ocorra em repouso será exacerbada pelo exercício.

As doenças nas quais a redução da difusão pode contribuir para a hipoxemia, especialmente com o exercício, são as doenças difusas do parênquima pulmonar, como

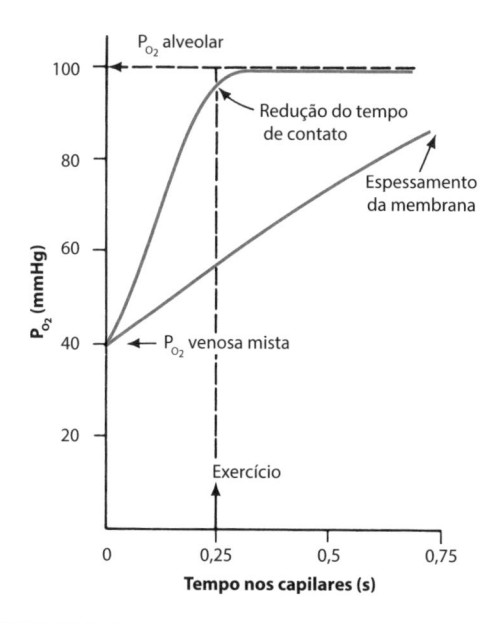

Figura 2.4 Alterações da P_{O_2} ao longo dos capilares pulmonares. Durante exercício, o tempo disponível para o O_2 atravessar a membrana alveolocapilar é reduzido. Uma parede alveolar espessada lentifica a taxa de difusão.

---

*N. de R.T. Em indivíduos normais ou em muitos pacientes, durante o exercício, há aumento do débito cardíaco. Isso provoca um aumento da velocidade do fluxo sanguíneo, o qual tem menos tempo para entrar em contato com os alvéolos e fazer as trocas gasosas.

asbestose, sarcoidose, fibrose pulmonar idiopática (antigamente denominada alveolite fibrosante criptogênica) e pneumonia intersticial não específica, doenças do tecido conectivo afetando o pulmão, incluindo esclerose sistêmica, pulmão reumatoide, lúpus eritematoso sistêmico, granulomatose com poliangiite (anteriormente chamada de granulomatose de Wegener), síndrome de Goodpasture e adenocarcinoma de padrão lepídico. Nessas patologias, o trajeto para a difusão a partir do gás alveolar até os eritrócitos é aumentado, pelo menos em algumas regiões pulmonares, afetando o tempo disponível para a oxigenação, como mostrado na **Figura 2.4**.

Entretanto, a contribuição da redução da difusão para a hipoxemia arterial nesses pacientes é menor do que se imaginava. Como foi salientado, o pulmão normal tem muito tempo de reserva para a difusão. Além disso, se olharmos a **Figura 2.5**, é impossível acreditar que as relações normais entre ventilação e fluxo sanguíneo sejam preservadas em um pulmão com tamanha alteração da sua arquitetura. Será visto rapidamente que o desequilíbrio entre ventilação-perfusão é uma causa importante de hipoxemia, a qual, sem dúvida, ocorre nesses pacientes. Portanto, é difícil saber o quanto de hipoxemia pode ser atribuído à redução da difusão, embora esteja claro que pelo menos parte da hipoxemia sob exercício é causada por esse mecanismo (ver Figura 5.6).

A hipoxemia também pode ser causada por um tempo de contato extremamente baixo. Suponha que um grande fluxo sanguíneo seja direcionado para algumas regiões pulmonares a partir de outras (como na embolia pulmonar maciça), de tal forma que o tempo para oxigenação no capilar seja reduzido a um décimo do normal. A **Figura 2.4** mostra que, nesse cenário, a hipoxemia seria inevitável.

A hipoxemia causada pela redução da difusão pode ser corrigida facilmente por meio da administração de oxigênio a 100%. O aumento na P_{O_2} alveolar em várias

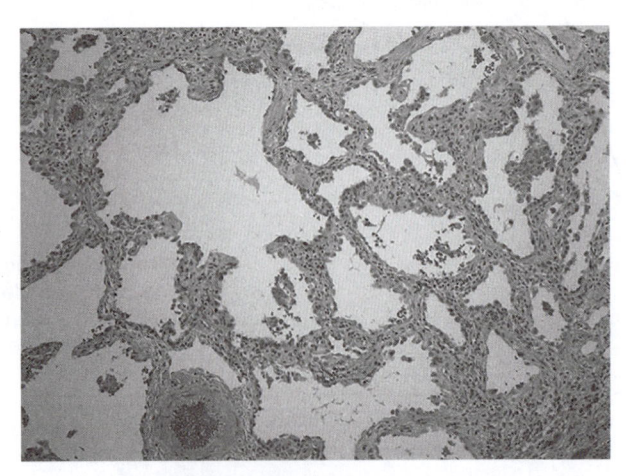

Figura 2.5 Corte histológico de pulmão de paciente com fibrose pulmonar idiopática. Observe o extremo espessamento das paredes alveolares, as quais constituem uma barreira para a difusão (comparar com as **Figuras 5.1**, **5.3** e **10.4**). (Imagem cortesia de Corinne Fligner, MD).

centenas de mmHg superará com facilidade a piora da difusão causada pelo espessamento da membrana alveolocapilar. A eliminação de dióxido de carbono em geral não é afetada pelas anormalidades de difusão, e a maioria dos pacientes com as doenças listadas anteriormente não apresenta retenção de dióxido de carbono. De fato, a P_{CO_2} arterial costuma ser ligeiramente menor que o normal devido a aumento da ventilação mediado pela hipoxemia ou por meio dos receptores intrapulmonares.

Shunt

Um *shunt* permite que uma parte do sangue arterial atinja a circulação sistêmica sem passar através de regiões ventiladas. Os *shunts* intrapulmonares podem ser causados por malformações arteriovenosas como aquelas vistas na telangiectasia hemorrágica hereditária.* Além disso, uma região pulmonar perfundida, mas não ventilada, como em um lóbulo consolidado por pneumonia, constitui um *shunt*. Pode-se argumentar que o último exemplo é simplesmente o extremo do espectro das relações ventilação-perfusão, sendo mais razoável classificar essa hipoxemia como causada por desequilíbrio entre ventilação-perfusão. Contudo, o *shunt* possui um padrão de troca gasosa característico sob oxigênio a 100% que torna conveniente classificá-lo de forma diferenciada. *Shunts* muito significativos são vistos na síndrome da angústia respiratória aguda (SARA, também denominada síndrome do desconforto respiratório agudo [SDRA ou ARDS, do inglês *acute respiratory distress syndrome*]) (ver Capítulo 8). Muitos *shunts* são extrapulmonares, como os que ocorrem em cardiopatias congênitas através de comunicações septais interatriais ou interventriculares ou através de um *ductus arteriosus* patente. Nos pacientes desses casos, deve haver uma elevação das pressões das câmaras cardíacas direitas para causar um *shunt* da direita para a esquerda.

Se for administrado oxigênio a 100% para um paciente com *shunt*, a P_{O_2} arterial não se elevará aos níveis vistos em um indivíduo saudável. A **Figura 2.6** mostra que, mesmo a P_{O_2} no final do capilar atingindo um valor tão alto como o da P_{O_2} alveolar, a concentração de oxigênio do sangue desviado das áreas ventiladas é tão baixa quanto a do sangue venoso se o *shunt* tiver sangue venoso misto. Quando uma pequena quantidade desse sangue é adicionada ao sangue capilar final, a concentração de O_2 diminui. Isso causa uma grande queda na P_{O_2} arterial, porque a curva de dissociação da oxiemoglobina é muito plana na sua faixa superior. Dessa forma, é possível detectar pequenos *shunts* medindo-se a P_{O_2} arterial sob O_2 a 100%.

Somente *shunts* se comportam desse modo, e este é um aspecto prático importante. Nas outras três causas de hipoxemia (hipoventilação, redução da difusão e desequilíbrio entre ventilação-perfusão), a P_{O_2} arterial atinge um nível próximo da normalidade visto em indivíduos saudáveis quando respiram O_2 a 100%. Em alguns pacientes com alvéolos pouco ventilados, a P_{O_2} pode demorar para atingir seu nível final, porque o nitrogênio demora para ser eliminado completamente a 100% de O_2.

---

*N. de R.T. Síndrome ou doença de Rendu-Osler-Weber é uma doença genética rara que leva a malformações vasculares na pele, membranas mucosas e orgãos, como pulmões, fígado e cérebro. Comumente provoca sangramentos e consequências relacionadas aos *shunts*.

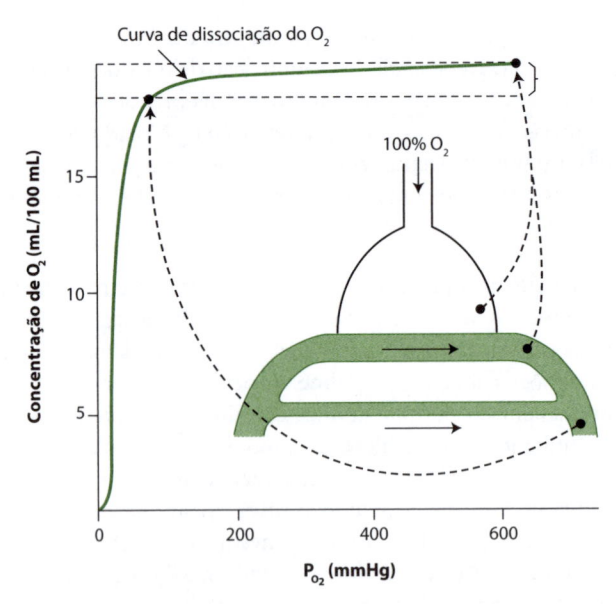

Figura 2.6 Queda da P_{O_2} arterial causada por um *shunt* durante a inalação com O_2 a 100%. A adição de uma pequena quantidade de sangue desviado de áreas ventiladas (*shunt*) com baixa concentração de O_2 reduz muito a P_{O_2} arterial. Isso ocorre porque a curva de dissociação de O_2 é muito plana quando a P_{O_2} é alta.

Essa é a provável razão pela qual a P_{O_2} arterial de pacientes com DPOC se eleva somente até 400 a 500 mmHg depois de 15 minutos respirando O_2 a 100%.

Se o *shunt* for causado por sangue venoso misto, sua magnitude durante a respiração de O_2 puro pode ser determinada a partir da *equação de shunt*:

$$\frac{\dot{Q}_S}{\dot{Q}_T} = \frac{C_{C'} - C_a}{C_{C'} - C_{\bar{v}}} \quad \text{(Eq. 2.3)}$$

onde $\dot{Q}_S$ e $\dot{Q}_T$ se referem ao fluxo sanguíneo do *shunt* e ao fluxo sanguíneo total; $C_{c'}$, C_a e $C_{\bar{v}}$ se referem às concentrações de O_2 no final do capilar, no sangue arterial e no sangue venoso misto, respectivamente. A concentração de oxigênio no final do capilar é calculada a partir da P_{O_2} alveolar, assumindo-se um completo equilíbrio entre o gás alveolar e o sangue. O sangue venoso misto é coletado da via distal de um cateter de artéria pulmonar.* O denominador da Equação 2.3 pode também ser estimado a partir da medição do consumo de oxigênio e do débito cardíaco.

O *shunt* habitualmente não leva a aumento da P_{CO_2} arterial. A tendência para a elevação da P_{CO_2} arterial estimula os quimiorreceptores, aumentando a ventilação

---

*N. de R.T. Cateter de artéria pulmonar, também denominado cateter de Swan-Ganz, é um dispositivo inserido através de uma veia central (jugular, subclávia ou femoral), passando pelas cavidades cardíacas direitas e atingindo ramos distais da artéria pulmonar. Pela sua extremidade distal é possível coletar sangue imediatamente antes de atingir os alvéolos.

e contrabalançando essa tendência. De fato, a P_{CO_2} arterial costuma ser inferior ao valor normal em razão do estímulo adicional à ventilação fornecido pela hipoxemia.

Desequilíbrio entre ventilação-perfusão

Nessa condição, a ventilação e o fluxo sanguíneo não são equilibrados em várias regiões pulmonares, de forma que toda troca gasosa se torna ineficiente. Esse mecanismo de hipoxemia é extremamente comum; é responsável pela maior parte da, se não por toda, hipoxemia encontrada na DPOC, na doença pulmonar parenquimatosa difusa e nas doenças vasculares, como a embolia pulmonar e a hipertensão arterial pulmonar. Em geral, é identificado por exclusão das outras três causas de hipoxemia: hipoventilação, redução da difusão e *shunt*.

Todos os pulmões têm algum grau de desequilíbrio entre ventilação-perfusão. No pulmão normal em ortostatismo, esse desequilíbrio adquire um padrão regional, com a relação ventilação-perfusão decrescendo do ápice para a base. Todavia, se houver doença pulmonar e ela progredir, observa-se uma desorganização desse padrão até que finalmente toda a normalidade da relação entre ventilação e perfusão seja perdida em nível alveolar. (Para uma discussão fisiológica de como o desequilíbrio entre ventilação-perfusão causa hipoxemia, ver o livro *Fisiologia respiratória de West: princípios básicos*, 11.ed. , pp. 77-89.)

Vários fatores podem exacerbar a hipoxemia causada pelo desequilíbrio entre ventilação-perfusão. Um é a hipoventilação concomitante que pode ocorrer, por exemplo, se um paciente com DPOC for muito sedado. Outro fator que não é muito valorizado é uma redução do débito cardíaco, a qual causa uma queda na P_{O_2} do sangue venoso misto, que, por sua vez, leva a uma queda da P_{O_2} arterial proporcional ao desequilíbrio entre ventilação-perfusão. Essa situação pode ser vista em vítimas de infarto agudo do miocárdio que desenvolvem um leve edema agudo de pulmão.

Como avaliar a gravidade do desequilíbrio entre ventilação-perfusão a partir da gasometria arterial? Em primeiro lugar, a P_{O_2} *arterial* é um guia útil. Um paciente com uma P_{O_2} arterial de 40 mmHg provavelmente tem mais desequilíbrio entre ventilação-perfusão do que um com P_{O_2} arterial de 70 mmHg. Contudo, é possível estarmos enganados. Por exemplo, suponha que o primeiro paciente esteja hipoventilando, causando uma queda na P_{O_2} alveolar para cerca de 30 mmHg e reduzindo a P_{O_2} arterial. Nessas condições, a própria P_{O_2} arterial deve ser enganosa. Por essa razão, costumamos calcular o *gradiente alveoloarterial de oxigênio*.

Que valor deveríamos usar para a P_{O_2} alveolar? A **Figura 2.7** nos faz lembrar que, em um pulmão com desequilíbrio entre ventilação-perfusão ($\dot{V}_A/\dot{Q}$), pode haver um grande espectro de valores para a P_{O_2} alveolar variando do ar inspirado ao sangue venoso misto. Uma solução é calcular uma "P_{O_2} alveolar ideal". Esse é o valor que o pulmão *deveria* ter se não houvesse desequilíbrio entre ventilação-perfusão e se o quociente respiratório permanecesse inalterado. Esse valor é obtido a partir da *equação dos gases alveolares*:

$$P_{A_{O_2}} = P_{I_{O_2}} - \frac{P_{A_{CO_2}}}{R} + F \qquad \text{(Eq. 2.4)}$$

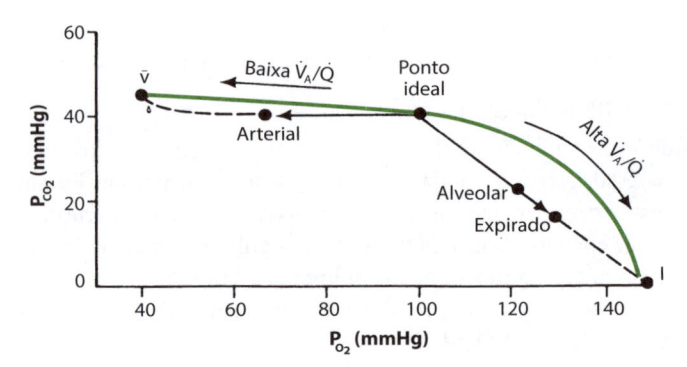

Figura 2.7 Diagrama O_2-CO_2 mostrando os pontos venoso misto ($\bar{v}$), inspirado (I), arterial, ideal, alveolar e expirado. A linha curva indica a P_{O_2} e a P_{CO_2} de todas as unidades pulmonares com diferentes relações ventilação-perfusão ($\dot{V}_A/\dot{Q}$). (Para informações adicionais deste tópico difícil, consultar *Fisiologia respiratória de West: princípios básicos*, 11.ed., pp. 77-84.)

utilizando o quociente respiratório (R) do pulmão inteiro e assumindo que a P_{CO_2} arterial e a alveolar são idênticas (em geral, elas costumam ter valores aproximados). Portanto, o gradiente alveoloarterial de P_{O_2} compensa o efeito da hipo ou hiperventilação na P_{O_2} arterial e é uma medida mais pura do desequilíbrio entre ventilação-perfusão. Outros índices são o espaço morto fisiológico e o *shunt* fisiológico. (Ver *Fisiologia respiratória de West: princípios básicos*, 11.ed., pp. 199-203 para mais detalhes.)

É possível obter mais informações sobre a distribuição das relações ventilação-perfusão com uma técnica baseada na eliminação de gases inertes injetados em solução. Os detalhes não serão comentados aqui, mas é possível conseguir uma distribuição praticamente contínua das relações ventilação-perfusão consistente com o padrão medido pela eliminação de seis gases. A **Figura 2.8** mostra um padrão típico em voluntários jovens e saudáveis. Pode-se ver que quase toda a ventilação e o fluxo sanguíneo se direcionam para unidades pulmonares com relações ventilação-perfusão próximas do valor normal de 1. Como será visto nos Capítulos 4, 6 e 8, esse padrão é muito alterado em várias formas de pneumopatias.

Causas mistas de hipoxemia

Isso ocorre frequentemente. Por exemplo, um paciente em ventilação mecânica por insuficiência respiratória aguda após um trauma automobilístico pode apresentar um grande *shunt* no pulmão não ventilado (p. ex., uma grande contusão pulmonar) somado a um grave desequilíbrio entre ventilação-perfusão (ver **Figura 8.4**). De novo, um paciente com doença pulmonar intersticial pode apresentar algum grau de redução da difusão, mas esta certamente é acompanhada por desequilíbrio entre ventilação-perfusão e possivelmente também por *shunt* (ver **Figuras 5.6 e 5.7**). No atual estado de nosso conhecimento, é impossível definir de modo preciso o mecanismo da hipoxemia à beira do leito, em especial em pacientes gravemente doentes.

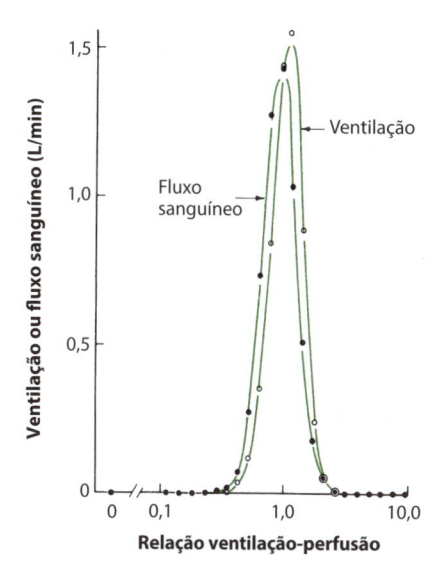

Figura 2.8 Distribuição das relações ventilação-perfusão em um indivíduo jovem e saudável obtida por meio da técnica de eliminação de múltiplos gases inertes. Observe que a maior parte da ventilação e do fluxo sanguíneo se direciona para unidades com relações ventilação-perfusão próximas de 1. (Publicada com autorização da American Society for Clinical Investigation, from Wagner PD, Laravuso RB, Uhl RR, et al. Continuous distributions of ventilation–perfusion ratios in normal subjects breathing air and 100% O_2. *J Clin Invest*. 1974;54(1):54-68; permissão concedida através de Copyright Clearance Center, Inc.)

Hipoxemia intermitente

Embora a hipoxemia possa durar dias ou semanas em pacientes com pneumonia ou SARA ou ser um problema permanente em alguns pacientes com DPOC ou fibrose pulmonar, ela também pode ocorrer como breves episódios recorrentes com duração de menos de um minuto. Essa forma intermitente de hipoxemia é vista mais comumente em pacientes com distúrbios respiratórios do sono, dos quais há duas variantes primárias, a *apneia do sono central*, na qual não há esforço respiratório, e a *apneia do sono obstrutiva*, na qual, apesar da atividade dos músculos respiratórios, não há fluxo aéreo.

A *apneia do sono central* costuma ocorrer em pacientes com insuficiência cardíaca grave e diversas formas de lesão do SNC, podendo também ser vista em pessoas saudáveis após a subida para grandes altitudes. Em uma forma particular de apneia do sono central, chamada de respiração de Cheyne-Stokes,* há períodos alternantes de respiração, nos quais o volume corrente aumenta e diminui em um padrão de crescendo-decrescendo, além de períodos de apneia. Acredita-se que isso ocorra como resultado de instabilidade no sistema de retroalimentação que regula os padrões respiratórios durante o sono. A marca registrada para o diagnóstico desse padrão na polissonografia noturna é que os períodos de apneia são acompanhados por ausência de movimentos torácicos e da parede abdominal devido à cessação do estímulo neurológico para a respiração (**Figura 2.9**).

A *apneia do sono obstrutiva* é o padrão mais comum de distúrbio respiratório do sono. Os primeiros relatos foram em pacientes com índices de massa corporal mui-

---

*N. de R.T. Algumas condições que causam respiração de Cheyne-Stokes são insuficiência cardíaca, isquemia cerebral, neoplasias do sistema nervoso central, traumatismo craniencefálico, encefalopatias metabólicas e administração de morfina.

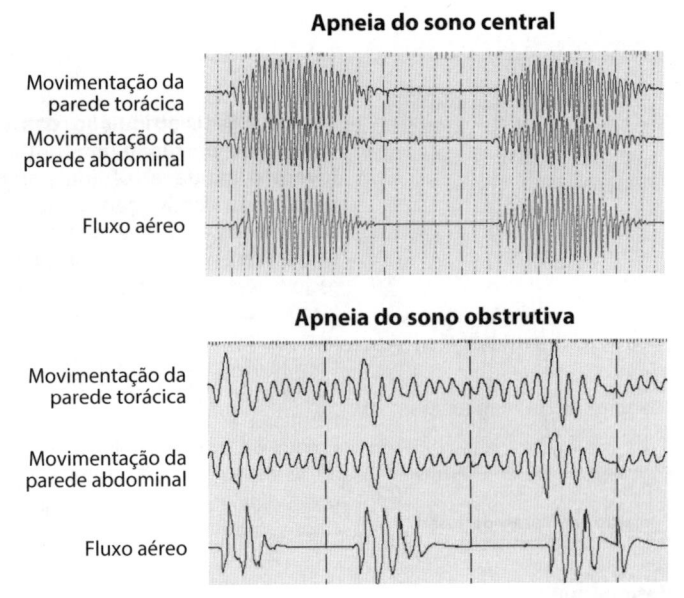

Figura 2.9 Dois padrões de distúrbio respiratório do sono. O **painel superior** mostra um exemplo de apneia do sono central. Observe que, durante o período de ausência do fluxo aéreo (apneia), não há movimentação da parede torácica e do abdome. Durante os períodos de respiração, costuma haver um padrão de crescendo-decrescendo para os movimentos respiratórios e o fluxo aéreo (respiração de Cheyne-Stokes). O **painel inferior** mostra um exemplo de apneia do sono obstrutiva. Observe que, durante os períodos de apneia, há movimentação continuada da parede torácica e do abdome.

to altos, mas agora sabe-se que essa condição não é restrita a eles. A obstrução da via aérea pode ser causada pelo movimento retrógrado da língua, pelo colapso das paredes da faringe, por tonsilas ou adenoides muito aumentadas e por outras causas anatômicas de estreitamento faríngeo. Com a inspiração, a pressão dentro das vias aéreas diminui, predispondo ao colapso da via aérea. Roncos altos são frequentes, e o paciente pode despertar violentamente após um episódio apneico (ronco "ressucitador"). A marca registrada para o diagnóstico desse padrão na polissonografia noturna é que os períodos de apneia são acompanhados por movimentação contínua das paredes torácica e abdominal; apesar do esforço respiratório, há cessação do fluxo aéreo devido à obstrução da via aérea alta (**Figura 2.9**).

Ainda nessa condição, ocorre, algumas vezes, privação crônica do sono, e o paciente pode apresentar sonolência durante o dia, déficit de concentração, fadiga crônica, cefaleias matinais e depressão. Os pacientes não tratados estão sob risco de complicações cardiovasculares como hipertensão sistêmica, doença arterial coronariana e acidentes cerebrovasculares, possivelmente como resultado do aumento da atividade do sistema nervoso simpático durante os episódios de apneia e da disfunção endotelial. A aplicação de pressão positiva contínua nas vias aéreas

(CPAP, do inglês *continuous positive airway pressure*) por meio de máscara facial oronasal ou nasal durante o sono aumenta a pressão dentro da via aérea, atuando como um suporte pneumático. Embora este geralmente seja o tratamento mais efetivo, alguns pacientes não o toleram, podendo haver necessidade de abordagens cirúrgicas.

Além dessas formas patológicas de hipoxemia intermitente, tem havido interesse recente no conceito de pré-condicionamento isquêmico, no qual períodos breves de hipoxemia são intencionalmente induzidos como maneira de proteger contra lesão isquêmica subsequente que possa ocorrer em infarto do miocárdio ou isquemia aguda de membro devido à doença vascular periférica.

Oferta tecidual de oxigênio

Ainda que a P_{O_2} arterial seja de grande importância, outros fatores contribuem para a oferta de oxigênio aos tecidos. Por exemplo, uma P_{O_2} arterial reduzida é claramente pior para pacientes com hemoglobina de 5 g/100 mL do que para aqueles com capacidade normal de carrear O_2. A oferta de oxigênio aos tecidos depende da concentração de oxigênio sanguíneo, do débito cardíaco e da distribuição do fluxo de sangue periférico, fatores que são discutidos no Capítulo 9.

P_{CO_2} arterial

Mensuração

Um eletrodo de P_{CO_2} é essencialmente um eletrodo de vidro de pH, circundado por um tampão de bicarbonato que é separado do sangue por uma membrana fina através da qual o CO_2 se difunde. O CO_2 altera o pH do tampão, que é medido pelo eletrodo, fornecendo a P_{CO_2} diretamente.

Valores normais

A P_{CO_2} arterial normal oscila entre 37 e 43 mmHg e quase não é afetada pela idade. Ela tende a cair nos estágios tardios do exercício intenso e a elevar-se um pouco durante o sono. Algumas vezes, o valor obtido a partir da punção arterial fica em torno de 35 mmHg, o que pode ser atribuído à hiperventilação aguda causada pela dor associada ao procedimento e ser reconhecido pelo aumento correspondente no pH.

Causas de aumento da P_{CO_2} arterial

Há duas causas principais de retenção de CO_2: hipoventilação e desequilíbrio entre ventilação-perfusão.*

---

*N. de R.T. Existem outras causas menos comuns de hipercapnia, sobretudo aquelas relacionadas ao aumento da produção de CO_2, tais como febre, hipertireoidismo, sepse, uso de esteroides, hiperalimentação, acidose metabólica e exercício físico. Raramente as situações clínicas mencionadas anteriormente são causas isoladas de hipercapnia, mas em pacientes com reserva ventilatória insuficiente podem contribuir para piorar a hipercapnia. Adicionalmente, obstrução de via aérea alta (p. ex., laringite ou epiglotite, estenoses de traqueia ou laringe, paralisia de corda vocal, bócio de tireoide obstrutivo, aspiração de corpo estranho) tem mecanismos multifatoriais de hipercapnia.

Hipoventilação

Esta foi comentada com algum detalhe no início do capítulo, quando vimos que hipoventilação pode causar hipoxemia e retenção de CO_2, a última sendo mais importante (**Figura 2.2**). A *equação da ventilação alveolar*:

$$P_{A_{CO_2}} = \frac{\dot{V}_{CO_2}}{\dot{V}_A} \cdot K \quad \quad (Eq.\ 2.5)$$

enfatiza a relação inversa entre a ventilação e a P_{CO_2} alveolar. Nos pulmões normais, o valor da P_{CO_2} arterial é próximo do valor da alveolar. A hipoxemia causada pela hipoventilação pode ser facilmente corrigida pelo aumento da P_{O_2} inspirada, ao passo que a retenção de CO_2 somente pode ser tratada pelo aumento da ventilação – o que pode exigir ventilação mecânica, como descrito no Capítulo 10.

Desequilíbrio entre ventilação-perfusão

Ainda que essa condição tenha sido abordada antes, sua relação com a retenção de CO_2 requer uma breve discussão pela frequente confusão nesse tópico. No passado, considerava-se que o desequilíbrio entre ventilação-perfusão não interferia na eliminação de CO_2, porque as regiões hiperventiladas compensavam as hipoventiladas. Isso é falso, e é importante salientar que o desequilíbrio entre ventilação-perfusão reduz a eficiência da troca de todos os gases, incluindo, por exemplo, os anestésicos.

Por que, então, frequentemente vemos pacientes com doença pulmonar crônica e indiscutível desequilíbrio entre ventilação-perfusão com uma P_{CO_2} arterial normal ou até mesmo baixa? A **Figura 2.10** explica o motivo. As relações normais entre ventilação e fluxo sanguíneo (A) são alteradas pela doença, desenvolvendo-se hipoxemia e retenção de CO_2 (B). No entanto, os quimiorreceptores respondem ao aumento da P_{CO_2} arterial e elevam a ventilação alveolar. O resultado é o retorno da P_{CO_2} arterial ao valor normal (C). Contudo, ainda que a P_{O_2} arterial possa aumentar em algum grau pela elevação da ventilação, não retorna totalmente ao normal.

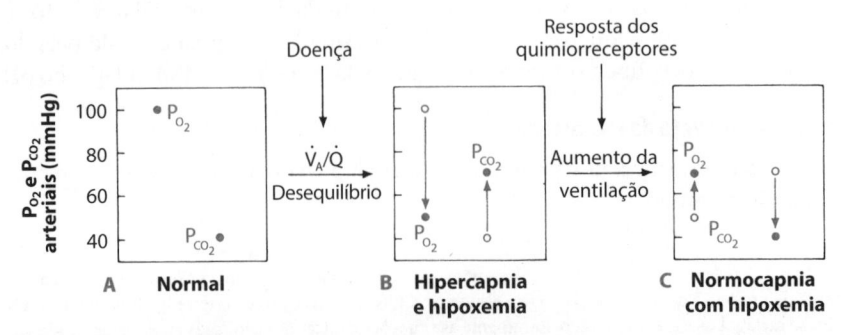

Figura 2.10 P_{O_2} e P_{CO_2} **arteriais em diferentes estágios de desequilíbrio entre ventilação-perfusão.** A situação normal é mostrada no painel **A**. Inicialmente, deve haver queda na P_{O_2} e elevação na P_{CO_2} (**B**). Contudo, quando a ventilação alveolar aumenta, a P_{CO_2} retorna ao normal, mas a P_{O_2} continua anormalmente baixa (**C**).

Isso pode ser explicado pela inclinação da curva de dissociação da oxiemoglobina e, em particular, pela grande ação redutora das unidades pulmonares com baixas relações ventilação-perfusão sobre a P_{O_2} arterial. Embora as unidades com altas relações entre ventilação-perfusão sejam efetivas na eliminação de CO_2, elas levam pouca vantagem em relação às unidades normais na captação de O_2; apesar da P_{O_2} elevada, a concentração de oxigênio não aumenta de forma significativa, porque a hemoglobina já está totalmente saturada com oxigênio. O resultado final é que a P_{CO_2} arterial é efetivamente reduzida aos valores normais, mas há relativamente pouca elevação na P_{O_2} arterial.

Alguns pacientes não fazem a transição do estágio B para o C, ou, quando o fazem, retornam ao estágio B e desenvolvem retenção de CO_2. Qual é a razão disso? Em geral, esses pacientes têm um trabalho respiratório aumentado, muitas vezes devido a uma marcante elevação na resistência das vias aéreas ou ao aumento do espaço morto fisiológico. Aparentemente, eles preferem permitir a elevação da P_{CO_2}, em vez de despender energia extra para aumentar a ventilação. É interessante que, quando indivíduos saudáveis respiram através de um tubo estreito, aumentando o trabalho respiratório, a P_{CO_2} alveolar geralmente se eleva.

Não se sabe por que alguns pacientes com desequilíbrio entre ventilação-perfusão aumentam a sua ventilação, e outros não. Como será visto no Capítulo 4, muitos pacientes com DPOC sustentam sua P_{CO_2} em níveis normais, mesmo com doença muito avançada. Pacientes com asma também costumam se comportar dessa forma. Isso pode envolver um grande aumento da ventilação alveolar. No entanto, outros pacientes permitem que sua P_{CO_2} aumente mais precocemente na evolução da doença. É provável que isso esteja relacionado a diferenças no controle neurogênico central da ventilação e, em especial, à resposta ventilatória a alterações na P_{CO_2} nesses dois grupos de pacientes.

pH arterial

Mensuração

O pH arterial costuma ser medido por um eletrodo de vidro, junto com a P_{O_2} e a P_{CO_2} arteriais. Sua relação com a P_{CO_2} e a concentração de bicarbonato é demonstrada na equação de Henderson-Hasselbalch:

$$pH = pK + \log \frac{(HCO_3^-)}{0{,}03\, P_{CO_2}} \qquad \text{(Eq. 2.6)}$$

onde pK = 6,1, (HCO_3^-) é a concentração plasmática de bicarbonato em milimoles por litro, e a P_{CO_2}, em mmHg.

Acidose

A *acidemia* se refere a uma redução no pH sanguíneo, enquanto o termo acidose se refere ao processo que leva à redução do pH. A acidose pode ser causada por anormalidades metabólicas, respiratórias ou por ambas (**Tabela 2.2**).

Tabela 2.2 Exemplos representativos de causas de anormalidades ácido-básicas primárias

Acidose respiratória	Alcalose respiratória	Acidose metabólica	Alcalose metabólica
• Overdose de opiáceos • Doença pulmonar obstrutiva crônica grave • Doença neuromuscular • Síndrome de obesidade-hipoventilação	• Crise de ansiedade • Grande altitude • Doença pulmonar hipoxêmica	• Acidose láctica • Cetoacidose diabética, por jejum ou alcoólica • Uremia • Acidose tubular renal • Diarreia grave	• Vômitos • Diuréticos de alça • Ingestão excessiva de álcalis • Hiperaldosteronismo

Acidose respiratória

É causada pela retenção de CO_2 (i.e., hipercapnia), que aumenta o denominador da equação de Henderson-Hasselbalch, reduzindo o pH. Os dois mecanismos principais de hipercapnia (hipoventilação e desequilíbrio entre ventilação-perfusão) podem causar acidose respiratória, mas é importante distinguir entre retenção de CO_2 aguda e crônica. Um paciente com hipoventilação em consequência de *overdose* por opiáceos desenvolverá acidose respiratória aguda. Como há pouca alteração na concentração de bicarbonato (o numerador na equação de Henderson-Hasselbalch), o pH cai rapidamente em resposta à elevação da P_{CO_2}. O excesso de base é normal nesses casos. Nessas circunstâncias, uma duplicação da P_{CO_2} de 40 para 80 mmHg reduzirá o pH de 7,4 para cerca de 7,2.

Por outro lado, um paciente que desenvolva retenção de CO_2 crônica por um período de dias a semanas, como resultado de um desequilíbrio causado pela doença pulmonar crônica, em geral tem menor queda no pH. Isso acontece porque o rim retém bicarbonato em resposta ao aumento da P_{CO_2} nas células tubulares renais, aumentando, então, o numerador da equação Henderson-Hasselbalch. Essa situação é chamada de acidose respiratória compensada, casos em que o excesso de base está aumentado (> 2 mEq/L).

Essas relações são mostradas no diagrama da **Figura 2.11**. Observe o contraste entre a inclinação mais acentuada da linha representando a hipercapnia aguda (**A**) e a menos acentuada da linha representando a hipercapnia crônica (**B**). Note que, se um paciente persistir com hipoventilação aguda sustentando uma elevada P_{CO_2} por 2 a 3 dias, a inclinação da linha se assemelhará à da crônica, pois o rim é capaz de conservar bicarbonato (do ponto *A* para o ponto *C*). Por outro lado, em um paciente com DPOC com longa retenção de CO_2 que desenvolva uma exacerbação aguda e piore a sua relação ventilação-perfusão, ocorrerá uma rápida mudança do ponto *B* para o ponto *C*, isto é, em paralelo com a linha *A*. Entretanto, se o paciente for colocado em ventilação mecânica, ele retorna ao ponto *B*, ou até mesmo além dele.

TROCA GASOSA

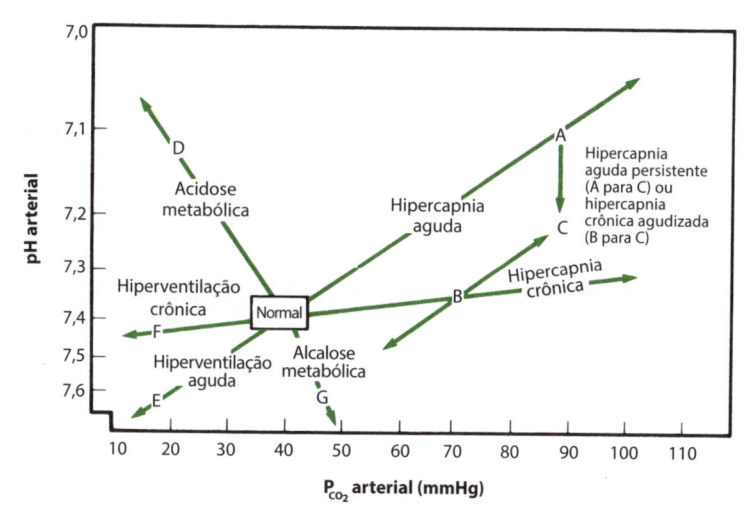

Figura 2.11 Relações entre o pH e a P_{CO_2} arteriais em vários tipos de distúrbios ácido-básicos. (Modificada de Flenley DC. Another non-logarithmic acid-base diagram? Lancet 1971; 1:961-965. Copyright © 1971 Elsevier. Com autorização.)

Acidose metabólica

É causada por uma queda primária no numerador (HCO_3^-) da equação de Henderson-Hasselbalch, como, por exemplo, na cetoacidose diabética (**Tabela 2.2**). A acidose metabólica descompensada produziria um movimento vertical para cima na **Figura 2.11**; contudo, na prática, uma queda do pH estimula os quimiorreceptores periféricos, aumentando a ventilação e reduzindo a P_{CO_2}. Como resultado, o pH e a P_{CO_2} seguem a linha D em direção ao valor normal.

A acidose láctica é outra forma de acidose metabólica e pode complicar o choque séptico, cardiogênico ou hemorrágico como consequência da hipoxia tecidual. Se esse paciente for colocado em ventilação mecânica, o pH permanecerá abaixo de 7,4 quando a P_{CO_2} retornar ao normal.

Alcalose

A *alcalemia* se refere a um aumento no pH sanguíneo, enquanto o termo alcalose se refere ao processo que leva ao aumento do pH. A alcalose pode ser causada por anormalidades metabólicas, respiratórias ou por ambas (**Tabela 2.2**).

Alcalose respiratória

É vista na hiperventilação aguda, a qual leva a um aumento do pH, como mostrado na linha E da **Figura 2.11**. Se a hiperventilação for sustentada, como, por exemplo, em grandes altitudes (**Tabela 2.2**), ocorre alcalose respiratória compensada com um retorno do pH ao normal em resposta à excreção renal de bicarbonato, um movimento do ponto E para o ponto F na **Figura 2.11**.

Alcalose metabólica

É vista quando ocorrem vômitos intensos e prolongados, pois o bicarbonato plasmático se eleva, como mostrado por G na **Figura 2.10**. Em geral, não há compensação respiratória, embora algumas vezes a P_{CO_2} aumente discretamente. A alcalose respiratória também ocorre em pacientes pneumopatas crônicos com acidose respiratória compensada quando são ventilados muito vigorosamente, em seguida reduzindo a sua P_{CO_2} rapidamente para próximo de 40 mmHg (linha *B* para *G*).

Quatro tipos de distúrbios ácido-básicos

$$pH = pK + \log \frac{HCO_3^-}{0,03\, P_{CO_2}}$$

	Primário	Compensação
Acidose		
Respiratória	$P_{CO_2} \uparrow$	$HCO_3^- \uparrow$
Metabólica	$HCO_3^- \downarrow$	$P_{CO_2} \downarrow$
Alcalose		
Respiratória	$P_{CO_2} \downarrow$	$HCO_3^- \downarrow$
Metabólica	$HCO_3^- \uparrow$	$P_{CO_2} \uparrow$[a]

[a] Em alguns casos, a P_{CO_2} pode não aumentar.

▶ CAPACIDADE DE DIFUSÃO

Até agora, este capítulo sobre troca gasosa foi dedicado à gasometria arterial e ao seu significado. No entanto, esta é uma boa oportunidade para discutir outro teste comum de troca gasosa – a capacidade de difusão pulmonar medida pelo monóxido de carbono.*

Mensuração da capacidade de difusão

O método mais popular para medir a capacidade de difusão do monóxido de carbono (D_{CO}) é o da respiração única (**Figura 2.12**). O paciente inspira até a capacidade vital uma mistura contendo 0,3% de CO e 10% de hélio, faz uma pausa por 10 segundos, e então expira. Os primeiros 750 mL de gás inspirados são descartados em razão da contaminação pelo espaço morto,** e o litro seguinte é coletado e analisado. O hélio (que não é absorvido) indica o volume de distribuição da diluição da

---

*N. de R.T. A capacidade de difusão pode ser reduzida antes de alterações na mecânica respiratória (a espirometria ainda normal), podendo indicar um estágio mais precoce da doença, como ocorre nas doenças intersticiais fibrosantes.

**N. de R.T. É considerado espaço morto a via aérea onde não há troca gasosa (traqueia, brônquios e bronquíolos não respiratórios).

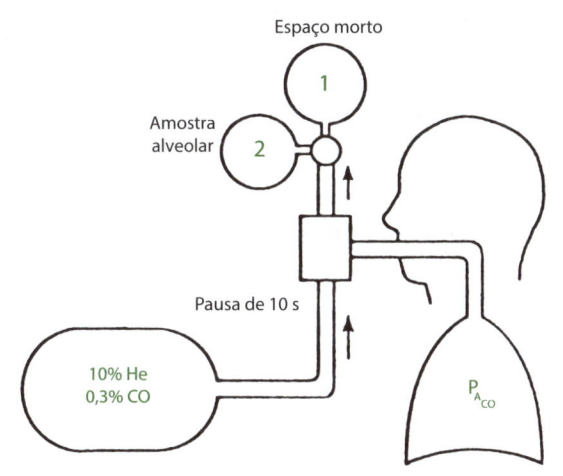

Figura 2.12 Medição da capacidade de difusão pelo monóxido de carbono pelo método da respiração única. O indivíduo faz uma única inspiração de CO a 0,3% misturado com hélio a 10%, seguida de uma pausa de 10 segundos, e então expira. Os primeiros 750 mL são descartados, e, a seguir, uma amostra proveniente dos alvéolos é coletada e analisada.

mistura inspirada com o gás alveolar, fornecendo a P_{CO} alveolar inicial. Assumindo-se que, durante a pausa, o CO é eliminado do gás alveolar proporcionalmente à P_{CO}, a capacidade de difusão é calculada como o volume de CO absorvido por minuto por mmHg da P_{CO} alveolar.

Causas de redução da capacidade de difusão

O monóxido de carbono é utilizado para medir a capacidade de difusão, porque, quando inalado a baixas concentrações, a pressão parcial nos capilares pulmonares permanece muito baixa em relação ao valor alveolar. Assim, o CO é absorvido pelo sangue ao longo dos capilares (ao contrário do O_2, que tem tempo menor para ser absorvido, como mostrado na **Figura 2.4**). Portanto, a absorção de CO é determinada pelas *propriedades de difusão* da membrana alveolocapilar e pela *taxa de combinação* do CO com o sangue.

As propriedades de difusão da membrana alveolar dependem da sua área e espessura. Portanto, a capacidade de difusão é reduzida por doenças que aumentam a espessura da membrana, como a fibrose pulmonar idiopática, a sarcoidose e a asbestose (**Figura 2.5**). A capacidade de difusão também é reduzida pela diminuição da área de troca, como após pneumonectomia.* A redução da capacidade de difusão que ocorre no enfisema é parcialmente causada pela perda das paredes alveolares e dos capilares.

---

*N. de R.T. Nos casos de ressecções pulmonares, como a pneumonectomia, a redução não é linear em relação ao percentual da área retirada, pois o débito cardíaco é o mesmo, havendo maior fluxo sanguíneo no pulmão remanescente.

A taxa de combinação do CO com o sangue é reduzida pela queda numérica dos eritrócitos nos capilares. Isso ocorre na anemia e em doenças que reduzem o volume sanguíneo capilar, como a embolia pulmonar. É possível separar a capacidade de difusão pulmonar em componentes de membrana e do sangue, medindo-a em nível de P_{O_2} alveolar normal e elevada (ver *Fisiologia respiratória de West: princípios básicos*, 11.ed., pp. 37-40).

Interpretação da capacidade de difusão

Está claro que a capacidade de difusão pulmonar medida pelo CO depende não apenas da área e da espessura da membrana alveolocapilar, mas do volume de sangue e da concentração de hemoglobina nos capilares pulmonares. Além disso, em pulmões doentes, a mensuração é afetada pela distribuição das propriedades de difusão, do volume alveolar e do sangue capilar. Sabe-se que esses pulmões apresentam a tendência a esvaziar-se de maneira desigual (ver **Figura 1.11**), de tal forma que o litro de gás expirado que é analisado para o CO (**Figura 2.11**) provavelmente não representa o pulmão como um todo. Por essas razões, o termo *fator de transferência* é algumas vezes usado (particularmente na Europa) para enfatizar que a mensuração não reflete apenas as propriedades de difusão do pulmão.* Para obter informações mais específicas sobre a própria membrana alveolocapilar na prática clínica, a capacidade de difusão medida é ajustada para a concentração de hemoglobina e o volume alveolar.

Causas de redução da capacidade de difusão do monóxido de carbono

- **Membrana alveolocapilar**
  - Espessada na doença difusa do parênquima pulmonar.
  - Área reduzida no enfisema e após pneumonectomia.
- **Sangue capilar**
  - Volume sanguíneo reduzido na embolia pulmonar.
  - Capilares são perdidos no enfisema.
  - Redução do número de eritrócitos na anemia.

CONCEITOS-CHAVE

1. A mensuração dos gases arteriais (P_{O_2}, P_{CO_2} e pH) é relativamente simples com a atual tecnologia e é fundamental no tratamento de pacientes com insuficiência respiratória aguda e crônica.

---

*N. de R.T. Fator de transferência também é denominado coeficiente de transferência ou coeficiente de Krogh, em homenagem a Marie Krogh, que propôs esse conceito.

2. As quatro causas de hipoxemia são hipoventilação, redução da capacidade de difusão, *shunt* e desequilíbrio entre ventilação-perfusão. A última é, de longe, a causa mais comum.
3. O desequilíbrio entre ventilação-perfusão interfere na troca pulmonar de todos os gases, incluindo o O_2 e o CO_2. Todos os pacientes com essa condição apresentam redução da P_{O_2} arterial, mas a P_{CO_2} pode ser normal ou, às vezes, baixa, se a ventilação alveolar for aumentada.
4. As anormalidades ácido-básicas são a acidose respiratória, a acidose metabólica, a alcalose respiratória e a alcalose metabólica. Essas anormalidades causam alterações características no pH, na P_{CO_2} e no bicarbonato plasmático.
5. A capacidade de difusão do monóxido de carbono é um teste útil de mensuração da transferência de gases pelos pulmões.

CASO CLÍNICO

Durante um período de muita fumaça no ar, causada por incêndios nas montanhas ao redor de sua casa, uma mulher de 60 anos e com longa história de tabagismo consulta na emergência com queixa de dois dias de dispneia progressiva e tosse produtiva com escarro purulento. Ela tinha sido atendida ambulatorialmente há apenas duas semanas para seguimento regular com seu pneumologista por problemas respiratórios crônicos, e, naquela ocasião, não apresentava queixas novas e seus testes de função pulmonar mostravam o apresentado na tabela a seguir.

Parâmetro	Previsto	Pré-broncodilatador	% do previsto	Pós-broncodilatador	% de mudança
CVF (litros)	3,9	3,2	82	3,3	3
VEF_1 (litros)	3,1	1,3	42	1,4	8
VEF_1/CVF	0,79	0,41	51	0,38	48
CPT (litros)	5,8	6,3	109	–	–
VR (litros)	1,9	2,9	152	–	–
DCO (mL/min/mmHg)	33,4	15,7	47	–	–

Na emergência, sua temperatura era 37,5 °C, a frequência cardíaca, 105, a pressão arterial, 137/83, a frequência respiratória, 24, e a S_PO_2, 82% em ar ambiente. Ao exame, ela falava em sentenças curtas de 3 ou 4 palavras usando a musculatura acessória para a respiração. Ela apresentava sibilos difusos e fase expiratória prolongada. O tórax estava ressonante à percussão difusamente com excursão limitada do diafragma na inspiração. A radiografia de tórax mostra campos pulmonares expandidos, diafragma rebaixado e ausência de opacidades focais, derrames ou cardiomegalia. A gasometria é realizada antes de colocá-la em suplementação de oxigênio e mostra o seguinte:

FISIOPATOLOGIA PULMONAR

pH	Pa$_{CO_2}$ (mmHg)	Pa$_{O_2}$ (mmHg)	HCO$_3^-$ (mEq/L)
7,27	58	50	27

Além de administrar broncodilatadores inalatórios e corticosteroides intravenosos, ela é colocada em ventilação não invasiva com pressão positiva através de máscara facial bem adaptada, apresentando redução da dispneia e parecendo mais confortável.

Questões

- Como relacionar as anormalidades da espirometria realizada duas semanas antes com os achados do exame físico na emergência?
- Que informações a capacidade de difusão do monóxido de carbono fornece sobre sua função pulmonar?
- Como interpretar os resultados da gasometria arterial?
- Qual é a causa da hipoxemia no momento da consulta na emergência?
- Que mudanças esperaria ver na P$_{CO_2}$ arterial após a paciente receber ventilação não invasiva?

TESTE SEU CONHECIMENTO

Para cada questão, escolha a melhor resposta.

1. Um homem de 36 anos é submetido a uma avaliação para epistaxe recorrente e sangramento gastrintestinal, um problema do qual seu pai e seu irmão mais velho também sofriam. Após apresentar uma saturação de oxigênio de 88% durante uma consulta, ele foi encaminhado para testes de função pulmonar nos quais seus gases arteriais foram medidos enquanto respirava ar ambiente e F$_i$O$_2$ de 1,0. Os resultados são mostrados na tabela a seguir.

Parâmetro	F$_i$O$_2$ 0,21	F$_i$O$_2$ 1,0
P$_{O_2}$ arterial (mmHg)	59	300
Saturação de oxigênio arterial (%)	88	100

Com base nos resultados da gasometria arterial, qual é a causa predominante da hipoxemia nesse paciente?

A. Redução da fração inspirada de oxigênio
B. Redução da difusão
C. Hipoventilação
D. *Shunt*
E. Desequilíbrio entre ventilação-perfusão

2. Uma mulher de 61 anos com doença pulmonar obstrutiva crônica chega a um hospital ao nível do mar após vários dias com aumento progressivo da dispneia e da tosse, além de produção de escarro há vários dias. Uma radiografia de tórax mostra

alterações consistentes com enfisema, mas sem opacidades focais. Uma gasometria arterial é obtida em ar ambiente e revela: pH 7,41, Pa_{CO_2} 39, Pa_{O_2} 62 e HCO_3^- 23. Qual dos seguintes é a causa de sua hipoxemia?

A. Redução da difusão
B. Hipoventilação
C. Baixa pressão parcial de oxigênio inspirado
D. Desequilíbrio entre ventilação-perfusão
E. Hipoventilação e desequilíbrio entre ventilação-perfusão

3. Um paciente está recebendo ventilação mecânica invasiva após uma *overdose* de drogas. Após a revisão da gasometria arterial obtida depois da intubação, o intensivista muda o volume corrente, mas deixa a frequência respiratória constante. O conjunto inicial de ajustes é mostrado na tabela a seguir, junto com as variáveis avaliadas após se iniciar com os novos parâmetros. O paciente está recebendo um medicamento que causa bloqueio neuromuscular e não consegue iniciar nenhuma respiração além da frequência ajustada no ventilador.

Parâmetro	Ajustes iniciais	Novos ajustes
Volume corrente (V_T, mL)	750	450
Frequência (respirações·min^{-1})	10	10
Volume de espaço morto (V_{EM}, mL)	150	150
Volume alveolar (V_A, mL)	600	300

Com que porcentagem de seu valor inicial ficará a P_{CO_2} arterial após se alcançar o estado de equilíbrio dinâmico com os novos ajustes?

A. 33%
B. 50%
C. 100%
D. 150%
E. 200%

4. Um homem de 49 anos consulta com seu clínico para avaliação de fadiga diurna excessiva. Ele tem tido problemas para permanecer acordado durante o dia e já cochilou várias vezes enquanto dirigia. Ele está acompanhado pela esposa, a qual observa que ele ronca muito e tem grunhidos e dispneia intermitentes durante a noite. Ao exame, ele apresenta índice de massa corporal de 39 kg/m^2, circunferência cervical elevada e uma orofaringe com aumento das partes moles. Ele é encaminhado para uma polissonografia noturna, a qual revela períodos intermitentes de ausência de fluxo aéreo durante os quais o tórax e a parede abdominal continuam a fazer esforços respiratórios. Para qual dessas complicações esse homem está sob risco sem o tratamento apropriado?

A. Anemia
B. Diabetes melito
C. Enfisema
D. Hipertensão
E. Fibrose pulmonar

5. Um homem de 63 anos que nunca fumou consulta para avaliação de dispneia progressiva e tosse seca ao longo de 1 ano. Como parte da avaliação, ele é submetido a uma biópsia pulmonar a céu aberto. Uma imagem histopatológica dessa biópsia é mostrada na figura a seguir, à esquerda. Uma comparação de um controle saudável é mostrada à direita.

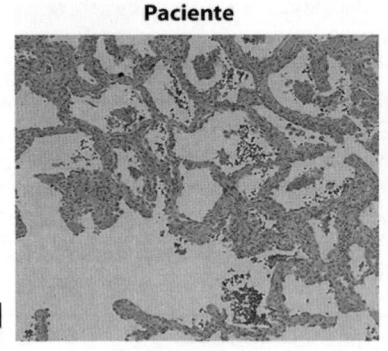

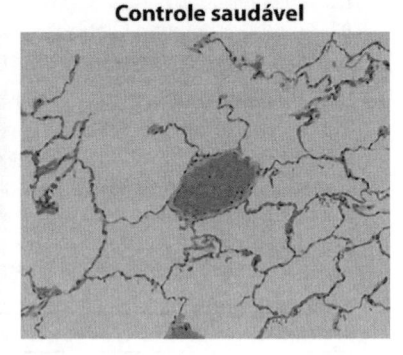

Paciente   Controle saudável

Com base nos achados histopatológicos, qual dos seguintes você esperaria encontrar nos testes de função pulmonar desse paciente?
A. Aumento do volume de fechamento
B. Redução da capacidade de difusão do monóxido de carbono
C. Redução da relação VEF_1/CVF
D. Aumento da capacidade vital forçada
E. Aumento da capacidade pulmonar total

6. Uma mulher de 56 anos se queixa de dispneia aos esforços há vários meses. Seus testes de função pulmonar mostram relação VEF_1/CVF de 0,83, capacidade pulmonar total de 85% do previsto e capacidade de difusão para o monóxido de carbono não corrigida de 53% do previsto. Uma radiografia de tórax mostra coração de tamanho normal e ausência de opacidades focais ou derrames. Uma angiografia pulmonar por TC não mostra evidências de embolia pulmonar. Qual dos diagnósticos a seguir é responsável pelos achados de sua avaliação até o momento?
A. Asma
B. Doença pulmonar obstrutiva crônica
C. Fibrose pulmonar idiopática
D. Anemia ferropriva
E. Sarcoidose

7. Um homem de 48 anos é levado à emergência com redução do nível de consciência. A gasometria arterial mostra pH 7,25, Pa_{CO_2} 25, Pa_{O_2} 62 e HCO_3^- 15. Qual dos seguintes poderia ser responsável pelas anormalidades observadas na gasometria?
A. Exacerbação de doença pulmonar obstrutiva crônica
B. Cetoacidose diabética
C. Gastrenterite com vômitos intensos
D. Obesidade mórbida
E. *Overdose* de opiáceos

8. Uma mulher saudável de 21 anos voa de Lima (nível do mar) para Cusco, Peru (altitude de 3.350 metros), a caminho de Machu Picchu. Qual dos seguintes provavelmente ocorreria imediatamente após a chegada a Cusco?

    A. Redução da capacidade de difusão do monóxido de carbono
    B. Redução da taxa de elevação da P_{O_2} nos capilares pulmonares
    C. Hipoventilação
    D. Aumento da fração de *shunt* ($\dot{Q}_S/\dot{Q}_T$)
    E. Alcalose metabólica

9. Qual dos seguintes poderia explicar o movimento da Condição A para a Condição B na figura a seguir?

    A. Crise de ansiedade
    B. Exacerbação de DPOC
    C. Síndrome de Guillain-Barré
    D. *Overdose* de opiáceos
    E. Poliomielite

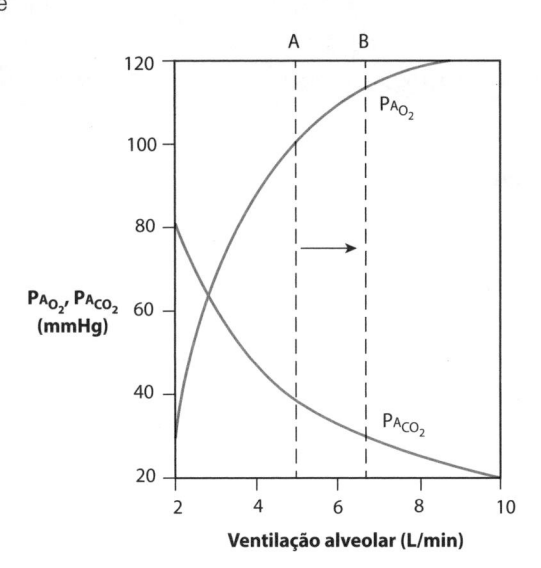

10. Ao final de uma trilha no Nepal, uma mulher de 30 anos e saudável desenvolve diarreia do viajante devido a uma infecção por *Campylobacter jejuni*. Duas semanas após a resolução da diarreia e o retorno para casa, ela desenvolve fraqueza de extremidades inferiores, a qual começa nas panturrilhas e se estende para os músculos quadríceps. Na chegada à emergência, ela relata dispneia, apresenta saturação de oxigênio de 92% em ar ambiente e uma capacidade vital forçada de 40% do previsto para sua idade, sexo e altura. Qual dos seguintes seria esperado na avaliação adicional dessa paciente?

    A. Redução da capacidade de difusão do monóxido de carbono
    B. Redução do bicarbonato sérico
    C. Aumento da P_{O_2} alveolar
    D. Aumento da P_{CO_2} alveolar
    E. Aumento do pH

Outros testes

3

- ▶ **Volumes pulmonares estáticos**
  - Mensuração
  - Interpretação
- ▶ **Elasticidade pulmonar**
  - Mensuração
  - Interpretação
- ▶ **Resistência das vias aéreas**
  - Mensuração
  - Interpretação
- ▶ **Controle da ventilação**
  - Mensuração
  - Interpretação
- ▶ **Testes de exercício**
  - Mensuração
  - Interpretação
- ▶ **Dispneia**
  - ▶ **Diferenças regionais da função pulmonar**
  - Mensuração
  - Interpretação
- ▶ **Papel dos testes de função pulmonar**

Nos Capítulos 1 e 2, concentramo-nos em dois testes simples da função pulmonar, porém informativos: a expiração forçada (espirometria) e a gasometria arterial. Neste capítulo, serão abordadas rapidamente outras formas de medir a função pulmonar. Entre os numerosos testes que vêm sendo realizados, vamos nos deter somente nos mais úteis, salientando mais os princípios que os regem do que a sua utilização. Ao final do capítulo, o leitor deverá ser capaz de:

- Predizer as alterações na capacidade residual funcional, no volume residual e na capacidade pulmonar total nas doenças pulmonares obstrutivas e restritivas.
- Descrever o efeito de vários processos patológicos sobre a complacência pulmonar.
- Descrever os processos patológicos e outros fatores que afetam a resistência das vias aéreas.
- Identificar as situações clínicas associadas com redução das respostas ventilatórias ao dióxido de carbono e ao oxigênio.

- Descrever as respostas fisiológicas normais ao exercício.
- Descrever os efeitos de diferenças regionais na ventilação e na perfusão sobre a P_{O_2} a P_{CO_2} alveolares.

▶ VOLUMES PULMONARES ESTÁTICOS

Mensuração

A mensuração da capacidade vital com um espirômetro simples foi descrita no Capítulo 1 (ver **Figura 1.1**). Esse equipamento também é útil na obtenção do volume de ar corrente, da capacidade vital e do volume de reserva expiratório (capacidade residual funcional [CRF] menos volume residual [VR]). No entanto, a CRF, o VR e a capacidade pulmonar total (CPT) exigem medidas adicionais.

Esses volumes podem ser medidos com um pletismógrafo corporal, que consiste em uma grande caixa selada hermeticamente, no interior da qual o paciente é colocado sentado. (Ver *Fisiologia respiratória de West: princípios básicos*, 11.ed., pp. 18-19.) A peça bucal é obstruída, e o paciente é orientado a realizar um esforço inspiratório rápido. Ao expandir os pulmões, o ar no pletismógrafo é levemente comprimido, elevando sua pressão. Aplicando-se a lei de Boyle,* pode-se obter o volume pulmonar. Outro método é a técnica de diluição do hélio, na qual se conecta ao paciente, em circuito fechado, um espirômetro com volume e concentração de hélio conhecidos. A partir do grau de diluição do hélio, pode-se calcular o volume pulmonar desconhecido. O VR pode ser obtido subtraindo-se o volume de reserva expiratório da CRF.

Interpretação

A CRF, o VR e a CPT estão tipicamente elevados em doenças que aumentam a resistência das vias aéreas, como enfisema,** bronquite crônica*** e asma, embora, durante períodos de sintomas ausentes ou reduzidos, esses parâmetros possam estar normais na asma. O VR é elevado nessas condições porque o fechamento das vias aéreas ocorre com um volume pulmonar excessivamente alto. A redução da CRF, do VR e da CPT

---

*N. de R.T. Brevemente, a Lei de Boyle (ou Boyle-Mariotte) indica que a pressão absoluta e o volume de uma certa quantidade de gás confinado são inversamente proporcionais quando a temperatura permanece constante em um sistema fechado. Isto é, o produto da pressão e do volume é uma constante para uma determinada massa de gás confinado enquanto a temperatura for constante.

**N. de R.T. O enfisema é um termo definido patologicamente pelo aumento anormal e permanente dos espaços aéreos distais aos bronquíolos terminais, que é acompanhado pela destruição das paredes do espaço aéreo, sem fibrose óbvia. Quando a presença de enfisema causa distúrbio ventilatório obstrutivo na espirometria ele está incluído na DPOC.

***N. de R.T. Bronquite crônica é definida como tosse crônica produtiva por três meses por, pelo menos, dois anos consecutivos em um paciente no qual outras causas de tosse crônica (p. ex., bronquiectasias) foram excluídas. A bronquite crônica pode ser classificada como bronquite crônica simples (sem alteração espirométrica) ou bronquite crônica obstrutiva (com distúrbio ventilatório obstrutivo na espirometria, sendo então incluída no contexto da DPOC).

costuma ser vista em pacientes com doença restritiva devido à redução da complacência pulmonar, como na fibrose pulmonar. Nesse caso, o pulmão se torna endurecido e tende a retrair-se com menor volume de repouso. O VR pode estar normal ou até aumentado quando há fisiopatologia restritiva devido à doença neuromuscular difusa.

Quando a CRF, o VR e a CPT são medidos tanto por pletismografia como pelo método da diluição dos gases, a comparação dos dois resultados costuma ser informativa. A pletismografia mede todos os gases pulmonares; já a técnica de diluição identifica apenas as regiões pulmonares que se comunicam diretamente com o exterior. Portanto, regiões distais às vias aéreas fechadas, como alguns cistos e bolhas, gerarão um valor maior na pletismografia do que no método de diluição. A mesma disparidade é encontrada em pacientes com doença pulmonar obstrutiva crônica (DPOC), provavelmente porque algumas regiões pouco ventiladas não permitem que se atinja o equilíbrio no tempo da manobra do teste.

▶ ELASTICIDADE PULMONAR

Mensuração

Para se estabelecer a curva pressão-volume pulmonar, é necessário conhecer as pressões nas vias aéreas e no espaço pleural (ver *Fisiologia respiratória de West: princípios básicos*, 11.ed., p. 119). Uma boa estimativa das pressões em torno do pulmão pode ser obtida a partir da pressão esofágica, que é registrada por um cateter com um balonete inserido através do nariz ou da boca, cuja extremidade distal fica localizada no esôfago inferior. A mensuração é feita solicitando que o paciente exale em etapas de 1 litro da sua CPT até se atingir o VR. A curva pressão-volume resultante não é linear (**Figura 3.1**), de forma que um valor isolado da sua inclinação (complacência) pode ser enganoso. A complacência é algumas vezes relatada pelos litros acima da CRF medida na alça descendente da curva pressão-volume. A curva pressão-volume frequentemente é representada pela porcentagem da CPT predita no eixo vertical, em vez de pelo volume pulmonar real em litros (**Figura 3.1**). Isso ajuda a reduzir a variabilidade dos resultados, pois permite o ajuste para o tamanho corporal. A complacência de todo o sistema respiratório costuma ser estimada em pacientes que recebem ventilação mecânica invasiva fazendo-se uma pausa no ventilador após a administração do volume corrente desejado e medindo-se a pressão nas vias aéreas em relação à pressão atmosférica. Em tais casos, a manometria esofágica seria necessária para determinar a complacência do parênquima pulmonar isoladamente.

Interpretação

A retração elástica pulmonar é *reduzida* nos pacientes com enfisema. A **Figura 3.1** mostra que a curva pressão-volume é deslocada para a esquerda e apresenta uma inclinação íngreme, resultante da desorganização do tecido elástico causada pela destruição das paredes alveolares (ver também as **Figuras 4.2, 4.3** e **4.5**). A curva pressão-volume também é deslocada para a esquerda em pacientes com crise asmática,

OUTROS TESTES 51

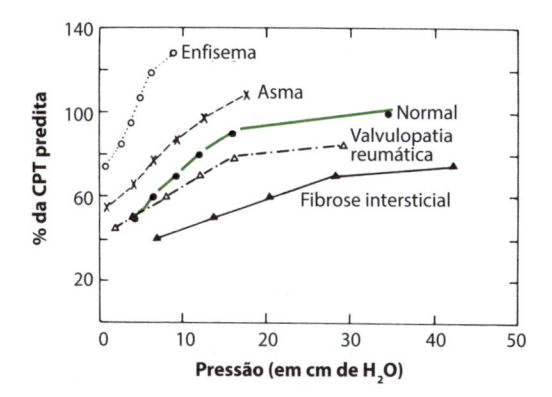

Figura 3.1 Curvas pressão-volume pulmonares. Observe que as curvas do enfisema e da asma (durante crise) são deslocadas para cima e para a esquerda, e as da valvulopatia reumática e da fibrose intersticial são horizontalizadas. (Reimpressa de Bates DV, Macklem PT, Christie RV. *Respiratory Function in Disease*. 2nd ed. Philadelphia, PA: WB Saunders, 1971. Copyright © 1971 Elsevier. Com autorização.)

mas, diferentemente do enfisema, no qual a alteração é permanente, em muitos pacientes com asma essa alteração é reversível. As razões para o deslocamento da curva não são claras. O envelhecimento também tende a reduzir a retração elástica.

Algumas condições que afetam a elasticidade pulmonar	
A retração elástica está *reduzida* em	Enfisema
	Alguns pacientes com asma
A retração elástica está *aumentada* em	Fibrose pulmonar
	Edema intersticial

A retração elástica pulmonar *aumenta* na fibrose pulmonar, pois esta reduz a distensibilidade pulmonar por meio da deposição de tecido fibrótico nas paredes alveolares (ver **Figuras 2.5** e **5.3**). A retração elástica também tende a aumentar em pacientes com várias formas de cardiomiopatia, os quais têm elevação da pressão capilar pulmonar e algum edema intersticial. Contudo, observe que as medidas da curva pressão-volume são muito variáveis, e os resultados mostrados na **Figura 3.1** representam a média de vários pacientes.

▶ RESISTÊNCIA DAS VIAS AÉREAS

Mensuração

A resistência das vias aéreas é mensurada pela divisão da diferença de pressão no alvéolo e na boca pelo fluxo aéreo. A pressão alveolar somente pode ser medida indiretamente: uma forma de se fazer isso é por meio da pletismografia corporal.

(ver *Fisiologia respiratória de West: princípios básicos*, 11.ed., p. 205). O indivíduo colocado dentro de uma cabine hermeticamente fechada respira através de um fluxômetro. A pressão alveolar é deduzida pelas modificações de pressão no pletismógrafo, pois, quando o gás alveolar é comprimido, o volume de gás no pletismógrafo aumenta levemente, causando uma queda na pressão. Esse método tem como vantagem o fato de o volume pulmonar ser medido de forma fácil e quase simultânea.*

Interpretação

A resistência das vias aéreas é reduzida quando o volume pulmonar aumenta, porque a expansão do parênquima traciona as paredes das vias aéreas. Portanto, qualquer medida da resistência deve ser relacionada com o volume pulmonar. Observe que as pequenas vias aéreas em geral contribuem pouco para a resistência total, pois estão amplamente distribuídas e em paralelo. Por isso, testes especiais devem ser realizados para tentar detectar mudanças precoces nas pequenas vias aéreas. Essas mudanças são medidas pelo fluxo aéreo durante a porção final da curva fluxo-volume (ver **Figura 1.8**) e pelo volume de fechamento (ver **Figura 1.10**).

Algumas condições que afetam a resistência das vias aéreas	
A resistência está *aumentada* em	Asma Bronquite crônica Enfisema Irritantes inalados (p. ex., fumaça de cigarro)
A resistência está *diminuída* em	Volume pulmonar aumentado

A resistência das vias aéreas *aumenta* na bronquite crônica e no enfisema. Na bronquite crônica, o lúmen das vias aéreas contém excesso de secreções, e a parede é espessada por hiperplasia das glândulas mucosas e edema (ver **Figura 4.6**). No enfisema, boa parte das vias aéreas perde a tração radial exercida pelo parênquima circundante, devido à destruição das paredes alveolares (ver **Figuras 4.1** e **4.2**). Isso não causa muito impacto na respiração calma (pode ser próximo ao normal), porém, durante o exercício, rapidamente ocorre compressão dinâmica (ver **Figura 1.6**) na expiração, e a resistência se eleva de forma surpreendente. Esses pacientes apresentam um fluxo razoavelmente alto no início da expiração, mas que cai de forma abrupta a valores baixos à medida que a limitação ao fluxo aéreo ocorre (ver a curva fluxo-volume na **Figura 1.8**). Lembre-se de que a *driving pressure*** nessas condições é a pressão de retração estática dos pulmões (ver **Figura 1.6**), a qual está reduzida no enfisema (**Figura 3.1**).

---

*N. de R.T. Existem outros métodos que permitem a medida da resistência das vias aéreas, entre eles a oscilometria de impulso e a técnica do interruptor (Rint).

**N. de R.T. *Driving pressure* (pressão motriz ou pressão de distensão) pode ser medida (habitualmente em pacientes sob ventilação mecânica) pela diferença da pressão das vias aéreas após uma pausa inspiratória final e a pressão positiva expiratória final. A *driving pressure* é igual à divisão do volume de ar corrente pela complacência do sistema respiratório.

A resistência das vias aéreas também aumenta na asma. Nesse caso, os fatores incluem contração e hipertrofia da musculatura lisa brônquica, aumento da produção de muco e edema das paredes das vias aéreas (ver **Figura 4.14**). A resistência pode ser alta nas crises, em especial em relação ao volume pulmonar, o qual, em geral, está aumentado significativamente. A resistência das vias aéreas pode ser reduzida pela administração de β_2-agonistas, que promovem o relaxamento da musculatura brônquica. Mesmo com o paciente em remissão e assintomático, a resistência costuma estar elevada.

A obstrução traqueal também aumenta a resistência das vias aéreas; ela pode ser causada por compressão extrínseca, como, por exemplo, por uma tireoide aumentada, por linfadenopatia extensa ou por estreitamento intrínseco causado por fibrose ou tumor (obstrução fixa). Um achado clínico importante é que a obstrução ocorre também na *inspiração*, podendo ser detectada na curva fluxo-volume inspiratória (ver **Figura 1.9**). Além disso, pode haver um estridor audível.

▶ CONTROLE DA VENTILAÇÃO

Mensuração

A resposta ventilatória ao dióxido de carbono pode ser mensurada com uma técnica de reinalação. O paciente respira nesse circuito, por vários minutos, uma mistura de oxigênio contendo CO_2 a 6 a 7% contida em um pequeno saco. A P_{CO_2} no saco aumenta em uma taxa de 4 a 6 mmHg/min devido ao CO_2 produzido nos tecidos, permitindo que se meça a mudança da ventilação para cada mmHg de aumento da P_{CO_2}.

A resposta ventilatória à hipoxemia é medida de uma forma semelhante. Nesse caso, o saco está cheio com uma mistura contendo 24% de O_2, 7% de CO_2 e o restante com N_2. Durante a respiração no circuito fechado, a P_{CO_2} é monitorada e mantida constante por meio de um desvio ajustável e de um absorvente de CO_2. Quando o oxigênio é consumido, o aumento na ventilação está relacionado com a P_{O_2} no saco e nos pulmões.

As duas técnicas geram informações a respeito da resposta ventilatória global ao CO_2 ou ao O_2, mas não diferenciam entre pacientes que *não* respiram por problemas no controle respiratório do sistema nervoso central (SNC) e neuromusculares dos que *não podem* respirar devido a anormalidades mecânicas do tórax ou dos músculos respiratórios. Para fazer a distinção entre os que "não" respiram e os que "não conseguem" respirar, pode-se medir o trabalho mecânico durante a inspiração. Para se obter esse valor, registra-se a pressão esofágica com o volume de ar corrente, sendo o trabalho representado pela área da alça de pressão-volume (ver *Fisiologia respiratória de West: princípios básicos*, 11.ed., pp. 143-144). O trabalho inspiratório obtido dessa forma é uma medida útil do estímulo neural pelo centro respiratório.

Interpretação

A resposta ventilatória ao CO_2 é reduzida pelo sono, por fármacos opiáceos e por fatores genéticos. Uma questão importante é que alguns pacientes com doença pulmonar crônica desenvolvem retenção de CO_2, e outros, não. Nesse contexto, há considerável variabilidade individual na resposta ao CO_2 entre as pessoas, tendo sido sugerido que a evolução de pacientes com doença respiratória crônica pode estar relacionada a esse fator. Portanto, pacientes com uma resposta mais marcada à hipercapnia podem sofrer mais de dispneia, e aqueles com menor resposta podem deixar que a P_{CO_2} suba, convivendo com uma acidose respiratória compensada. Um fenômeno semelhante de retenção de CO_2 e diminuição das respostas ventilatórias ao CO_2 é visto em alguns indivíduos com índices de massa corporal (IMC) muito elevados.*

Os fatores que afetam a resposta ventilatória à hipoxemia são menos compreendidos. No entanto, a resposta é reduzida em muitas pessoas hipoxêmicas desde o nascimento, como nas que nascem em grandes altitudes e nas que têm cardiopatia congênita cianótica. Como no caso do CO_2, as respostas ventilatórias ao O_2 também estão diminuídas durante o sono, mesmo em pessoas saudáveis.

▶ TESTES DE EXERCÍCIO

Os testes de exercícios têm vários papéis importantes. O pulmão normal apresenta uma enorme reserva funcional em repouso. Por exemplo, o consumo de O_2 e a liberação de CO_2 podem aumentar 10 vezes ou mais quando um indivíduo saudável se exercita sem causar queda na P_{O_2} arterial, nem aumento na P_{CO_2} arterial. Assim, menores níveis de disfunção que não seriam aparentes em repouso podem se manifestar sob o estresse do exercício. Outro objetivo do teste com exercício é avaliar o grau de incapacidade. Os pacientes apresentam uma grande variabilidade na autoavaliação da quantidade de exercício que podem realizar. Portanto, é necessária uma medição objetiva com esteira ergométrica, bicicleta ergométrica ou simplesmente por meio de uma caminhada ao longo de um corredor. Os testes de exercício podem ajudar a avaliar o sistema primário que limita os exercícios quando testes mais simples, como a espirometria ou a ecocardiografia, não revelam uma etiologia clara ou quando o paciente apresenta dois problemas significativos, como DPOC e cardiopatia, não estando claro qual é a principal fonte da dispneia. Por fim, protocolos específicos de exercícios também são usados em algoritmos diagnósticos para asma e doença arterial coronariana.

Mensuração

Um teste comumente realizado é o teste de exercício cardiopulmonar (TECP), no qual o indivíduo se exercita em uma bicicleta ergométrica ou esteira com níveis crescentes de esforço até alcançar sua capacidade máxima de exercício. As variáveis medidas durante o TECP incluem a carga de trabalho, a ventilação total, a frequência respiratória, o volume corrente, a frequência cardíaca, o eletrocardiograma,

---

*N. de R.T. Isso ocorre na síndrome de obesidade-hipoventilação (historicamente chamada de síndrome de Pickwick, em referência a um personagem do escritor Charles Dickens), em que pacientes com IMC > 30 kg/m² apresentam hipercapnia (P_{CO_2} > 45 mmHg) sem outra causa definida de hipoventilação.

a pressão arterial, o consumo de O_2, a liberação de CO_2, a relação de trocas respiratórias, o lactato e a P_{O_2} e P_{CO_2} arteriais e expiratórias finais. Algumas vezes, são feitas medições mais especializadas, como a capacidade de difusão e o débito cardíaco. O espaço morto fisiológico* pode ser estimado a partir dos dados da gasometria e da ventilação usando o método de Bohr (ver *Fisiologia respiratória de West: princípios básicos*, 11.ed., pp. 24-25 e 216).

A relação (R) de trocas respiratórias não é medida diretamente e, em vez disso, é calculada continuamente a partir do consumo de O_2 e da liberação de CO_2 usando-se equipamentos atuais de exercícios que fazem o cálculo a cada respiração. R é tipicamente de 0,8 no início e na metade do exercício, mas aumenta para mais de 1,0 quando o paciente ultrapassa seu *limiar anaeróbico* ou *limiar ventilatório*. Isso ocorre por um aumento na produção de CO_2 secundário à liberação de ácido láctico pela musculatura hipóxica. Os íons de hidrogênio reagem com o bicarbonato, aumentando a liberação de CO_2 acima do produzido pelo metabolismo aeróbico. A queda no pH é um estímulo adicional à respiração.

Os testes de esforço submáximo (também chamados de testes de exercício de campo) fornecem menos dados do que o TECP formal, mas também podem ser informativos. Um deles é o teste da caminhada de 6 minutos (TC6M), no qual é solicitado ao paciente que caminhe o mais rápido possível por um corredor ou um terreno plano durante 6 minutos. Esse teste tem seu resultado expresso em metros percorridos e apresenta a vantagem de simular as condições da vida real.** Os resultados costumam melhorar com a repetição. Outros testes de campo incluem o teste de caminhada progressiva (*shuttle walk test*), no qual o paciente caminha ao redor de dois cones colocados a uma distância de 10 metros a um passo de velocidade crescente, determinado pelo som de um dispositivo gravado, e o teste de caminhada de resistência (*endurance shuttle walk test*), no qual o indivíduo caminha o máximo que tolerar a um passo constante preestabelecido. Esses testes de campo só são úteis em indivíduos com limitação da capacidade de exercício, não tendo validade para avaliar a resposta aos exercícios em pessoas com bom condicionamento, e não podem ser usados para identificar a causa e o mecanismo da limitação aos esforços. Em vez disso, podem ser usados para monitorar a resposta ao tratamento ao longo do tempo.

Interpretação

Em pessoas saudáveis, as variáveis observadas demonstram um padrão característico de resposta com a progressão do esforço (**Figura 3.2**). Isso costuma ser chamado

---

*N. de T. Espaço morto é a porção do sistema respiratório que recebe ar durante a respiração, mas não participa das trocas gasosas. O espaço morto fisiológico é a soma do espaço morto anatômico (da traqueia aos bronquíolos terminais, onde nunca há hematose, tendo valor fixo) e do espaço morto alveolar (parte do pulmão que não participa das trocas gasosas naquele momento, tendo valor variável).

**N. de R.T. Outro valor medido no teste de caminhada é a oximetria de pulso. A queda da saturação periférica de O_2 igual ou maior a 4% é considerada significativa e detecta a dificuldade de manter a troca gasosa durante o exercício. A dessaturação, assim como a distância percorrida, tem valor prognóstico para várias doenças, como a DPOC.

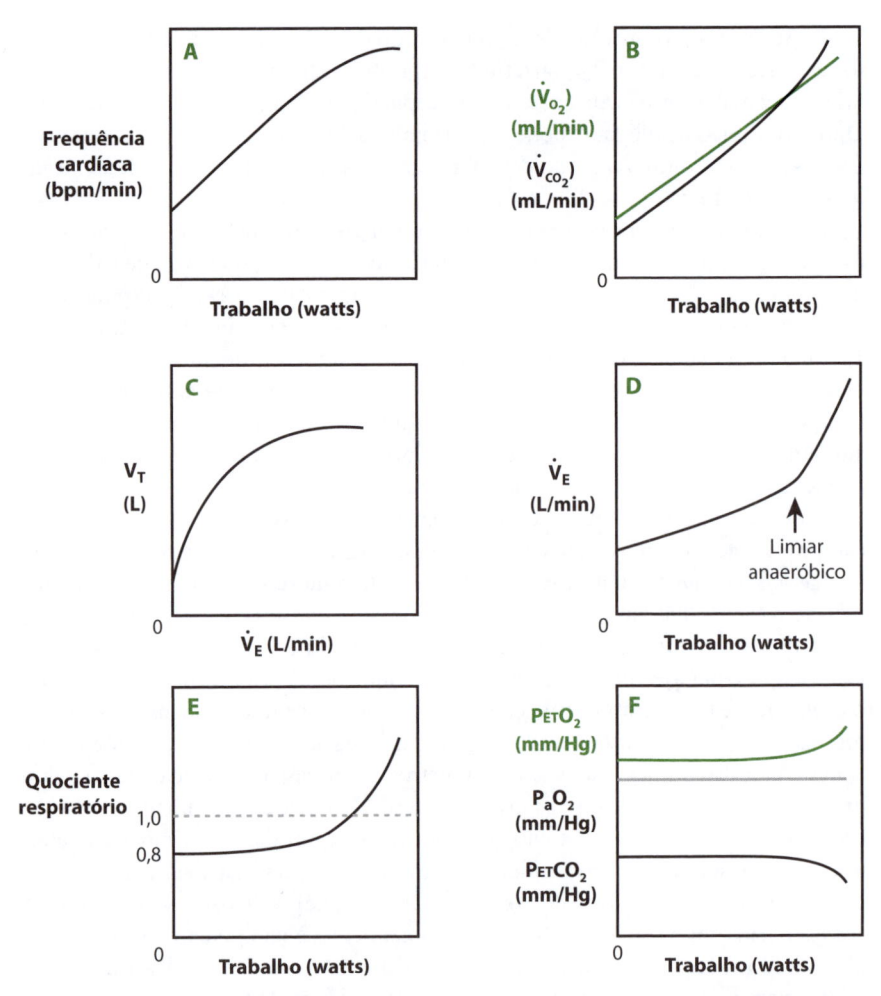

Figura 3.2 Respostas fisiológicas ao exercício progressivo em pessoas saudáveis. A. Frequência cardíaca. **B.** Consumo de O_2 ($\dot{V}_{O_2}$) e liberação de CO_2 ($\dot{V}_{CO_2}$). **C.** Volume de ar corrente (V_T). **D.** Ventilação-minuto ($\dot{V}_E$). **E.** Quociente respiratório (R). **F.** Pressões parciais expiratória final (ET) e arterial de oxigênio e dióxido de carbono. Os valores expiratórios finais são uma medida substituta para a pressão parcial alveolar. Com a exceção do painel **C**, todos os gráficos mostram como o parâmetro muda à medida que a taxa de trabalho aumenta.

de "padrão cardíaco" de limitação, o que se refere ao fato de que um indivíduo para de se exercitar porque o coração atinge o limite de sua capacidade de fornecer sangue oxigenado aos músculos que se exercitam antes que a "bomba" ventilatória atinja o seu limite. Esses indivíduos demonstram um evidente limiar anaeróbico ou "ventilatório" com acidose láctica, e sua P_{O_2} arterial permanece constante durante o esforço. A frequência cardíaca aumenta até próximo do máximo previsto, enquanto a ventilação-minuto no pico do exercício está bem abaixo do máximo previsto (ventilação voluntária máxima).

Dependendo do processo patológico e do sistema que limita o exercício, o padrão de respostas visto com a progressão do exercício será diferente daquele visto na **Figura 3.2** (**Tabela 3.1**). Pacientes com diferentes formas de cardiopatia mostram um padrão semelhante àquele visto em pessoas saudáveis, exceto que a capacidade máxima de exercício ($\dot{V}_{O_2máx}$) está reduzida em indivíduos doentes. Os pacientes com DPOC param de se exercitar por falha da "bomba" ventilatória, o que ocorre antes de o coração atingir o limite de sua capacidade. Além de não atingirem o limiar anaeróbico e de desenvolverem hipoxemia, eles demonstram P_{CO_2} crescente ao final do esforço, a marca registrada da falência ventilatória. Os pacientes com doença difusa do parênquima pulmonar costumam se assemelhar àqueles com limitação cardíaca, exceto por desenvolverem hipoxemia com a progressão do exercício e por poderem apresentar respostas ventilatórias alteradas. Podem ser vistos desvios desses padrões básicos dependendo do processo patológico específico.

▶ DISPNEIA

Dispneia é a sensação de falta de ar, devendo ser diferenciada da taquipneia (frequência respiratória aumentada) ou da hiperpneia (volume ventilatório aumentado). Como a dispneia é subjetiva, sua medição é difícil, e os fatores responsáveis por ela são pouco conhecidos. Genericamente, a dispneia ocorre quando a *demanda ventilatória* é desproporcional à *capacidade de resposta* do paciente. Assim, a respiração fica difícil, desconfortável e cansativa.

Tabela 3.1 Padrões de limitação ao exercício

Parâmetro	Limitação cardíaca (saudável)	Limitação cardíaca (cardiopatia)	Limitação ventilatória
$\dot{V}_{O_2máx}$	Normal	Reduzida	Reduzida
Frequência cardíaca no pico do esforço	> 80% do máximo previsto	> 80% do máximo previsto	< 80% do máximo previsto
$\dot{V}_E$ no pico do exercício	< 80% do máximo previsto	< 80% do máximo previsto	> 80% do máximo previsto
Atinge o limiar anaeróbico	Sim	Sim	Não
Acidose láctica	Sim	Sim	Não
P_{O_2} arterial	Estável ao longo do exercício	Estável ao longo do exercício	Diminui
P_{CO_2} arterial	Diminui ao final do exercício	Diminui ao final do exercício	Aumenta ao final do exercício

Um *aumento da demanda ventilatória* é causado por alterações nos gases sanguíneos e no pH arterial. A ventilação elevada durante o exercício é comum em pacientes com troca gasosa ineficiente, em especial quando há grande espaço morto fisiológico, pois este favorece retenção de CO_2 e acidose. Para que isso não ocorra, esses pacientes devem aumentar muito a sua ventilação-minuto. Outro fator importante é a estimulação dos receptores intrapulmonares. Esse fator parece explicar a grande ventilação durante o exercício em muitos pacientes com doença pulmonar intersticial, possivelmente quando os receptores justacapilares (J) são estimulados.

Uma *capacidade de resposta diminuída* a uma maior necessidade ventilatória é geralmente causada por alterações da mecânica do pulmão ou da caixa torácica. A causa costuma ser o aumento da resistência das vias aéreas, como na asma, mas também pode ser devida ao enrijecimento da parede torácica, como na cifoescoliose ou no comprometimento neuromuscular.

A avaliação da dispneia é difícil, em grande parte porque se trata de algo que apenas a pessoa sente e que não pode ser medido objetivamente. Várias ferramentas são usadas para esse propósito em pesquisas e na prática clínica. A ferramenta mais simples é a escala análoga visual, na qual o indivíduo é solicitado a colocar uma marca em uma linha horizontal com 100 mm de comprimento indicando a intensidade de seus sintomas. Outros sistemas de graduação incluem a Escala de Dispneia de Borg, a escala *Medical Research Council* (MRC), o *Baseline Dyspnea Index* (BDI) e abordagens padronizadas que questionam o indivíduo sobre o tipo de atividade que o deixa sem fôlego, a distância que consegue caminhar e se consegue ou não acompanhar o passo de pessoas da mesma idade. Considerando a natureza subjetiva do sintoma, a comparação de escores entre pessoas é difícil, ao passo que o acompanhamento de mudanças nos escores na mesma pessoa ao longo do tempo ou em resposta ao tratamento é mais factível.

▶ DIFERENÇAS REGIONAIS DA FUNÇÃO PULMONAR

Mensuração

A distribuição regional do fluxo sanguíneo e da ventilação pode ser mensurada com substâncias radioativas (ver *Fisiologia respiratória de West: princípios básicos*, 11.ed., pp. 25-26 e 53). Um método de detecção de áreas sem fluxo é por meio da injeção de macroagregados de albumina marcados com tecnécio radioativo. Uma imagem da radioatividade pulmonar é feita pela câmara gama, que demonstra facilmente as áreas "frias", ou seja, sem fluxo sanguíneo. A distribuição do fluxo também pode ser obtida com injeção de xenônio radioativo ou outro gás dissolvido em solução fisiológica. Quando o gás atinge os capilares pulmonares, é envolvido pelo gás alveolar, e a radiação pode ser detectada pela câmara gama. Esse método tem a vantagem de fornecer o fluxo por unidade de volume pulmonar. Protocolos especiais de tomografia computadorizada (TC) e técnicas de ressonância magnética (RM) também podem ser usados para avaliar as variações regionais do fluxo sanguíneo.*

A distribuição da ventilação pode ser medida de uma forma semelhante, exceto pelo fato de o gás atingir os alvéolos por inalação através de um espirômetro. Pode-se registrar uma inspiração isolada ou uma série de inspirações. Este método para avaliar a ventilação pode ser combinado com a técnica de albumina marcada com tecnécio descrita anteriormente para diagnóstico de embolia pulmonar, embora essa abordagem tenha sido substituída pela angiografia pulmonar por TC como método diagnóstico de escolha.

Interpretação

A distribuição do fluxo pulmonar é desigual no pulmão do indivíduo em ortostatismo, sendo muito maior nas bases do que nos ápices (**Figura 3.3**). As diferenças são causadas pela gravidade e podem ser explicadas pelas relações entre a pressão arterial pulmonar, a pressão venosa pulmonar e a pressão alveolar (ver *Fisiologia respiratória de West: princípios básicos*, 11.ed., pp. 54-55). O exercício gera uma distribuição mais uniforme pelo aumento da pressão da artéria pulmonar; o mesmo ocorre em doenças como a hipertensão arterial pulmonar e os *shunts* cardíacos esquerda-direita. O fluxo sanguíneo regional é diminuído em doenças pulmonares localizadas, como em cistos, bolhas ou em uma área de fibrose.

A distribuição da ventilação também depende da gravidade, de modo que a ventilação das bases normalmente é superior à dos ápices. A explicação é a distorção

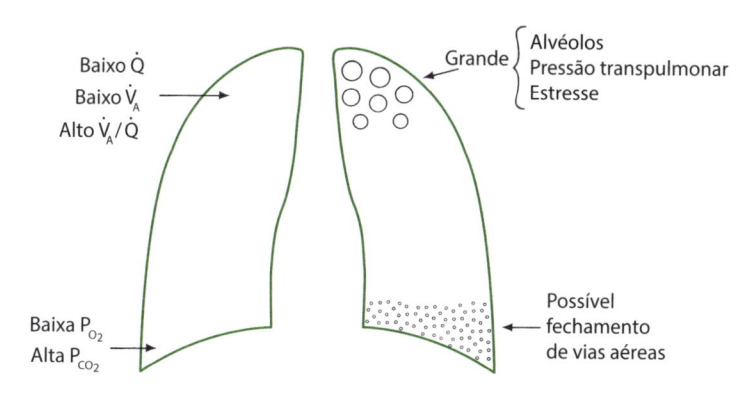

Figura 3.3 Diferenças regionais na estrutura e na função do pulmão em ortostatismo.

---

*N. de R.T. Tomografia de impedância elétrica é realizada por um outro equipamento que permite a avaliação da ventilação e da ventilação e perfusão, simultaneamente. Ela tem sido utilizada para monitorar pacientes em ventilação mecânica. Esse exame baseia-se nas diferenças existentes nas propriedades elétricas geradas por alterações do conteúdo de ar em pequenas regiões pulmonares, criando uma relação de impedância entre tais regiões. Os pixels gerados na imagem do monitor representam alterações do percentual de impedância local comparado com uma referência obtida no início da aquisição da imagem.

do pulmão causada pela gravidade e pela maior pressão transpulmonar* nos ápices com relação às bases (ver *Fisiologia respiratória de West: princípios básicos*, 11.ed., pp. 118-119). Uma doença localizada, como uma bolha, geralmente reduz a ventilação nessa área. Em doenças generalizadas, como a asma, a bronquite crônica, o enfisema e a fibrose pulmonar, podem-se detectar áreas de redução da ventilação e do fluxo.

Pessoas saudáveis mostram uma reversão do padrão normal da ventilação se elas inalarem uma pequena quantidade de gás radioativo a partir do VR. A causa disso é que as bases estão fechadas nessa situação, porque a pressão intrapleural supera a existente nas vias aéreas. O mesmo padrão pode ocorrer em indivíduos idosos no nível da CRF, porque as vias aéreas dos lobos inferiores fecham a um volume pulmonar muito alto. Achados semelhantes são vistos em pacientes com enfisema, edema intersticial e obesidade. Todas essas doenças exacerbam o fechamento das vias aéreas nas bases pulmonares.

Também podem ocorrer outras diferenças regionais na estrutura e na função. A distorção induzida pela gravidade nas porções superiores do pulmão com o indivíduo em ortostatismo faz com que os alvéolos dos ápices pulmonares sejam maiores do que os basais. Esses alvéolos maiores estão sujeitos a um estresse mecânico maior que pode desempenhar um papel no desenvolvimento de certas doenças, como o enfisema centroacinar (ver **Figura 4.5A**) e o pneumotórax espontâneo.

As diferenças regionais na ventilação e na perfusão levam a diferenças regionais na média das relações ventilação-perfusão e, como resultado, a variações nas P_{O_2} e P_{CO_2} alveolares médias (**Figura 3.3**).

▶ PAPEL DOS TESTES DE FUNÇÃO PULMONAR

Alguns dos testes descritos nos primeiros três capítulos deste livro, como a manobra de expiração forçada, as medidas dos volumes pulmonares e o TECP, são usados muito comumente na prática clínica, enquanto outros são usados com frequência bem menor. Independentemente da frequência de uso, é importante recordar que esses testes raramente levam a um diagnóstico específico. Em vez disso, eles fornecem informação sobre os problemas fisiológicos primários em um paciente, o que deve ser considerado junto com as informações obtidas na anamnese, no exame físico, nos exames de imagem do tórax e testes laboratoriais para se chegar a um determinado diagnóstico.

Além de seu papel no diagnóstico, os testes de função pulmonar são úteis para monitorar o progresso de um paciente, como pode ocorrer após transplante de pulmão ou de células-tronco hematopoiéticas ou após o início da terapia para uma determinada doença pulmonar. Eles também são úteis na avaliação pré-operatória para a ressecção cirúrgica de partes do pulmão, na determinação do grau de incapacidade para efeitos de aposentadoria e na identificação da prevalência de doença

---

*N. de R.T. Pressão transpulmonar é aquela resultante entre a pressão intrapleural e a alveolar, sendo a responsável pelo controle do ar que entra e sai dos pulmões.

em uma comunidade ou local de trabalho, como nos mineiros de carvão e nos trabalhadores expostos a asbesto.

A necessidade de realizar determinados testes depende, em grande medida, do problema clínico, de sua facilidade de execução e de seu custo, além da probabilidade de fornecerem informações úteis para ajudar no diagnóstico ou de afetarem de alguma forma o manejo do paciente. Testes como a espirometria e a gasometria arterial são baratos e fornecem muita informação e, assim, são amplamente usados na prática clínica; outros testes, como a avaliação da complacência pulmonar com manometria esofágica, são mais difíceis de realizar e, dessa forma, são realizados com frequência muito menor.

CONCEITOS-CHAVE

1. A retração elástica é reduzida no enfisema e em alguns pacientes com asma, ao passo que é aumentada claramente na fibrose intersticial e levemente no edema intersticial.
2. A resistência das vias aéreas é aumentada na bronquite crônica, no enfisema e na asma e reduzida quando o volume pulmonar está aumentado. A obstrução traqueal aumenta tanto a resistência inspiratória quanto a expiratória.
3. O controle da ventilação na vigência de hipercapnia ou hipoxemia apresenta grande variabilidade interindividual e pode modificar o padrão clínico de pacientes com DPOC grave ou obesidade mórbida.
4. O pulmão tem grande reserva funcional em repouso; portanto, informações valiosas podem ser obtidas durante exercício que aumente a demanda das trocas gasosas.
5. A dispneia é um sintoma comum e importante em muitas pneumopatias, mas somente o paciente pode avaliá-la verdadeiramente.

CASO CLÍNICO

Uma mulher de 30 anos é encaminhada para a pneumologia a fim de avaliar dispneia progressiva aos esforços com 6 meses de duração e tosse não produtiva. Ela não tem febre, perda ponderal nem dor torácica, mas teve que abandonar as aulas de dança semanais devido à dispneia. Ela nunca fumou e tem animais de estimação em casa, incluindo um cachorro, um gato e uma calopsita que ganhou há 1 ano de uma amiga que teve de doá-la devido a um problema respiratório. No consultório, ela estava afebril e apresentava frequência cardíaca, pressão arterial e frequência respiratória normais, além de S_pO_2 de 96% em ar ambiente. O único achado digno de nota ao exame era a presença de estertores crepitantes finos inspiratórios nas bases pulmonares bilaterais. Uma radiografia de tórax mostra discretas opacidades bilaterais, enquanto uma TC de tórax mostra difusas "opacidades em vidro fosco" consistentes com um processo que preenche os alveolares. Os testes de função pulmonar mostraram o seguinte:

Parâmetro	Previsto	Pré-broncodilatador	% do previsto	Pós-broncodilatador	% de mudança
CVF (litros)	4,37	1,73	40	1,79	4
VEF$_1$ (litros)	3,65	1,57	43	1,58	0
VEF$_1$/CVF	0,84	0,91	108	0,88	−3
CPT (litros)	6,12	2,68	44	−	−
D$_{CO}$ (mL/min/mmHg)	32,19	15,13	47	−	−

Questões

- Que mudanças você esperaria ver na CRF e no VR?
- Se você fosse capaz de obter estimativas da pressão pleural usando um cateter inserido através do nariz até o esôfago, que alterações esperaria encontrar na curva pressão-volume pulmonar?
- Como estaria a resistência das vias aéreas da paciente em comparação à de uma pessoa saudável?
- O que você esperaria que acontecesse com a P$_{O_2}$ arterial durante um teste de exercício cardiopulmonar?

TESTE SEU CONHECIMENTO

Para cada questão, escolha a melhor resposta.

1. Como parte de um projeto de pesquisa, a manometria esofágica é realizada para estimar a pressão pleural em um paciente com doença respiratória crônica. A diferença de pressão entre a boca e o esôfago inferior é registrada enquanto o paciente expira em etapas de 1 litro a partir de sua capacidade pulmonar total. A curva pressão-volume para o paciente é mostrada na figura a seguir em comparação com os dados obtidos de uma pessoa saudável.

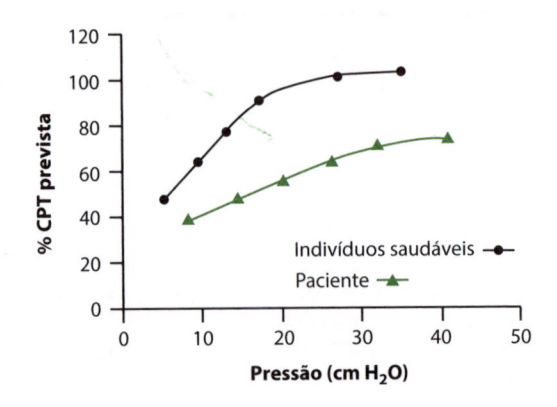

Com base nesses resultados, qual das doenças respiratórias crônicas a seguir provavelmente acomete o paciente?
- A. Asma
- B. Bronquite crônica
- C. Enfisema
- D. Hipertensão arterial pulmonar
- E. Fibrose pulmonar

2. Uma mulher de 41 anos se queixa de dispneia aguda e dor torácica. Ela é encaminhada para uma cintilografia de ventilação-perfusão na qual inspira xenônio radiomarcado e recebe uma injeção de macroagregados de albumina marcada com tecnécio. Usando uma câmara gama, as imagens são registradas refletindo a ventilação e a perfusão de cada pulmão. As imagens pulmonares ventilatórias revelam um padrão homogêneo de atividade em ambos os pulmões, enquanto as imagens de perfusão mostram uma grande área sem atividade no lobo inferior esquerdo. Com base nesses resultados, qual é a causa mais provável de suas dispneia e dor torácica?
- A. Exacerbação de asma
- B. Exacerbação de doença pulmonar obstrutiva crônica
- C. Infarto do miocárdio
- D. Pneumotórax
- E. Embolia pulmonar

3. A figura a seguir mostra as alterações no volume pulmonar durante uma manobra de expiração forçada.

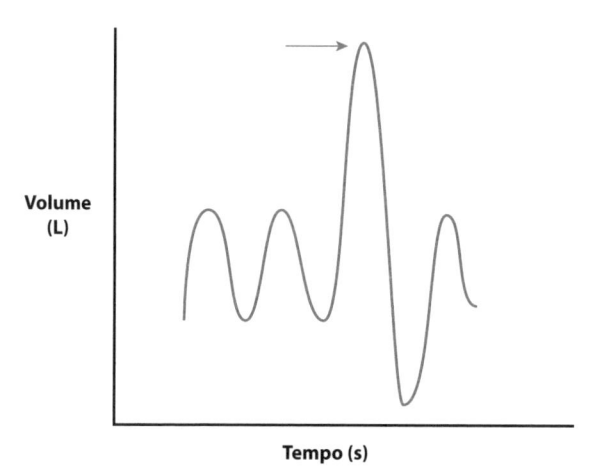

Qual dos seguintes parâmetros atinge seu valor mínimo no ponto marcado pela seta na figura?
- A. Resistência das vias aéreas
- B. pH arterial
- C. Retração elástica pulmonar
- D. Resistência vascular pulmonar
- E. Pressão transpulmonar

4. Um homem de 65 anos com longa história de tabagismo consulta por uma história de dispneia aos esforços progressiva de 1 ano de duração. À ausculta, ele apresenta sibilos expiratórios esparsos e uma fase expiratória prolongada. Uma radiografia de tórax revela grandes volumes pulmonares, cúpulas diafragmáticas rebaixadas e redução das marcas pulmonares nas regiões apicais, enquanto a espirometria mostra redução de VEF_1 e CVF, além de VEF_1/CVF de 0,62. Qual dos seguintes resultados seria esperado nos testes adicionais da função respiratória?

A. Redução da capacidade pulmonar total
B. Redução da resistência de via aérea
C. Redução da complacência pulmonar
D. Aumento da capacidade de difusão do monóxido de carbono
E. Aumento da capacidade residual funcional

5. Uma mulher de 35 anos se submete a um teste de exercício cardiopulmonar como parte da avaliação de dispneia aos esforços. Os dados do teste são mostrados na tabela a seguir.

Parâmetro	Repouso	Final do exercício
P_{CO_2} arterial (mmHg)	40	33
P_{O_2} arterial (mmHg)	90	65
Frequência cardíaca	75	180
R	0,8	1,2
$\dot{V}_E$ (L/min)	8	95

Qual dos parâmetros mostrados na tabela demonstra um padrão de resposta diferente do que seria esperado em uma pessoa saudável?

A. P_{CO_2} arterial
B. P_{O_2} arterial
C. Frequência cardíaca
D. Quociente respiratório (R)
E. Ventilação-minuto ($\dot{V}_E$)

6. Uma mulher de 68 anos é submetida a testes de função pulmonar como parte de uma avaliação para dispneia e tosse crônica. Quando as medidas dos volumes pulmonares são obtidas usando pletismografia corporal e diluição de hélio, encontra-se um volume residual 0,6 litros maior na mensuração por pletismografia em relação à diluição de hélio. Qual das seguintes doenças subjacentes poderia ser responsável por essa observação?

A. Asbestose
B. Doença pulmonar obstrutiva crônica
C. Insuficiência cardíaca
D. Fibrose pulmonar idiopática
E. Doença neuromuscular

7. Um homem de 56 anos com índice de massa corporal de 42 kg/m² é atendido para avaliação de fadiga e intolerância aos esforços. Ele nunca fumou. Ao exame, não há estertores crepitantes nem sibilos. Uma radiografia de tórax mostra volumes pulmonares pequenos, mas sem opacidades pulmonares. Na manobra de expiração forçada, seu VEF_1 é de 75% do previsto, a CVF é de 79% do previsto e a VEF_1/CVF é de 0,82. Uma gasometria arterial é realizada em ar ambiente e revela o seguinte:

pH	P_{aCO_2} (mmHg)	P_{aO_2} (mmHg)	HCO_3^- (mEq/L)
7,36	55	64	31

Qual dos seguintes seria mais provavelmente encontrado na avaliação adicional da função pulmonar desse paciente?

A. Redução do volume de fechamento
B. Redução do volume residual
C. Redução da resposta ventilatória ao dióxido de carbono
D. Aumento da complacência do parênquima pulmonar
E. Aumento da resposta ventilatória à hipoxemia

8. Na figura a seguir, qual dos seguintes achados você esperaria encontrar no local marcado pela letra A em comparação com o local marcado pela letra B?

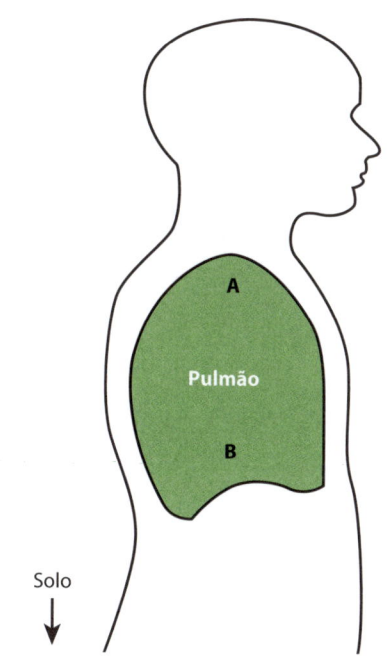

A. Redução da P_{O_2} alveolar
B. Redução da ventilação
C. Redução da relação ventilação-perfusão
D. Aumento da P_{CO_2} alveolar
E. Aumento da perfusão

9. Um homem de 71 anos é encaminhado ao teste de exercício cardiopulmonar para avaliação de dispneia aos esforços. A frequência cardíaca máxima prevista para ele é de 150 bpm, enquanto a ventilação-minuto máxima prevista é de 52 L/min conforme os testes de função pulmonar realizados antes do teste de esforço. Os dados do teste são mostrados na tabela a seguir.

Parâmetro	Repouso	Final do exercício
P_{CO_2} arterial (mmHg)	40	47
P_{O_2} arterial (mmHg)	85	62
Frequência cardíaca	75	110
Lactato (mmol/L)	1,6	1,8
R	0,8	0,9
$\dot{V}_E$ (L/min)	8	50

O eletrocardiograma realizado durante o teste não mostrou qualquer alteração do segmento ST. Com base nesses resultados, qual das seguintes é a causa mais provável de sua limitação aos esforços?

A. Doença pulmonar obstrutiva crônica
B. Miocardiopatia isquêmica
C. Hipertensão arterial pulmonar
D. Cardiopatia valvar

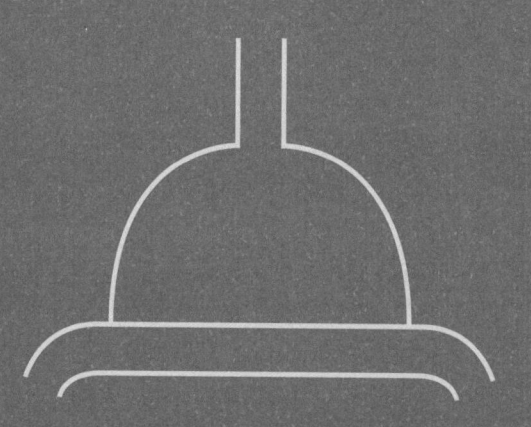

PARTE 2

Função no pulmão doente

4. Doenças obstrutivas
5. Doenças restritivas
6. Doenças vasculares pulmonares
7. Doenças ambientais, ocupacionais, neoplásicas e infecciosas

A Parte II é dedicada aos padrões anormais na função em algumas doenças pulmonares comuns.

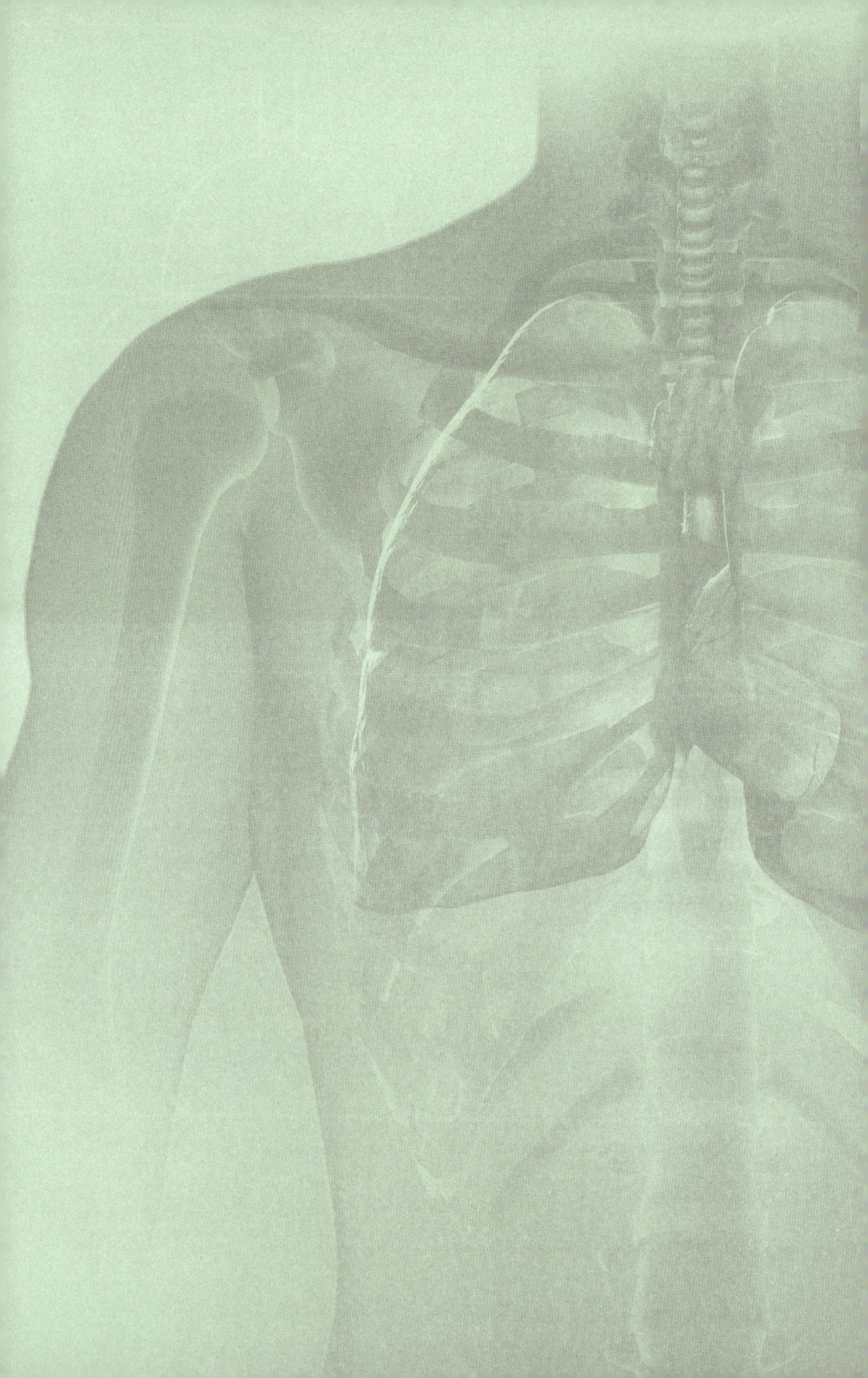

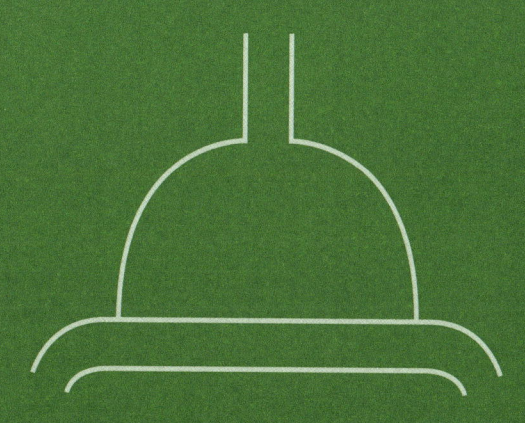

Doenças obstrutivas

4

- ▶ Obstrução das vias aéreas
- ▶ Doença pulmonar obstrutiva crônica
  - Enfisema
    - Patologia
    - Tipos
    - Patogênese
  - Bronquite crônica
    - Patologia
    - Patogênese
  - Achados clínicos da doença pulmonar obstrutiva crônica
    - Tipo A
    - Tipo B
  - Função pulmonar
    - Capacidade ventilatória e mecânica
    - Troca gasosa
    - Circulação pulmonar
    - Controle da ventilação
    - Alterações na doença inicial
  - Tratamento de pacientes com DPOC
  - Cirurgia redutora do volume pulmonar
- ▶ Asma
  - Patologia
  - Patogênese
  - Achados clínicos
  - Diagnóstico
  - Função pulmonar
    - Capacidade ventilatória e mecânica
    - Troca gasosa
  - Tratamento de pacientes com asma
    - Corticosteroides inalatórios
    - β-agonistas adrenérgicos
    - Antimuscarínicos
    - Cromoglicato e nedocromil*
    - Metilxantinas
    - Fármacos modificadores de leucotrienos
    - Terapia biológica
    - Abordagem geral ao tratamento
- ▶ Obstrução localizada da via aérea
  - Obstrução traqueal
  - Obstrução brônquica

---

*N. de R.T. O nedocromil não é mais comercializado no Brasil.

As doenças pulmonares obstrutivas são extremamente comuns e permanecem sendo uma causa importante de morbidade e mortalidade. Embora as distinções entre os vários tipos de doença obstrutiva possam ser nebulosas, gerando dificuldade na definição e no diagnóstico, todas essas doenças se caracterizam por obstrução das vias aéreas. Ao final deste capítulo, o leitor deverá ser capaz de:

- Descrever a patologia e patogênese características das principais formas de doença pulmonar obstrutiva.
- Explicar os mecanismos da obstrução ao fluxo aéreo na asma, na bronquite crônica e no enfisema.
- Comparar e destacar as alterações na mecânica pulmonar, no controle da respiração e nas trocas gasosas na asma, na bronquite crônica e no enfisema.
- Descrever os medicamentos primariamente usados no manejo da asma e da doença pulmonar obstrutiva crônica, explicando a abordagem terapêutica básica para cada problema.
- Identificar os pacientes com as formas menos comuns de doença pulmonar obstrutiva, incluindo a deficiência de α_1-antitripsina e a obstrução de via aérea alta.

▶ OBSTRUÇÃO DAS VIAS AÉREAS

O aumento da resistência ao fluxo aéreo pode ser causado por problemas (1) dentro do lúmen da via aérea, (2) na parede da via aérea ou (3) na região peribrônquica (**Figura 4.1**):

1. O lúmen pode estar parcialmente ocluído por secreções excessivas, como na bronquite crônica. Essa obstrução parcial também pode ocorrer agudamente no edema pulmonar, na aspiração de corpo estranho ou na retenção de secreções. Corpos estranhos podem causar obstrução localizada parcial ou total da via aérea.

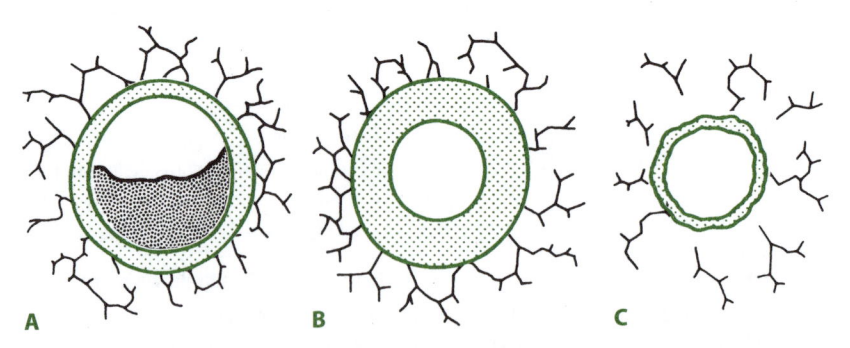

Figura 4.1 Mecanismos de obstrução das vias aéreas. A. O lúmen é parcialmente obstruído, por exemplo, por secreções excessivas. **B**. A parede da via aérea é espessada, por exemplo, por edema ou hipertrofia do músculo liso. **C**. A causa é extrínseca; nesse exemplo, a via aérea está estreitada pela perda de tração radial, causada pela destruição do parênquima.

2. As causas na parede da via aérea são o broncoespasmo, como na asma; a hipertrofia das glândulas mucosas, como na bronquite crônica (ver **Figura 4.6**); e a inflamação e o edema mural, que ocorrem tanto na bronquite crônica como na asma.
3. A causa extrínseca à via aérea é a destruição do parênquima, como no enfisema, quando se perde a tração radial sobre a via aérea, ocasionando seu estreitamento. Um brônquio pode ser comprimido por um linfonodo aumentado de volume ou por neoplasia externa à via aérea. Edema peribrônquico também pode causar estreitamento (ver **Figura 6.5**).

▶ DOENÇA PULMONAR OBSTRUTIVA CRÔNICA

A doença pulmonar obstrutiva crônica (DPOC) é uma síndrome causada por enfisema, bronquite crônica ou uma mistura das duas condições,* sendo definida por presença de obstrução ao fluxo aéreo, sintomas respiratórios crônicos e algum fator de risco como o tabagismo ou a exposição à poluição do ar. Os pacientes tipicamente apresentam dispneia progressiva ao longo de vários anos, tosse crônica, intolerância aos esforços, além de pulmões hiperinflados e comprometimento das trocas gasosas. Como muitas vezes pode ser difícil determinar a extensão exata com que o enfisema ou a bronquite contribuem para os sintomas do paciente e os distúrbios fisiopatológicos, um diagnóstico de DPOC é mais comumente usado na prática clínica.

Enfisema

O enfisema se caracteriza pela dilatação dos espaços aéreos distais aos bronquíolos terminais, consequente à destruição das suas paredes. Observe que essa definição é anatômica. Em outras palavras, o diagnóstico é presumido e se baseia em grande medida nos achados radiológicos do paciente.

Patologia

A aparência histológica clássica é mostrada na **Figura 4.2**. Observe que, ao contrário do pulmão normal, na **Figura 4.2A**, o pulmão enfisematoso (**Figura 4.2B**) apresenta perda das paredes alveolares com consequente destruição de porções do leito capilar. Algumas vezes, partes do parênquima contendo vasos sanguíneos podem ser vistas atravessando os grandes espaços aéreos dilatados. As pequenas vias aéreas (< 2 mm de diâmetro) são estreitas, tortuosas e numericamente reduzidas e têm paredes finas e atrofiadas. Também ocorre alguma perda nas vias aéreas maiores. Em grandes cortes do tecido pulmonar, as alterações podem ser vistas a olho nu ou com ajuda de lupas (**Figura 4.3**).

---

*N. de R.T. Segundo a última versão (2022 GOLD Report, disponível em https://goldcopd.org/2022-gold-reports-2/), DPOC é uma doença comum, prevenível e tratável. É caracterizada por sintomas respiratórios e limitação ao fluxo aéreo persistente devido a anormalidades nas vias aéreas e/ou alvéolos, usualmente causadas por exposição significativa a partículas ou gases tóxicos.

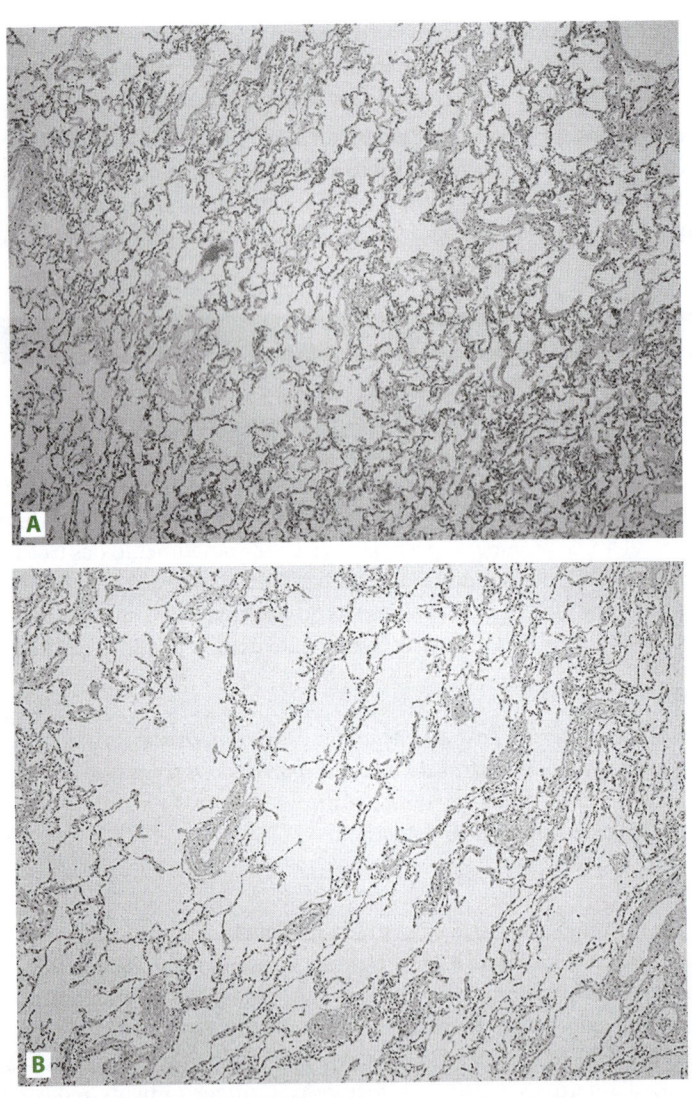

Figura 4.2 Aparência microscópica de um pulmão enfisematoso. A. Pulmão normal. **B.** Perda das paredes alveolares com consequente dilatação dos espaços aéreos (x 4). (Imagem cortesia de Corinne Fligner, MD.)

Tipos

Vários tipos de enfisema são reconhecidos. A definição fornecida anteriormente indica que a doença afeta desde o parênquima distal até o bronquíolo terminal. Essa unidade é o *ácino*, porém o dano pode não ser uniforme. No *enfisema centroacinar*, a destruição é limitada à parte central do lóbulo, e os ductos alveolares periféricos

DOENÇAS OBSTRUTIVAS 73

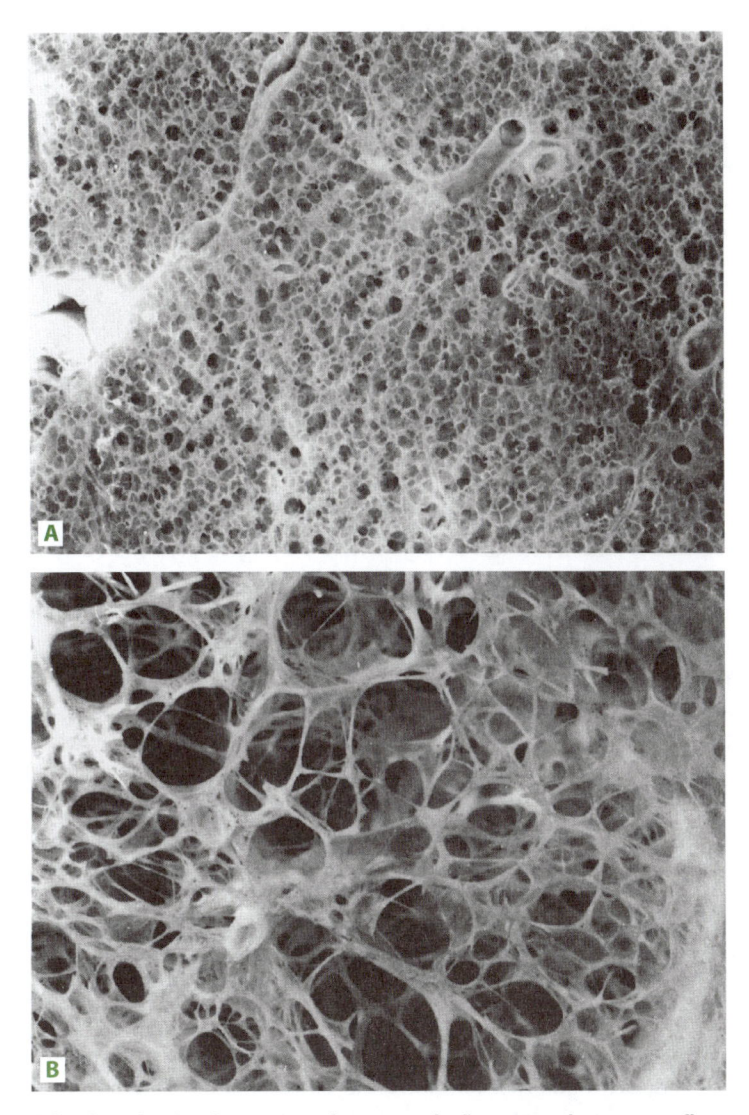

Figura 4.3 Aparência de cortes de um pulmão normal e um enfisematoso.
A. Normal. **B**. Enfisema panacinar (impregnado por sulfato de bário, x 14). (Reimpressa de Heard BE. *Pathology of Chronic Bronchitis and Emphysema*. London, UK: Churchill; 1969. Copyright © 1969 Elsevier. Com permissão.)

e os alvéolos podem ser poupados (**Figura 4.4**). Em contrapartida, no *enfisema panacinar*, ocorre distensão e destruição em todo o lóbulo. Algumas vezes, a doença é mais marcada no pulmão adjacente ao septo interlobular (enfisema parasseptal), enquanto em outros casos há grandes áreas císticas ou bolhas (enfisema bolhoso).

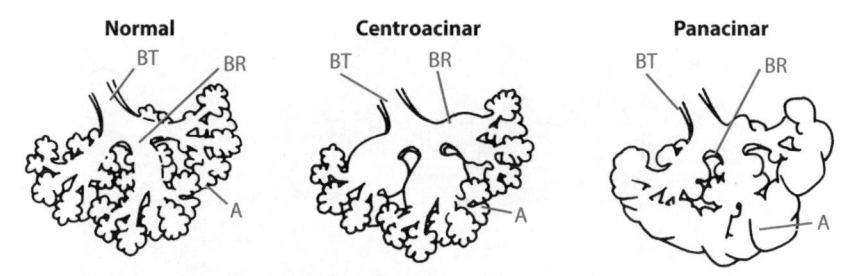

Figura 4.4 Enfisemas centroacinar e panacinar. No enfisema centroacinar, a destruição é confinada aos bronquíolos terminais e respiratórios (BT e BR). No enfisema panacinar, o alvéolo periférico (A) também está envolvido.

Os enfisemas centroacinar e panacinar apresentam diferentes distribuições topográficas. O primeiro é mais saliente nos ápices, mas se estende inferiormente com a progressão da doença (**Figura 4.5A**). A preferência pelo ápice pode ser reflexo do maior estresse mecânico nessa região (**Figura 3.3**), o que predispõe à falência estrutural das paredes alveolares. Em contrapartida, o enfisema panacinar não apresenta preferência regional clara, embora possa ser mais comum nos lobos inferiores. Quando o enfisema é grave, a distinção entre os dois tipos é difícil, podendo ambos coexistirem no mesmo pulmão. A forma centroacinar é muito comum, devendo-se mais frequentemente à exposição de longo prazo à fumaça de cigarro.

Uma forma grave de enfisema panacinar pode ser vista na deficiência de α_1-antitripsina (**Figura 4.5B**). A doença, que costuma começar nos lobos inferiores, pode ficar evidente pelos 40 anos de idade em pacientes homozigotos para o gene Z, particularmente naqueles que também fumam. As manifestações extrapulmonares também podem estar presentes no fígado, intestino, rins e em outros órgãos. Atualmente, se dispõe de tratamento com reposição de α_1-antitripsina. Heterozigotos parecem não correr risco, embora isso ainda não esteja definido. Outras variantes menos comuns são o enfisema unilateral (síndrome de MacLeod ou de Swyer-James),* no qual a radiografia torácica demonstra hiperlucência unilateral, e o enfisema bolhoso gigante idiopático.

Patogênese

Uma hipótese atual é a liberação pelos neutrófilos de grandes quantidades da enzima lisossomal elastase, o que causa a destruição da elastina, uma importante proteína estrutural do pulmão. A elastase neutrofílica também cliva o colágeno tipo IV, uma molécula importante que contribui para a resistência do lado fino do capilar pulmonar e, portanto, da integridade da parede alveolar. Animais submetidos à instilação de elastase neutrofílica nas suas vias aéreas desenvolvem alterações histológicas similares às vistas no enfisema.

---

*N. de R.T. Síndrome de MacLeod ou Swyer-James, também chamada pelos franceses de síndrome de Brett, é uma manifestação da bronquiolite obliterante pós-infecciosa, comumente associada à infecção por adenovírus na infância, na qual o pulmão acometido não cresce normalmente, e há hiperdistensão alveolar e redução do fluxo sanguíneo, levando à imagem radiológica de hiperlucência (pulmão mais escuro do que o contralateral).

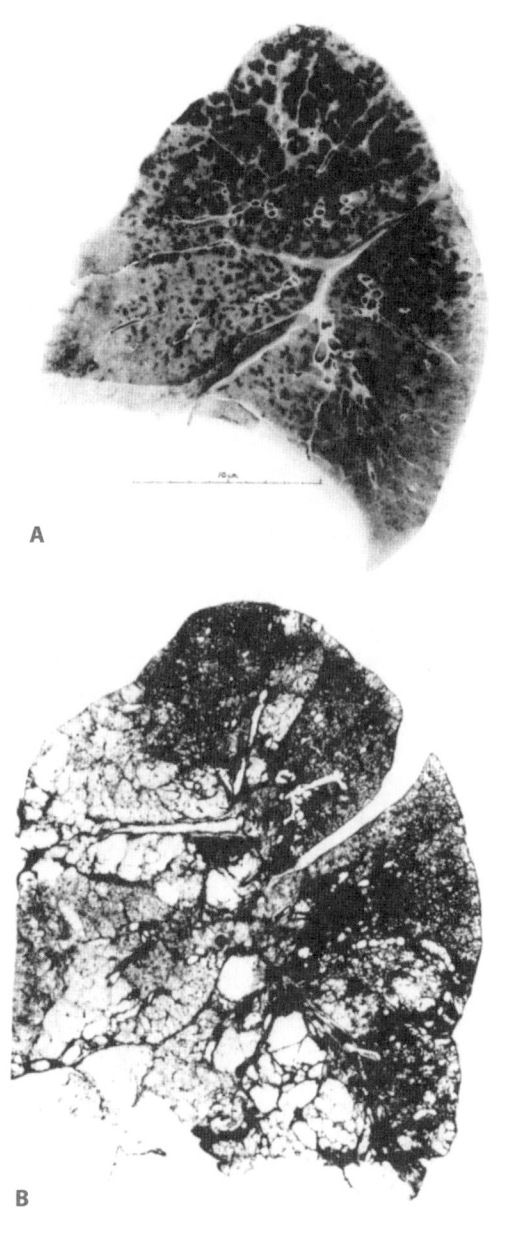

Figura 4.5 Distribuição topográfica do enfisema. A. Preferência pelas zonas superiores, típica do enfisema centroacinar. **B.** Preferência pelas zonas inferiores, típica do enfisema causado por deficiência de α_1-antitripsina. (Reimpressa de Heard BE. *Pathology of Chronic Bronchitis and Emphysema*. London, UK: Churchill; 1969. Copyright © 1969 Elsevier. Com permissão.)

O tabagismo é um fator patogênico importante, que age por meio da estimulação dos macrófagos para a liberação de substâncias quimioatrativas de neutrófilos, como o C5a, ou por meio da redução da atividade dos inibidores da elastase. Além disso, muitos neutrófilos já são marginados (aprisionados) no pulmão, um processo que é exacerbado pelo tabagismo, o qual também ativa leucócitos marginados. Essa hipótese equipara essa etiologia com a da deficiência de α_1-antitripsina, na qual o mecanismo é a falta de antiproteases inibidoras da elastase. Um mistério é o fato de alguns fumantes pesados não desenvolverem a doença.

A poluição do ar também pode desempenhar um papel, assim como fatores hereditários, estes claramente importantes na deficiência de α_1-antitripsina. A poluição por fumaça a partir de, por exemplo, o uso de fogões a lenha em espaços pouco ventilados é atualmente reconhecida como causa importante de DPOC no mundo todo.* Ainda não está claro se os cigarros eletrônicos causam enfisema, mas as evidências de estudos com lavado broncoalveolar em usuários de cigarros convencionais (por combustão) e eletrônicos sugerem que o uso de cigarros eletrônicos causa alterações semelhantes àquelas causadas pelo cigarro tradicional no equilíbrio entre proteases-antiproteases.

Bronquite crônica

Essa doença é caracterizada pela produção excessiva de muco na árvore brônquica, suficiente para causar expectoração excessiva. Diferentemente da definição de enfisema, esta é uma definição clínica baseada na anamnese obtida com o paciente. Na prática, os critérios para um diagnóstico de bronquite crônica incluem a expectoração na maioria dos dias por pelo menos 3 meses ao ano, por pelo menos 2 anos sucessivos.**

Patologia

O achado característico é a hipertrofia das glândulas mucosas nos brônquios de maior calibre (**Figura 4.6**) e a evidência de alterações inflamatórias crônicas nas pequenas vias aéreas. O aumento das glândulas produtoras de muco pode ser expresso como a relação glândula-parede, chamada de "índice de Reid". Ela é normalmente menor que 0,4, mas esse valor pode exceder 0,7 na bronquite crônica (**Figura 4.7**). Quantidades excessivas de muco são encontradas nas vias aéreas, e tampões semissólidos podem ocluir alguns brônquios pequenos.

Além disso, as pequenas vias aéreas são estreitas e apresentam alterações inflamatórias (infiltração celular e edema de paredes). Tecido de granulação está presente, a musculatura lisa brônquica hipertrofia e pode ocorrer fibrose peribrônquica. Há evidências que sugerem que as alterações patológicas iniciais ocorrem nas pequenas vias aéreas, depois progredindo para os brônquios de maior calibre.

---

*N. de R.T. A queima de biomassa é um fator associado à etiologia da DPOC. Define-se biomassa como toda substância orgânica de origem vegetal ou animal utilizada para produção renovável de energia, excluindo-se combustíveis fósseis (embora de origem vegetal ou mineral, não são renováveis).

**N. de R.T. Para confirmar o diagnóstico clínico de bronquite crônica, outras causas de tosse e expectoração crônicas, como doença de via aérea superior ou bronquiectasias, devem ser afastadas.

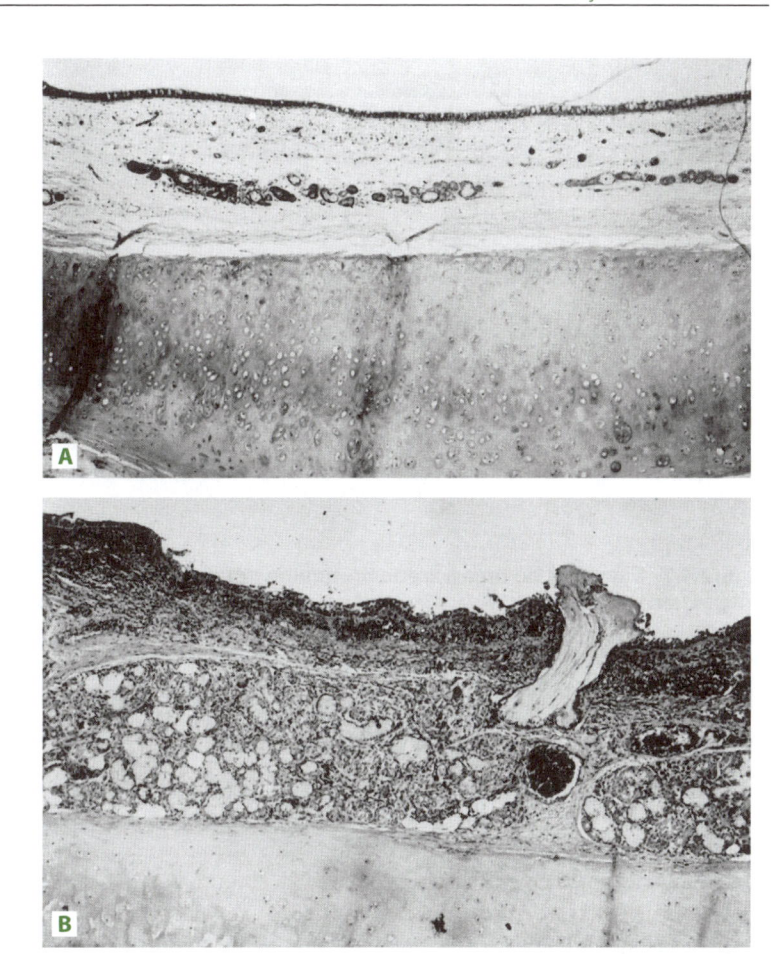

Figura 4.6 Alterações histológicas da bronquite crônica. A. Parede brônquica normal. **B**. A parede brônquica de um paciente com bronquite crônica. Observe a grande hipertrofia das glândulas mucosas, o espessamento da submucosa e a infiltração celular (3 x 60). Compare com o diagrama da parede brônquica da **Figura 4.7**. (Reimpressa de Thurlbeck WM. *Chronic Airflow Obstruction in Lung Disease*. Philadelphia, PA: WB Saunders; 1976. Copyright © 1976 Elsevier. Com permissão.)

Patogênese

Como no enfisema, o tabagismo é a causa primária, pois a exposição repetida a esse irritante inalatório resulta em inflamação crônica. A poluição do ar industrial ou por fumaça ambiental, ou ainda pela fumaça gerada no domicílio, é outra causa conhecida.*

---

*N. de R.T. É fundamental reconhecer fatores de risco ocupacionais da DPOC, tais como a exposição a vapores, gases, poeiras ou fumaça. Exemplos são mineiros, trabalhadores da construção civil, da agricultura, que fazem higienização e cozinheiros.

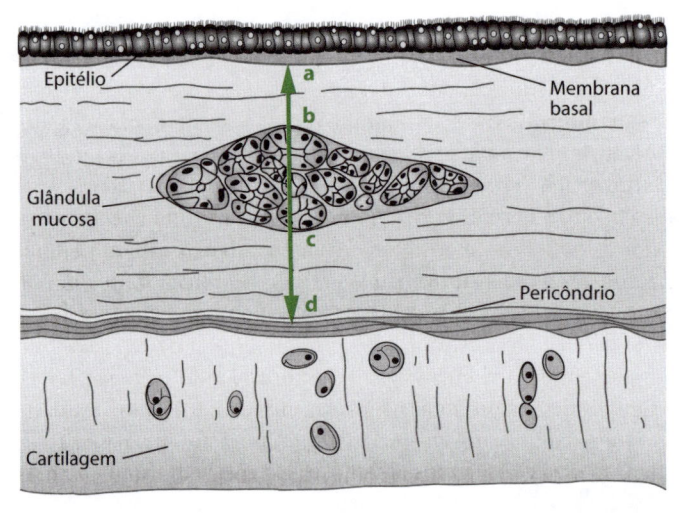

Figura 4.7 Estrutura de uma parede brônquica normal. Na bronquite crônica, o espessamento causado pelo aumento das glândulas mucosas pode ser expresso pelo índice de Reid dado por $(b-c)/(a-d)$. (Reimpressa de Thurlbeck WM. *Chronic Airflow Obstruction in Lung Disease*. Philadelphia, PA: WB Saunders; 1976. Copyright © 1976 Elsevier. Com permissão.)

Achados clínicos da doença pulmonar obstrutiva crônica

Como a bronquite crônica é definida clinicamente, o diagnóstico é feito durante a anamnese com o paciente. Entretanto, não é possível quantificar o grau de enfisema presente em um determinado paciente.* Um diagnóstico definitivo necessita de comprovação histológica que não está disponível em vida, embora uma combinação dos achados de exame físico e de imagem possa fornecer uma alta probabilidade diagnóstica. É por isso que a DPOC é o termo mais comumente usado na prática clínica.

Dentro do espectro da DPOC, existem dois extremos de apresentação clínica: tipo A e tipo B. No passado, acreditava-se que os tipos refletiam o enfisema e a bronquite crônica, respectivamente, mas essa visão tem sido questionada, e, na prática clínica, a maioria dos pacientes tem achados de ambas as doenças. No entanto, permanece útil a descrição desses dois quadros clínicos, pois eles representam diferentes fisiopatologias.

Tipo A

A apresentação típica seria de um paciente em torno dos 50 anos com dispneia progressiva nos últimos 3 a 4 anos. Tosse pode estar ausente; porém, se presente,

---

*N. de R.T. Existem programas utilizados em tomografias computadorizadas que permitem quantificar confiavelmente a presença de enfisema pulmonar por meio da medida de áreas com menor densidade (i.e., regiões com mais ar, em geral indicadas por densidade abaixo de 15% da curva de atenuação ou < 950 unidades Housefield).

pode ser acompanhada de pouca quantidade de expectoração clara. O exame revela um paciente astênico que parece ter perdido peso recentemente. Não há cianose. O tórax é hiperinsuflado e, à ausculta, apresenta murmúrio vesicular reduzido e ausência de sons adventícios. A radiografia (**Figura 4.8B**) confirma a hiperinsuflação, além de mostrar um diafragma rebaixado e achatado, um mediastino estreito e um aumento da translucência retroesternal (entre o esterno e o coração na incidência lateral). Além disso, mostra hiperlucência, particularmente nas zonas pulmonares apicais, devido à atenuação e ao estreitamento dos vasos pulmonares periféricos. Há informações adicionais disponíveis a partir de tomografia computadorizada (TC). A **Figura 4.9A** mostra um pulmão normal, enquanto a **Figura 4.9B** mostra um exemplo de enfisema demonstrado por grandes "buracos" esparsos pelo pulmão. Esse tipo de paciente era chamado de "soprador rosado" ("*pink puffer*"), embora esse termo tenha sido abandonado na prática clínica.

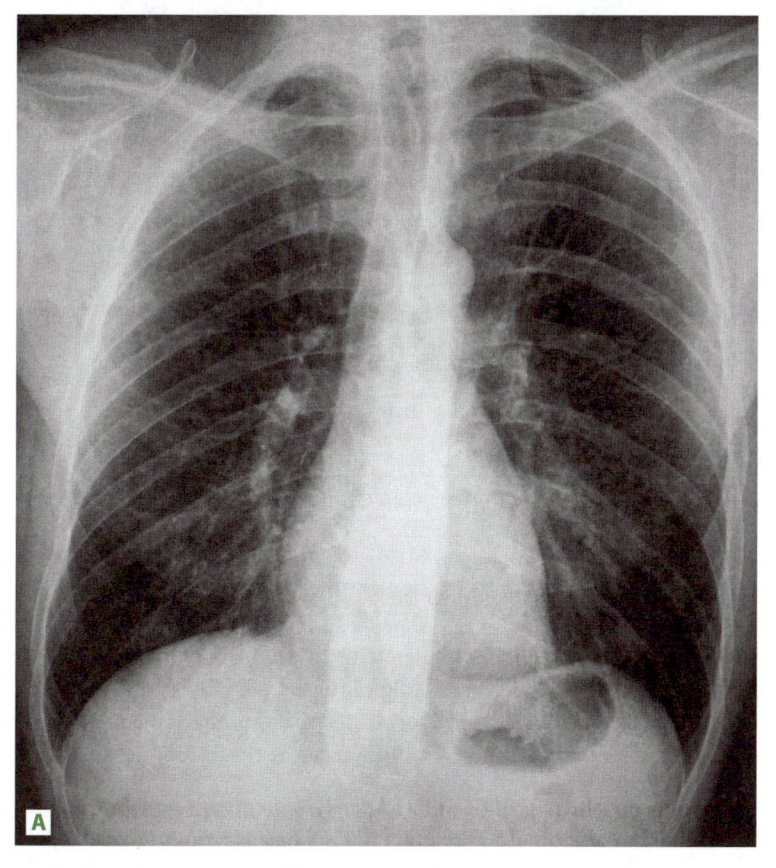

Figura 4.8 **Aparência radiográfica no pulmão normal e no enfisema. A**. Pulmão normal. (*Continua*)

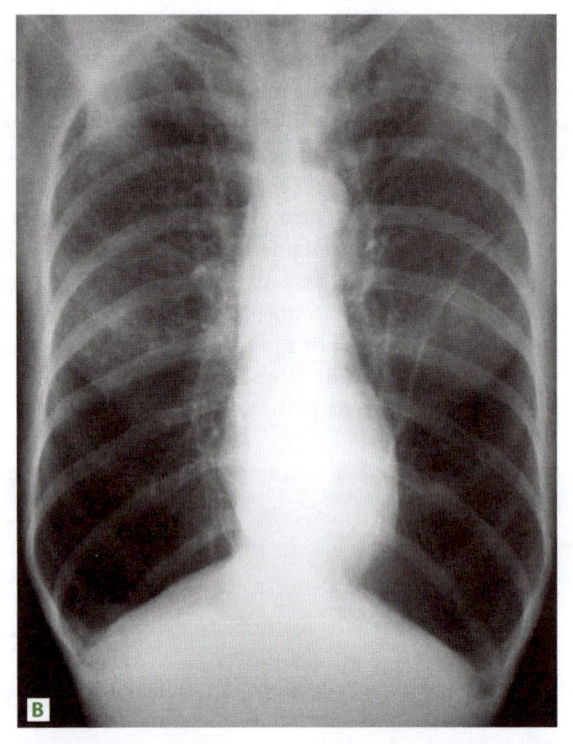

Figura 4.8 Aparência radiográfica no pulmão normal e no enfisema. (*Continuação*) **B**. O padrão de hiperinsuflação com diafragma rebaixado, mediastino estreito e aumento da translucência que é visto no enfisema. Nesse caso, o enfisema é especialmente proeminente nas regiões inferiores do pulmão.

Tipo B

A apresentação típica seria de um paciente em torno dos 50 anos com tosse crônica e produtiva durante vários anos. O volume de escarro aumenta progressivamente, no início ocorrendo apenas nos meses de inverno e, depois, durante quase todo o ano.

Ao exame físico, o paciente é pletórico com algum grau de cianose. À ausculta, encontram-se estertores crepitantes e roncos. Pode haver sinais de congestão, como elevação da pressão venosa jugular e edema de tornozelo. Na radiografia, observa-se algum grau de cardiomegalia, "congestão" pulmonar* e cicatrizes de infecções passadas. Linhas paralelas (trilho de trem) podem ser vistas, provavelmente devido ao espessamento e à inflamação das paredes brônquicas. À necropsia, alterações inflama-

---

* N. de R.T. O referido "aspecto de congestão" constitui-se no espessamento das regiões peribroncovasculares (etiologia inflamatória). É fundamental lembrar que isso não é congestão pulmonar como aquela associada à insuficiência cardíaca esquerda. A DPOC pode causar insuficiência cardíaca direita (*cor pumonale*), cujo quadro clínico **não** inclui edema do parênquima pulmonar.

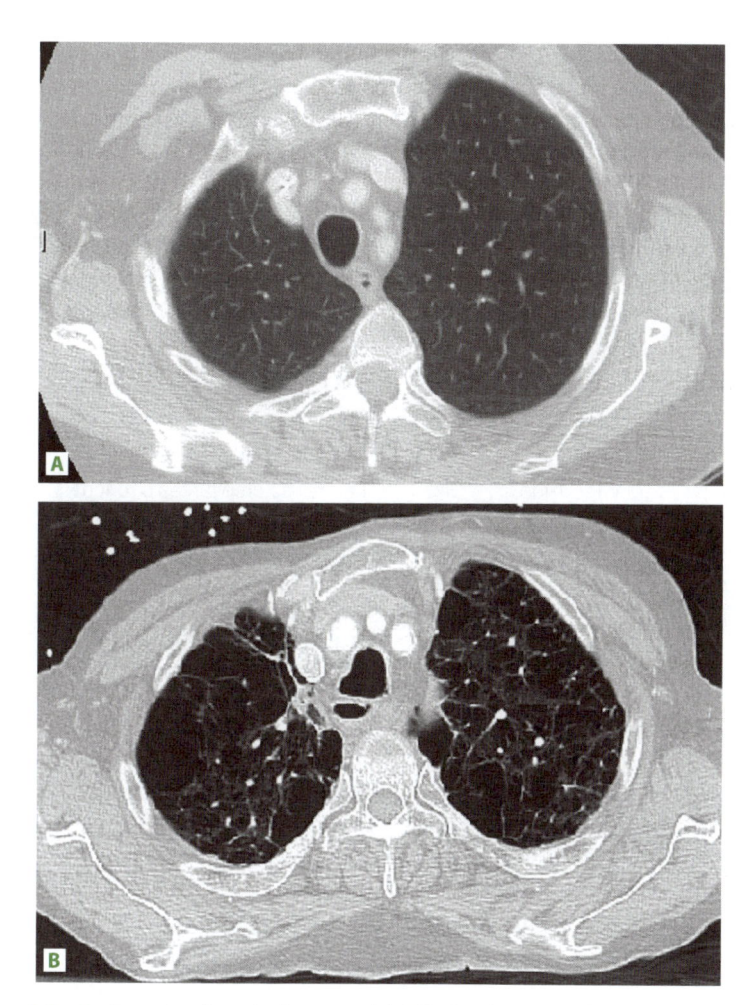

Figura 4.9 A. Aspecto do pulmão normal à TC de tórax. **B**. TC dos pulmões de um paciente com enfisema. Podem ser vistos "buracos" esparços por todo o pulmão.

tórias crônicas nos brônquios são a regra no paciente que teve bronquite crônica, mas também pode haver enfisema grave. Esses pacientes eram chamados de "inchados azuis" ("*blue bloaters*"), termo que tem sido abandonado na prática clínica.

Ambos os pacientes de tipo A e B têm dispneia aos esforços, a qual piora ao longo do tempo e progressivamente limita a tolerância aos esforços. Esses pacientes são quase invariavelmente tabagistas de longa data, o que pode ser quantificado por meio do número de carteiras de cigarro ao dia multiplicado pelo número de anos para fornecer o dado "maços-ano" (índice tabágico). Ambos os grupos de pacientes estão sob risco de exacerbações nas quais pode ocorrer pela piora de seus sintomas diários crônicos, o que é indicativo para uma avaliação mais urgente em consultório ou hospital.

Alguns clínicos acreditam que a principal diferença entre os dois tipos está no controle da respiração. Eles sugerem que os pacientes tipo B apresentam hipoxemia mais grave e maior incidência de *cor pulmonale* porque possuem um estímulo ventilatório reduzido, principalmente durante o sono.

Achados das apresentações dos tipos A e B na DPOC

Tipo A*	Tipo B
Dispneia progressiva por anos	Dispneia progressiva por anos
Pouca ou nenhuma tosse	Tosse frequente e produtiva
Hiperinsuflação torácica significativa	Moderado ou nenhum aumento do volume torácico
Ausência de cianose	Cianose frequente
Murmúrio vesicular reduzido	Estertores crepitantes e roncos
Pressão venosa jugular normal	Pressão venosa jugular aumentada
Ausência de edema periférico	Presença de edema periférico
P_{O_2} arterial só moderadamente reduzida	P_{O_2} arterial frequentemente muito baixa
P_{CO_2} arterial normal	P_{CO_2} arterial aumentada

Função pulmonar

A maioria dos achados na função pulmonar da DPOC corresponde às alterações patológicas vistas antes e ilustradas nas **Figuras 4.2 a 4.7**.

Capacidade ventilatória e mecânica

Na DPOC, são reduzidos o volume expiratório forçado no primeiro segundo (VEF_1), a capacidade vital forçada (CVF), o volume expiratório forçado como porcentagem da capacidade vital forçada (VEF_1/CVF), o fluxo expiratório forçado ($FEF_{25-75\%}$) e o fluxo expiratório máximo a 50% e a 75% da capacidade vital exalada ($\dot{V}_{máx50\%}$ e $\dot{V}_{máx75\%}$). Todas as medições refletem a obstrução das vias aéreas, seja causada por muco luminal excessivo, por espessamento inflamatório das paredes (ver **Figuras 4.1A e B**) ou por perda da tração radial (ver **Figura 4.1C**). A CVF é reduzida porque as vias aéreas fecham prematuramente na expiração ainda com um volume pulmonar muito alto, elevando o volume residual (VR).**

---

*N. de R.T. Outros sinais que podem estar presentes no exame físico é o uso da respiração com lábios semicerrados, da ancoragem de membros superiores e da musculatura acessória da respiração.

**N. de R.T. A definição funcional de DPOC, de acordo com as diretrizes da Global Initiative for Chronic Obstructive Lung Disease (GOLD) é de que há redução da relação VEF_1/CVF (índice de Tiffeneau) a valores inferiores a 0,70, medido na espirometria após broncodilatador. O VEF_1 é utilizado para graduação do comprometimento. A CVF pode ou não ser reduzida, dependendo do estágio da doença, mas não é utilizada na classificação.

Uma observação da espirometria mostra que o fluxo durante a maior parte da expiração forçada é muito reduzido, e o *tempo expiratório* é aumentado. De fato, alguns clínicos consideram esse tempo prolongado como um índice útil, à beira do leito, do grau de obstrução. Frequentemente, a manobra é terminada por perda de fôlego, com o paciente ainda expirando. Esse baixo fluxo durante a maior parte da expiração forçada reflete a redução da retração elástica no enfisema, pois é a retração que gera a pressão responsável pelo fluxo sob compressão dinâmica (ver **Figura 1.6**). Na doença grave, o VEF_1 pode estar reduzido para menos de 1 litro, enquanto jovens saudáveis podem ter valores de 4 litros ou mais, dependendo de idade, altura e sexo (ver Apêndice A).

Em alguns pacientes, o VEF_1, a CVF e a relação VEF_1/CVF podem aumentar significativamente após a administração de broncodilatadores de ação curta, como o salbutamol,* embora a obstrução ao fluxo aéreo não seja completamente reversível. Uma resposta significativa aos broncodilatadores sugere asma, a qual pode se sobrepor à DPOC.

A curva fluxo-volume expiratória é muito anormal na doença grave. A **Figura 1.8** mostra que, depois de um breve período de fluxo moderadamente elevado, ele sofre uma redução marcada com o colapso das vias aéreas e é limitado pela compressão dinâmica. Em um gráfico, o ramo descendente da curva tem um aspecto côncavo. O fluxo é muito reduzido em proporção ao volume pulmonar e é interrompido com um volume ainda alto, justamente pelo fechamento prematuro das vias aéreas (ver **Figura 1.5B**). No entanto, a curva fluxo-volume inspiratória pode ser normal ou quase normal (ver **Figura 1.9**), pois as vias aéreas são mantidas abertas pela tração radial exercida pelas paredes alveolares adjacentes durante a inalação.

O enfisema se caracteriza pelo aumento da capacidade pulmonar total (CPT), da capacidade residual funcional (CRF) e do VR. É comum que a relação VR/CPT possa exceder 0,4 (normalmente é inferior a 0,3 em indivíduos jovens e saudáveis). Muitas vezes, há uma discrepância marcada entre a CRF medida por pletismografia e a medida pela técnica de diluição dos gases (equilíbrio do hélio), sendo a diferença de 1 litro ou mais a favor da primeira. Isso pode ser causado por regiões pulmonares sem comunicação a jusante de vias aéreas extremamente distorcidas. Contudo, em geral, essa disparidade reflete o lento processo de equilíbrio que ocorre nas áreas pouco ventiladas. Esses volumes estáticos também são alterados na bronquite crônica, mas o aumento no volume é menos significativo.

No enfisema, a curva pressão-volume é deslocada para cima e para a esquerda devido à redução da retração elástica (ver **Figura 3.1**). Essa alteração reflete a desorganização e a perda do tecido elástico resultante da destruição das paredes alveolares. A pressão transpulmonar ao nível da CPT é baixa. Na bronquite crônica não complicada sem enfisema, a curva pressão-volume pode ser quase normal, porque o parênquima é pouco afetado.

---

*N. de R.T. O padrão é utilizar somente β-agonistas de curta ação como salbutamol ou fenoterol em nebulímetro pressurizado (*spray*), na dose de 400 μg. Pode-se também usar anticolinérgico de curta ação (p. ex., brometo de ipratrópio, 160 μg por nebuímetro pressurizado), isolado ou em combinação com o β-agonista de curta ação.

A resistência das vias aéreas em relação ao volume pulmonar está aumentada na DPOC devido a todos os fatores mostrados na **Figura 4.1**. Contudo, é possível distinguir entre o aumento causado pelo estreitamento intrínseco das paredes da via aérea e pela presença de debris luminais (**Figuras 4.1A e B**) e aquele causado por perda de retração elástica e tração radial (**Figura 4.1C**). Isso pode ser feito relacionando-se a resistência com a retração elástica estática. A **Figura 4.10** mostra a condutância (inverso da resistência) disposta contra a pressão estática transpulmonar em 10 indivíduos saudáveis, 10 enfisematosos (sem bronquite) e 10 asmáticos. As medidas foram obtidas durante uma expiração não forçada e tranquila. Observe que a relação entre a condutância e a pressão transpulmonar nos enfisematosos foi quase normal. Portanto, pode-se atribuir sua capacidade ventilatória reduzida quase que inteiramente aos efeitos da menor pressão de retração elástica do pulmão. Isso não apenas reduz a pressão de distensão (*driving pressure*) efetiva durante uma expiração forçada, mas também permite que as vias aéreas colapsem mais facilmente devido à perda de tração radial. O pequeno deslocamento na linha dos enfisematosos para a direita provavelmente reflete a distorção e a perda das vias aéreas nessa doença.

Em contrapartida, na linha dos pacientes asmáticos, a condutância foi muito reduzida a uma dada pressão de retração. Portanto, o aumento da resistência nesses pacientes pode ser atribuído ao estreitamento intrínseco causado por broncospasmo e alterações inflamatórias. Embora não seja mostrada na **Figura 4.10**, a administração de um broncodilatador moveria a linha em direção à posição normal. Não há dados comparáveis disponíveis em bronquíticos sem enfisema, pois é praticamente impossível selecionar esse grupo de pacientes *in vivo*. Contudo, a **Figura 4.10** esclarece o comportamento dos diferentes tipos de obstrução de via aérea.

Troca gasosa

O desequilíbrio entre ventilação-perfusão é inevitável na DPOC, levando à hipoxemia com ou sem hipercapnia. No paciente tipo A, a hipoxemia é tipicamente mode-

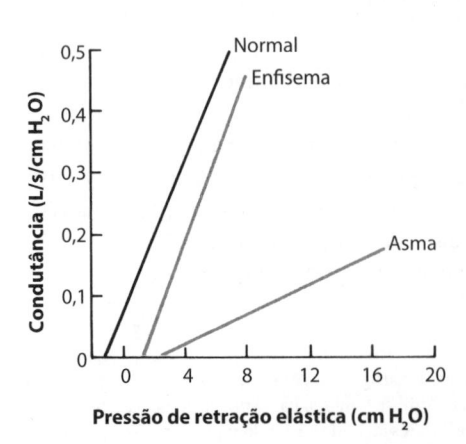

Figura 4.10 Relações entre a condutância nas vias aéreas e a pressão de retração elástica nas doenças pulmonares obstrutivas. Observe que a linha para o enfisema corre próxima da linha normal. Isso evidencia que qualquer aumento da resistência é basicamente causado pela menor retração elástica pulmonar. Em contrapartida, na asma, a linha é muito anormal em razão do estreitamento intrínseco das vias aéreas. (Reimpressa de Colebatch HJH, Finucane KE, Smith MM. Pulmonary conductance and elastic recoil relationships in asthma and emphysema. *J Appl Physiol*. 1973;34(2):143–153. Copyright © 1973 by American Physiological Society (APS). Todos os direitos reservados.)

DOENÇAS OBSTRUTIVAS 85

rada (P_{O_2} frequentemente tão alto quanto 60-69 ou 70-79 mmHg), e a P_{CO_2} arterial é normal. Em contrapartida, no tipo B, ocorre hipoxemia grave (P_{O_2} frequentemente em 50-59 ou 40-49 mmHg) com hipercapnia, sobretudo na doença avançada.

O gradiente alveoloarterial da P_{O_2} está sempre aumentado, principalmente na bronquite grave. Uma análise baseada no conceito do ponto ideal (ver **Figura 2.7**) revela um aumento no espaço morto e no *shunt* fisiológico. O espaço morto é especialmente aumentado no enfisema, ao passo que um *shunt* fisiológico aumentado é mais comum na bronquite crônica.

A razão dessa diferença é esclarecida pela técnica de eliminação de gases inertes.* Em primeiro lugar, revise a **Figura 2.8**, que mostra o padrão típico em um paciente normal. Por outro lado, a **Figura 4.11** mostra uma distribuição típica de um paciente com doença tipo A avançada – um homem de 76 anos com história de dispneia progressiva por vários anos. A radiografia torácica mostrou hiperinsuflação e atenuação dos pequenos vasos pulmonares. Sua P_{O_2} arterial era de 68 mmHg, e a P_{CO_2}, de 39 mmHg.

A distribuição mostra uma grande quantidade da ventilação direcionada para unidades com relações ventilação-perfusão ($\dot{V}_A/\dot{Q}$) elevadas (compare com a **Figura 2.8**). Na análise do ponto ideal, isso é identificado como espaço morto fisiológico, e muito da ventilação é desperdiçado em termos de troca gasosa. Em contrapartida, há pouco fluxo sanguíneo direcionado a unidades com $\dot{V}_A/\dot{Q}$ muito baixas. Isso explica a discreta hipoxemia e a pouca elevação do *shunt* fisiológico calculado.

Esses achados podem ser contrapostos aos mostrados na **Figura 4.12**, a qual mostra a distribuição em um homem de 47 anos com bronquite crônica avançada e doença tipo B, cuja P_{O_2} arterial era de 47 mmHg e a P_{CO_2}, de 50 mmHg. Observe que houve algum aumento na ventilação de unidades com altas $\dot{V}_A/\dot{Q}$ (espaço morto fisiológico). Contudo, a distribuição mostrou principalmente um grande fluxo san-

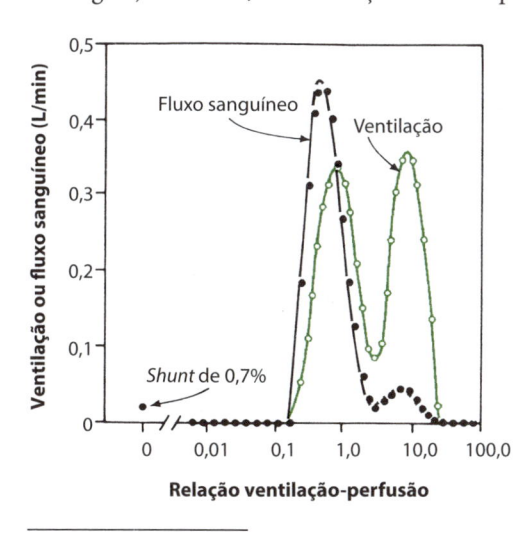

Figura 4.11 Distribuição das relações ventilação-perfusão em um paciente com DPOC tipo A. Observe a grande ventilação de unidades com relações ventilação-perfusão elevadas (espaço morto fisiológico). (Republicada com permissão da American Society for Clinical Investigation, de Wagner PD, Dantzker DR, Dueck R, et al. Ventilation–perfusion inequality in chronic pulmonary disease. *J Clin Invest.* 1977;59(2):203–216; permissão concedida através do Copyright Clearance Center, Inc.)

---

*N. de R.T. Para mais detalhes sobre a técnica de eliminação dos gases inertes, ver Capítulo 2, pgs. 32 e 33

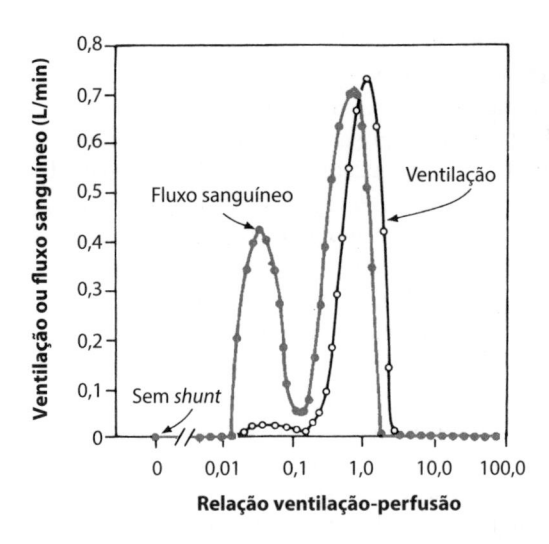

Figura 4.12 Distribuição das relações ventilação-perfusão em um paciente com DPOC tipo B. Observe o grande fluxo sanguíneo para unidades com relações ventilação-perfusão baixas (*shunt* fisiológico). (Republicada com permissão da American Society for Clinical Investigation, de Wagner PD, Dantzker DR, Dueck R, et al. Ventilation–perfusion inequality in chronic pulmonary disease. *J Clin Invest*. 1977;59(2):203–216; permissão concedida através do Copyright Clearance Center, Inc.)

guíneo para unidades com baixas $\dot{V}_A/\dot{Q}$ (*shunt* fisiológico), justificando a gravidade da hipoxemia. É de se salientar que não houve fluxo sanguíneo para alvéolos não ventilados (*shunt* verdadeiro). *Shunts* verdadeiros acima de um pequeno percentual são incomuns na DPOC. Veja que, mesmo os padrões mostrados nas **Figuras 4.11** e **4.12** sendo típicos, há considerável variabilidade em pacientes com DPOC.

Com o exercício, a P_{O_2} pode diminuir ou aumentar, dependendo da resposta da ventilação e do débito cardíaco e das alterações na distribuição da ventilação e do fluxo sanguíneo. Pelo menos em alguns pacientes, o fator mais importante na queda da P_{O_2} é a limitação do débito cardíaco, a qual exagera a hipoxemia na presença de desequilíbrio entre ventilação-perfusão. Os pacientes com retenção de CO_2 costumam mostrar valores de P_{CO_2} maiores com o exercício devido à sua capacidade ventilatória limitada e à incapacidade de eliminar o CO_2 produzido pela atividade muscular.

O motivo do desequilíbrio entre ventilação-perfusão é claro se considerarmos a desorganização da arquitetura pulmonar no enfisema (**Figuras 4.2 e 4.3**) e as alterações das vias aéreas da bronquite crônica (**Figura 4.6**). Há uma ampla evidência de ventilação desigual demonstrada por meio do teste de lavagem do nitrogênio em respiração única (ver **Figura 1.10**). Além disso, medições topográficas com materiais radioativos mostram desigualdades regionais da ventilação e do fluxo sanguíneo. A desigualdade do fluxo sanguíneo é basicamente causada pela destruição de porções do leito capilar.

Os efeitos deletérios da obstrução das vias aéreas na troca gasosa são reduzidos pela ventilação colateral que ocorre nesses pacientes. Há muita evidência experimental da existência de canais comunicantes entre alvéolos adjacentes e entre pequenas vias aéreas próximas. O fato de haver pouco fluxo sanguíneo para unidades não ventiladas nesses pacientes (**Figuras 4.11 e 4.12**) reforça a efetividade da ventilação colateral, porque, em tese, algumas vias aéreas devem estar totalmente ocluídas, sobretudo na bronquite grave.

Outro fator que reduz o desequilíbrio entre ventilação-perfusão é a vasoconstrição pulmonar hipóxica (ver *Fisiologia respiratória de West: princípios básicos*, 11.ed., pp. 57-58). Essa resposta local a uma baixa P_{O_2} alveolar reduz o fluxo sanguíneo para unidades pouco ou não ventiladas, minimizando o grau de hipoxemia. Algumas vezes, quando pacientes com DPOC recebem broncodilatadores como o salbutamol, eles desenvolvem uma pequena queda na P_{O_2} arterial, que provavelmente se deve à ação vasodilatadora de fármacos β_2-adrenérgicos aumentando o fluxo sanguíneo para áreas pouco ventiladas. Esse achado é mais importante na asma (ver **Figuras 4.17 e 4.18**).

Com frequência, a P_{O_2} arterial é normal em pacientes com DPOC leve à moderada, apesar do desequilíbrio entre ventilação-perfusão. Qualquer tendência à hipercapnia estimula os quimiorreceptores, aumentando a ventilação alveolar (ver **Figura 2.9**). Com o agravamento da doença, pode ocorrer hipercapnia. Isso é mais frequente em pacientes do tipo B. O aumento do trabalho respiratório é um fator importante, mas também há evidência de que a sensibilidade do centro respiratório ao CO_2 seja reduzida em alguns pacientes.

Se ocorre hipercapnia, o pH tende a cair, causando acidose respiratória. Como a hipercapnia se desenvolve de maneira lenta, o rim consegue compensar retendo bicarbonato, o que mantém o pH praticamente normal (acidose respiratória compensada). A P_{CO_2} pode aumentar de maneira mais abrupta durante exacerbações da DPOC ou em infecções pulmonares agudas, causando acidose respiratória aguda (ver Capítulo 8, Insuficiência respiratória).

Informação adicional da troca gasosa desses pacientes pode ser obtida medindo-se a capacidade de difusão (fator de transferência) do monóxido de carbono (ver **Figura 2.12**). A capacidade de difusão medida pelo método de respiração única é particularmente propensa a estar reduzida em pacientes com enfisema grave devido à perda da área de superfície que ocorre com o alargamento dos espaços aéreos. Em contrapartida, os valores podem ser normais em pacientes com bronquite crônica, mas com pouca destruição parenquimatosa.

Circulação pulmonar

Com a progressão da DPOC, a pressão arterial pulmonar frequentemente se eleva. Vários fatores são responsáveis por isso: grandes porções do leito capilar são destruídas no enfisema, aumentando a resistência vascular; a vasoconstrição pulmonar hipóxica também eleva a pressão arterial pulmonar, e aumentos adicionais podem ser vistos durante exacerbações devido à piora progressiva da hipoxia alveolar e/ou acidose respiratória. Alterações histológicas nas paredes das pequenas artérias ocorrem na doença avançada. Por fim, esses pacientes costumam apresentar policitemia em resposta à hipoxemia, o que aumenta a viscosidade sanguínea. Isso é mais comum na bronquite grave, na qual a hipoxemia tende a ser mais acentuada.

Pode ocorrer retenção de líquidos com edema de porções pendentes e ingurgitamento venoso jugular, sobretudo em pacientes tipo B. Ocorre aumento das cavidades cardíacas direitas, demonstrado na radiografia e no eletrocardiograma. As alterações na estrutura e/ou na função do ventrículo direito resultantes da doença pulmonar crônica são chamadas de "*cor pulmonale*". O débito cardíaco pode estar até mesmo aumentado, pois o coração está trabalhando na parte alta da curva de Starling,* podendo se elevar ainda mais durante o exercício.

Controle da ventilação

Como citado anteriormente, alguns pacientes com DPOC desenvolvem hipercapnia, pois não conseguem manter ventilação suficiente para o alvéolo. As razões pelas quais alguns pacientes se comportam dessa maneira, mas outros não, são desconhecidas. Um fator é o aumento do trabalho respiratório devido à elevada resistência das vias aéreas, o que aumenta de forma marcada o gasto de O_2 pela respiração. (**Figura 4.13**). Indivíduos saudáveis têm uma resposta ventilatória anormalmente pequena ao CO_2 inalado, se solicitados a respirar através de um dispositivo de alta resistência. Portanto, um paciente com grave limitação do gasto de O_2 pode abrir mão de uma P_{CO_2} normal, em troca da vantagem de reduzir o trabalho respiratório e o consumo de O_2. Todavia, a correlação entre a resistência das vias aéreas e a P_{CO_2} arterial é baixa e algum outro fator deve estar envolvido.

Medidas da resposta ventilatória ao CO_2 inalado em indivíduos saudáveis mostram variabilidade significativa. Essas diferenças são parcialmente causadas por fatores genéticos. Alguns pacientes têm uma diminuição da resposta do centro respiratório ao CO_2 inalado, muitos têm uma obstrução mecânica à ventilação, e outros têm ambas. Portanto, é possível que a resposta ventilatória de um determinado paciente frente a um grave desequilíbrio entre ventilação-perfusão e ao trabalho respiratório aumentado seja predeterminada pelos fatores citados.

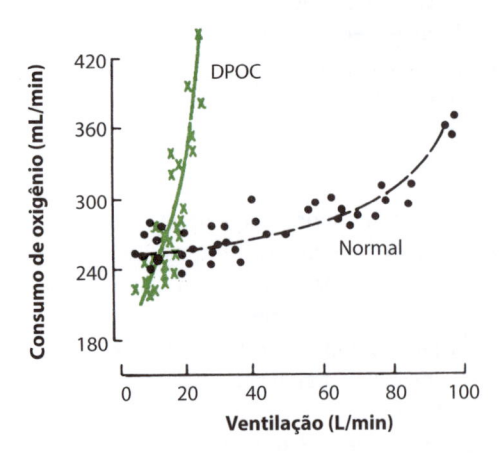

Figura 4.13 Consumo de oxigênio durante hiperventilação voluntária em pacientes com DPOC. Observe os altos valores em comparação a indivíduos saudáveis. (Reimpresso de Cherniack RM, Cherniack L, Naimark A. *Respiration in Health and Disease*. 2nd ed. Philadelphia, PA: WB Saunders, 1972. Copyright © 1972 Elsevier. Com permissão).

---

*N. de R.T. Curva de Staling, ou Frank-Starling, descrita por Otto Frank e Ernest Starling, em 1918, refere-se ao mecanismo de mesmo nome que descreve a capacidade do coração de se adaptar a variações de volume sanguíneo, modificando sua contratilidade. Sendo assim, quanto maior a pré-carga, maior a força de contração. Na curva de Frank-Starking, em geral no eixo vertical, é indicado a performance cardíaca (débito cardíaco ou volume sistólico) e no eixo horizontal, a pré-carga do respectivo ventrículo avaliado.

Alterações na doença inicial

Até agora, preocupamo-nos com a função pulmonar em pacientes com doença estabelecida. Contudo, pouco pode ser feito para reverter a evolução da doença nesse grupo de pacientes, sendo o tratamento limitado ao alívio dos sintomas com broncodilatadores, à prevenção e ao controle de infecções e aos programas de reabilitação pulmonar. Há um interesse antigo na identificação de pacientes com doença inicial na esperança de que as alterações possam ser interrompidas ou revertidas por meio da eliminação do tabagismo ou de outros fatores de risco, como a exposição à poluição.

Foi salientado no Capítulo 1 que, como pouca quantidade de resistência das vias aéreas ocorre nas pequenas vias (inferiores a 2 mm de diâmetro), alterações fisiopatológicas podem não ser identificadas pelos testes de função pulmonar habituais. Como há evidências de que as alterações mais iniciais da DPOC ocorrem nessas vias aéreas pequenas, o interesse tem se concentrado em saber se as alterações nos parâmetros que refletem a função das vias aéreas pequenas, incluindo o $FEF_{25\%-75\%}$, o $\dot{V}_{máx50\%}$, o $\dot{V}_{máx75\%}$ e o volume de fechamento, podem ser usadas para identificar essa doença inicial. Infelizmente, os estudos não sustentam essa ideia, e ainda não há maneiras efetivas de identificar as pessoas sob risco para progressão da DPOC em estágios iniciais e assintomáticos.

Tratamento de pacientes com DPOC

A cessação do tabagismo é a etapa mais importante para a maioria dos pacientes, pois é a intervenção que isoladamente pode reduzir a taxa de declínio da função pulmonar ao longo do tempo. A exposição à poluição ocupacional, atmosférica e doméstica deve ser reduzida tanto quanto possível. A terapia broncodilatadora, incluindo β-agonistas e antimuscarínicos, é a base da terapia para todos os pacientes com DPOC crônica estável, e a intensidade do seu uso varia conforme a intensidade da obstrução ao fluxo aéreo do paciente, a sua limitação funcional e a frequência das exacerbações. Os corticosteroides inalatórios também são usados em muitos pacientes, mas costumam ser reservados para aqueles com doença mais grave e/ou exacerbações frequentes; já o antimicrobiano macrolídeo (azitromicina) e o inibidor da fosfodiesterase-4 (roflumilaste) são, algumas vezes, usados cronicamente em pacientes que sofrem exacerbações frequentes. A reabilitação pulmonar pode ser prescrita para pacientes com doença estável de qualquer intensidade, tendo sido demonstrado que ela melhora a qualidade de vida e a capacidade de exercitar-se. A administração de oxigênio suplementar contínuo para pacientes com hipoxemia crônica grave.* está associada com melhora da sobrevida nesses pacientes. Um benefício dessa intervenção é o aumento na P_{O_2} alveolar média, o que reduz a vasoconstrição pulmonar hipóxica e alivia parcialmente a hipertensão pulmonar. As exacerbações da DPOC são manejadas com corticosteroides sistêmicos, uso intensivo de broncodilatadores de ação curta e, quando indicado, suporte ventilatório mecânico.

---

*N. de R.T. Os critérios para indicação de oxigenoterapia contínua são: $P_{a_{O_2}} \leq$ a 55 mmHg ou saturação arterial de oxigênio ≤ a 88%. na presença de *cor pulmonale* pode-se considerar oxigenoterapia quando a $P_{a_{O_2}}$ estiver entre 56 e 59 mmHg ou a saturação arterial de oxigênio for de 89%.

Cirurgia redutora do volume pulmonar

A cirurgia para reduzir o volume de um pulmão hiperinsuflado pode ser útil em casos selecionados.* Seu objetivo é remover áreas enfisematosas e avasculares, preservando as regiões próximas da normalidade. A base fisiológica é que a redução do volume aumenta a tração radial sobre as vias aéreas, ajudando a limitar a compressão dinâmica das vias aéreas. Além disso, a musculatura inspiratória, especialmente o diafragma, é encurtada, o que melhora a sua eficiência mecânica. Os critérios para a cirurgia incluem VEF_1 menor que 45% do previsto, medidas de volume pulmonar consistentes com aprisionamento aéreo e hiperinsuflação, enfisema predominante em lobos superiores demonstrado por TC e pouca tolerância aos esforços após um programa de reabilitação pulmonar. Em pacientes adequadamente selecionados, a cirurgia redutora do volume pulmonar (CRVP) está associada à melhora na espirometria, nos volumes pulmonares, na qualidade de vida e na dispneia, além de, em um pequeno grupo de pacientes, melhorar a sobrevida.

▶ ASMA

Essa doença se caracteriza por inflamação e hiper-responsividade das vias aéreas a vários estímulos e se manifesta por estreitamento generalizado dessas vias, cuja gravidade melhora espontaneamente ou como resposta a intervenções terapêuticas.

Patologia

A musculatura lisa das vias aéreas é hipertrofiada, se contrai vigorosamente durante a crise, causando broncoespasmo. (**Figura 4.1B**). Também há hipertrofia das glândulas mucosas, edema da parede brônquica e extensa infiltração por linfócitos e eosinófilos (**Figura 4.14**). A quantidade de muco está aumentada; ele é mais espesso, viscoso e sua mobilização é lenta. Nos casos graves, as vias aéreas são obstruídas por tampões mucosos, os quais podem ser eliminados por meio da tosse. Fibrose subepitelial é comum em pacientes com asma crônica, sendo parte do processo conhecido como remodelamento. Na asma não complicada, não há destruição de paredes alveolares, e as secreções brônquicas não são abundantes nem purulentas. Por vezes, o excesso de eosinófilos no escarro pode causar um aspecto purulento, o que pode ser erroneamente atribuído à infecção.

Patogênese

Os dois achados que são comuns a todos os asmáticos são a hiper-responsividade brônquica e a inflamação das vias aéreas, a qual, segundo algumas pesquisas, é a responsável por todos os achados da asma, incluindo hiper-responsividade das vias aéreas, edema da via aérea, hipersecreção mucoide e infiltrado de células inflamatórias. Contudo, em alguns pacientes, é possível que haja uma anormalidade na regulação muscular do tônus das vias aéreas.

---

*N. de R.T. Atualmente, a redução do volume pulmonar pode ser realizada também por broncoscopia, na qual são inseridas válvulas que colapsam áreas enfisematosas.

DOENÇAS OBSTRUTIVAS 91

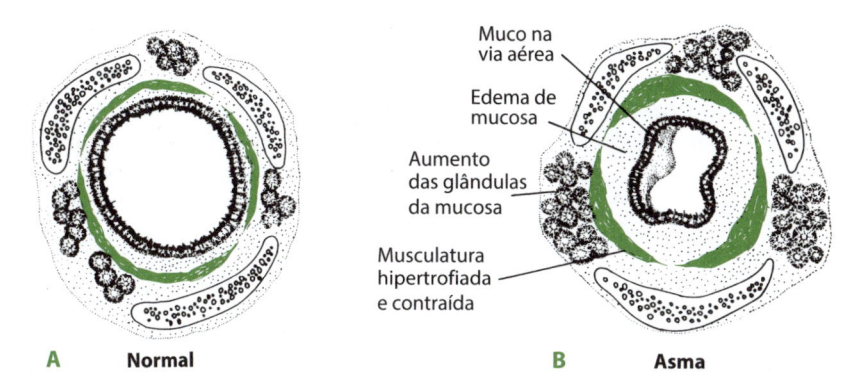

Figura 4.14 Diagrama da parede brônquica normal (**A**) e da parede brônquica na asma (**B**). Observe a musculatura lisa hipertrofiada e contraída, o edema, a hipertrofia das glândulas mucosas e a secreção luminal.

Estudos epidemiológicos indicam que, na maior parte dos casos, a asma começa na infância e que uma predisposição alérgica pode desempenhar um papel etiológico importante. Uma exposição maior a infecções típicas da infância e à contaminação orofecal é associada a uma incidência menor de asma. Essas e outras observações formaram a base da "hipótese da higiene", a qual sugere que crianças em um estágio crítico do desenvolvimento da resposta imune que não são expostas a essas infecções típicas podem desenvolver uma predisposição alérgica e asma.

Também está claro que fatores ambientais e poluentes atmosféricos são importantes, podendo ser responsáveis pelo aumento da prevalência e pela gravidade da asma nos países ricos ocidentais e industrializados nos últimos 40 anos. É provável que esses fatores também sejam responsáveis pelo aumento da prevalência e pela piora dos desfechos da doença em minorias da população sub-representadas em muitas grandes cidades – as quais são desproporcionalmente afetadas por esses fatores ambientais. Também existe uma interação complexa entre esses fatores ambientais e fatores genéticos, como identificado por análises de ligações entre uma variedade de *loci* cromossômicos associados com a asma.

O fator desencadeador da inflamação de via aérea nem sempre pode ser identificado. Em algumas circunstâncias, ele é bem óbvio, como no caso de determinados antígenos em pessoas com asma alérgica (**Figura 4.15**); contudo, em outros tipos de asma, como a induzida pelo exercício e a que segue infecções respiratórias virais, os fatores não são identificados.

As manifestações da asma não podem ser atribuídas a um único tipo celular ou mediador inflamatório. Eosinófilos, mastócitos, neutrófilos, linfócitos, macrófagos e basófilos – todos têm sido implicados. Também há evidência de que células não inflamatórias, como as epiteliais e as neurais, em especial os nervos peptidérgicos, podem contribuir para inflamação. Alguns investigadores acreditam

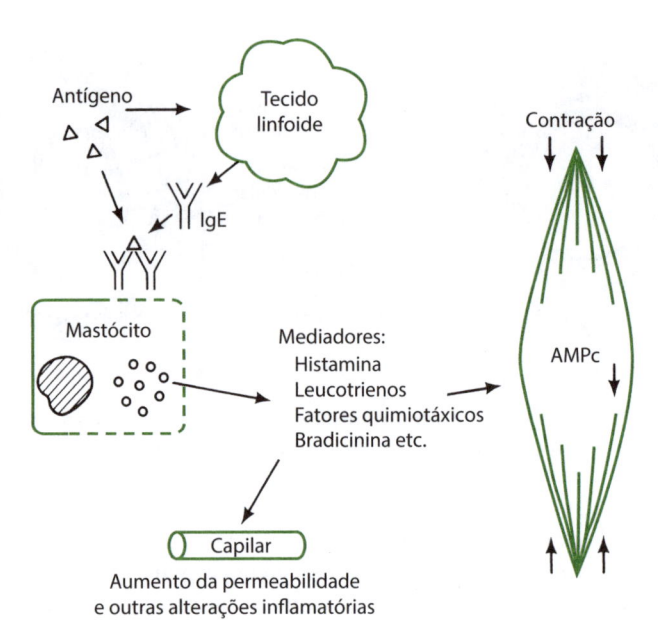

Figura 4.15 Algumas alterações patogênicas da asma alérgica. (Ver detalhes no texto.)

que os eosinófilos desempenham um papel central na maioria dos casos de asma. Há, também, evidência da participação importante de linfócitos, sobretudo os do tipo T, pois eles respondem a antígenos específicos e são moduladores da função celular inflamatória.

Muitos mediadores inflamatórios têm sido identificados na asma. As citocinas provavelmente são os mais importantes, em particular as associadas à ativação das células T auxiliares Th-2. Essas citocinas são interleucina-3 (IL-3), IL-4, IL-5 e IL-13. Acredita-se que elas sejam responsáveis, em parte, pela modulação das funções celulares inflamatória e imunológica e pela sustentação da resposta inflamatória nas vias aéreas. Provavelmente, outros mediadores inflamatórios também atuem, em especial no broncospasmo agudo. Esses mediadores são os metabólitos do ácido araquidônico, como os leucotrienos e as prostaglandinas; o fator ativador das plaquetas (FAP); os neuropeptídeos; as espécies reativas do oxigênio; as cininas; a histamina; e a adenosina.

Achados clínicos

A asma, em geral, se inicia na infância, mas pode ocorrer em qualquer idade. Em todos os asmáticos, há hiper-reatividade geral das vias aéreas, de forma que irritantes não específicos, como fumaça, ar frio e exercício, causam sintomas. Alguns pacientes podem ter uma história de atopia, como rinite alérgica, eczema ou urticária, e as crises asmáticas também podem estar relacionadas com alérgenos específicos, como, por exemplo, determinadas ervas (*Ambrosia artemisiifolia*, erva proveniente da América do Norte) e pelos de gatos. Nesse caso, afirma-se que o paciente tem asma alérgica. Muitos pacientes têm aumento da IgE sérica total e de IgE específicas, além de eosinofilia periférica. Em alguns indivíduos, o ácido acetilsalicílico também pode causar crises, explicadas por inibição da via da ciclo-oxigenase. Se não houver história de alergia e se nenhum alérgeno externo puder ser identificado, o termo "asma não alérgica" é utilizado.

Para muitos pacientes, a asma é uma doença episódica com períodos de sintomas ausentes ou bem controlados, pontuados por momentos de piora do controle da doença. Outros pacientes, porém, têm sintomas mais persistentes que exigem medicamentos diários. Quando sintomáticos, os pacientes podem apresentar um, alguns ou todos os sintomas cardinais da asma, incluindo dispneia, aperto no peito, sibilância e tosse. Todos os pacientes com asma estão sob risco de exacerbações – períodos de piora marcada nos sintomas que podem, em alguns casos, ser potencialmente fatais. Geralmente chamadas de "crises de asma", as exacerbações podem ocorrer após mudanças na qualidade do ar ou por infecções virais, mas também podem se manifestar sem desencadeante evidente. Durante uma crise, o paciente pode estar extremamente dispneico, ortopneico e ansioso, queixando-se de aperto no peito. A musculatura acessória da respiração está ativa e podem ser ouvidos sibilos em todos os campos pulmonares. Há taquicardia e pode haver pulso paradoxal (queda acentuada da pressão arterial sistólica e da pressão de pulso durante a inspiração). O escarro é escasso e viscoso. A radiografia torácica revela hiperinsuflação, mas sem opacidades. O *status asmaticus* é uma crise que continua por horas ou mesmo dias sem remissão, apesar de terapia broncodilatadora e dos corticosteroides. Há sinais de exaustão, desidratação e taquicardia importante. O tórax pode tornar-se perigosamente silencioso, o que requer tratamento urgente. A morte pode ocorrer nas exacerbações graves, geralmente como resultado de insuficiência respiratória ou de colapso cardiovascular devido ao aprisionamento intenso de ar e aos subsequentes efeitos adversos sobre o retorno venoso e a pré-carga cardíaca.

Diagnóstico

O diagnóstico de asma é confirmado pela demonstração de obstrução reversível do fluxo aéreo, o que é comumente feito pela documentação de resposta ao broncodilatador na espirometria. Como a espirometria pode ser normal durante períodos de ausência dos sintomas, outras estratégias incluem a demonstração de mudanças temporais na espirometria em relação a alterações nos sintomas ou a demonstração de variabilidade suficiente no pico de fluxo expiratório ao longo do tempo. Quando o diagnóstico é incerto, a hiper-reatividade (ou hiper-responsividade) pode ser testada medindo-se o VEF_1 após exposição do paciente a concentrações crescentes de metacolina inalada. A dose que causar 20% de queda no VEF_1 é chamada de PD_{20} (concentração provocativa 20). A hiper-responsividade das vias aéreas também pode ser testada medindo-se a espirometria antes e depois de protocolos de exercícios especialmente desenhados, demonstrando-se uma redução no VEF_1 no período pós-exercício.

Função pulmonar

Assim como na bronquite crônica e no enfisema, as alterações funcionais apresentam uma relação clara com a patologia da asma. Essas alterações podem estar ausentes ou ser de pequena magnitude quando não há sintomas, sendo bastante marcadas durante as exacerbações.

Capacidade ventilatória e mecânica

Durante os períodos de piora do controle da doença, todos os índices de taxas de fluxo expiratório estão significativamente reduzidos, incluindo VEF_1, FEV_1/CVF, $FEF_{25\%-75\%}$, $\dot{V}_{máx50\%}$ e $\dot{V}_{máx75\%}$. Em geral, a CVF também é reduzida porque as vias aéreas fecham prematuramente durante uma expiração máxima. Entre as crises, em geral, observa-se alguma redução da capacidade ventilatória, ainda que o paciente não relate sintomas e tenha exame físico normal. Na crise, a resposta típica é um aumento significativo de todos os índices com o uso de um broncodilatador de ação curta como o salbutamol, e o grau de mudança é uma medida útil da responsividade das vias aéreas (**Figura 4.16**). A extensão do aumento varia de acordo com a gravidade da doença. No estado asmático, observa-se pouca mudança, pois os brônquios deixaram de responder (embora os testes de função pulmonar raramente sejam medidos durante as apresentações agudas). Os pacientes mostram alguma melhora, embora discreta, após a administração de broncodilatadores.

Há algumas evidências sugerindo que o grau de mudança do VEF_1 e da CVF após broncodilatadores indica se o broncospasmo foi totalmente revertido. Na crise asmática, o VEF_1 e a CVF diminuem paralelamente, de forma que a relação VEF_1/CVF permanece baixa e quase constante. No entanto, quando o tônus muscular da via aérea retorna ao normal, o VEF_1 responde mais rápido do que a CVF, fazendo com que a relação VEF_1/CVF atinja o valor normal de cerca de 0,8.

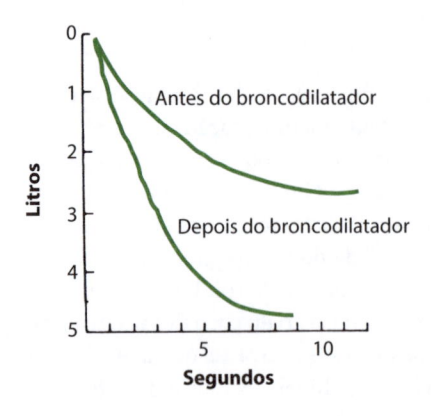

Figura 4.16 Exemplos de expiração forçada antes e depois do tratamento com broncodilatadores em paciente com asma brônquica. Observe o aumento importante do VEF_1 e da capacidade vital. (Reimpressa de Bates DV, Macklem PT, Christie RV. *Respiratory Function in Disease*. 2nd ed. Philadelphia, PA: WB Saunders, 1971. Copyright © 1971 Elsevier. Com permissão.)

A curva fluxo-volume tem um padrão obstrutivo típico na asma, ainda que possa não exibir a aparência côncava vista no enfisema (ver **Figura 1.8**). Após a administração de broncodilatadores, o fluxo aéreo aumenta em todos os níveis dos volumes pulmonares, e a curva se desloca com a redução da CPT e do VR.

Os volumes pulmonares estáticos são aumentados, em especial valores de CRF e CPT, durante as crises. O aumento do VR é causado pelo fechamento prematuro das vias aéreas durante expiração máxima, o que se deve à elevação do tônus muscular liso, ao edema e à inflamação das vias aéreas e à presença de secreções excessivas. A causa do aumento da CRF e da CPT não é plenamente conhecida, mas parece haver algum grau de perda da retração elástica, pois a curva pressão-volume é deslocada para cima e para a esquerda (ver **Figura 3.1**). A curva tende a retornar ao normal após a administração de broncodilatadores. Há algumas evidências sugerindo que essa alteração nas propriedades elásticas seja consequente à mudança na tensão superficial alveolar. A elevação do volume pulmonar reduz a resistência, pois aumenta a tração radial sobre as vias aéreas. A CRF medida pela diluição do hélio é bem inferior à medida pela pletismografia corporal, o que reflete a oclusão das vias aéreas ou a demora das áreas pouco ventiladas em atingir o equilíbrio.

A resistência medida pela pletismografia é elevada, caindo após a administração de broncodilatadores. Provavelmente, o broncospasmo afeta as vias aéreas de todos os diâmetros. A relação entre condutância e pressão de retração elástica é muito alterada (**Figura 4.10**). Por meio da broncoscopia, pode-se visualizar diretamente o estreitamento das vias aéreas de grande e médio calibre.

Troca gasosa

A hipoxemia não costuma estar presente durante períodos de controle adequado dos sintomas, mas pode surgir durante as exacerbações como resultado de desequilíbrios ventilação-perfusão ($\dot{V}_A/\dot{Q}$). Há ampla evidência de desigualdade ventilatória, comprovada por meio da medição com gases radioativos mostrando regiões pouco ventiladas. Observa-se também desigualdade regional significativa do fluxo sanguíneo com reduções transitórias de fluxo a diferentes tempos em áreas distintas. O espaço morto fisiológico e o *shunt* fisiológico são muito altos.

Um exemplo da distribuição ventilação-perfusão de um asmático com 47 anos é mostrado na **Figura 4.17**. O paciente apresentava apenas sintomas leves no momento da medida. A distribuição é muito diferente do padrão normal mostrado na **Figura 2.8**. Observe, em especial, a distribuição bimodal com uma grande quantidade do fluxo sanguíneo (cerca de 25%) direcionado a unidades com $\dot{V}_A/\dot{Q}$ baixa (cerca de 0,1). Isso responde pela leve hipoxemia do paciente, com a P_{O_2} arterial sendo de 81 mmHg. Não há *shunt* puro (fluxo sanguíneo para alvéolos não ventilados), o que é surpreendente considerando-se os tampões mucosos, um achado típico da doença.

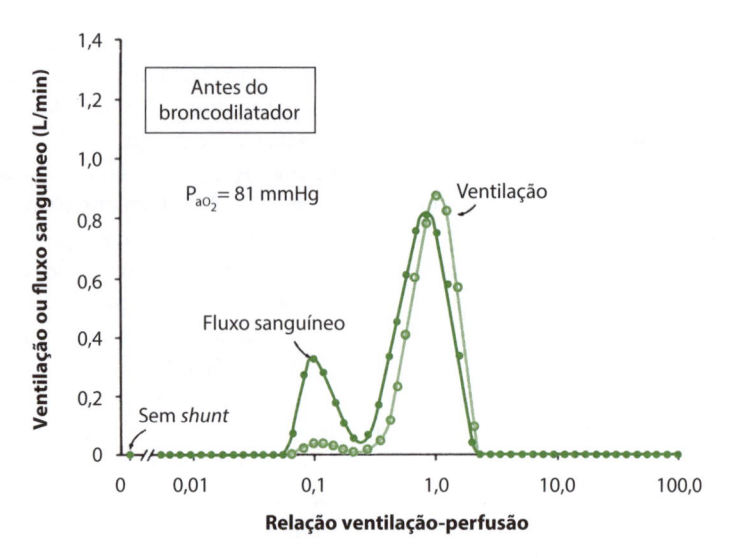

Figura 4.17 Distribuição das relações ventilação-perfusão em um paciente asmático. Observe o aspecto bimodal, com cerca de 25% do fluxo sanguíneo se direcionando para unidades com relações ventilação-perfusão em torno de 0,1.

Quando o paciente recebe o broncodilatador isoproterenol por aerossol, há um aumento do $FEF_{25-75\%}$ de 3,4 para 4,2 litros/s. Portanto, houve algum alívio do broncospasmo. Essas alterações na distribuição ventilação-perfusão são mostradas na **Figura 4.18**. Observe que o fluxo sanguíneo para os alvéolos com baixa $\dot{V}_A/\dot{Q}$ aumentou de cerca de 25% para 50% do fluxo, com uma queda na P_{O_2} arterial de 81 para 70 mmHg. A $\dot{V}_A/\dot{Q}$ média dos segmentos de menores valores aumentou levemente de 0,10 para 0,14, indicando que o aumento da ventilação nessas unidades foi ligeiramente superior ao do fluxo sanguíneo. Mais uma vez, não se identifica a presença de *shunt*. A ausência de *shunt* (fluxo sanguíneo para regiões não ventiladas) nas **Figuras 4.17** e **4.18** é surpreendente, em especial se considerada a grande presença de tampões mucosos nas vias aéreas de asmáticos submetidos à necropsia. A provável explicação é a ventilação colateral distal a bronquíolos completamente obstruídos, o que é mostrado por esquemas na **Figura 1.11**. O mesmo mecanismo deve ocorrer nos pulmões de pacientes com bronquite crônica (ver **Figura 4.12**, por exemplo).

Os broncodilatadores podem diminuir a P_{O_2} arterial em pacientes com asma. O mecanismo da piora da hipoxemia parece ser o alívio da vasoconstrição nas áreas pouco ventiladas. Essa vasoconstrição deve resultar da liberação de mediadores, como ocorre com o broncospasmo. A queda na P_{O_2} é seguida dos aumentos no *shunt* fisiológico e no espaço morto. Os efeitos favoráveis dos broncodilatadores, como o salbutamol, sobre a resistência das vias aéreas superam em muito as desvantagens da leve hipoxemia adicional.

DOENÇAS OBSTRUTIVAS

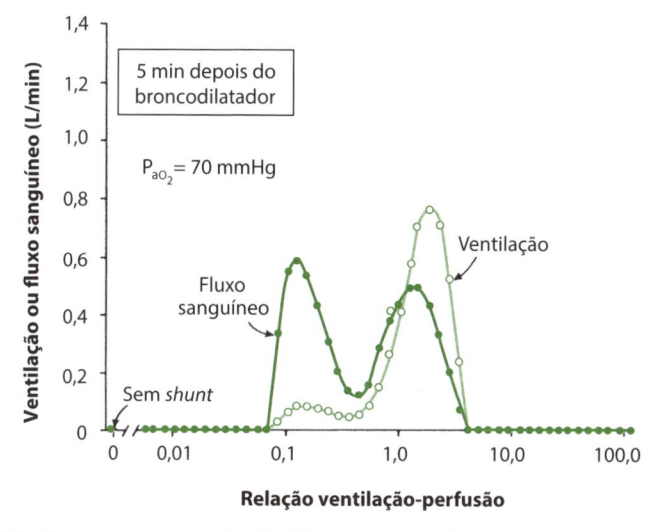

Figura 4.18 O mesmo paciente da Figura 4.17 após administração do broncodilatador isoproterenol por aerossol. Observe o aumento do fluxo sanguíneo para as unidades com baixas relações ventilação-perfusão e a consequente queda na P_{O_2} arterial.

Durante os períodos de sintomas ausentes ou mínimos, a P_{O_2} arterial costuma ser normal. Nas exacerbações, a P_{CO_2} pode cair para 30 mmHg ou menos, possivelmente como resultado da estimulação de quimiorreceptores periféricos pela hipoxemia leve ou da estimulação de receptores intrapulmonares. A P_{CO_2} não se eleva porque a ventilação alveolar é aumentada para compensar o desequilíbrio entre ventilação-perfusão (compare com a **Figura 2.10**). No estado asmático, a P_{CO_2} arterial pode elevar-se, e o pH cair. Isso é um sinal de extrema gravidade que indica insuficiência respiratória iminente e a necessidade de tratamento intensivo urgente, possivelmente incluindo suporte ventilatório mecânico (ver Capítulo 10).

A capacidade da difusão do monóxido de carbono é normal ou alta na asma não complicada; se estiver reduzida, deve-se desconfiar da presença concomitante de enfisema. A razão do aumento da capacidade da difusão é provavelmente o grande volume pulmonar. A hiperinsuflação aumenta a capacidade da difusão em indivíduos saudáveis, provavelmente pelo aumento da interface alveolocapilar.

Tratamento de pacientes com asma

O tratamento efetivo da asma se baseia na identificação e na eliminação dos desencadeantes, bem como em medicamentos que abordam a inflamação subjacente da via aérea e que revertem ou previnem a broncoconstrição. Esses medicamentos estão em duas classes gerais: os "controladores" são usados regularmente para suprimir a inflamação das vias aéreas, enquanto os "aliviadores" são usados conforme a necessidade para os sintomas agudos.

Corticosteroides inalatórios

Como a asma é inerentemente um distúrbio inflamatório, os corticosteroides inalatórios são o principal medicamento controlador (i.e., uso diário de rotina) em todos os pacientes com doença persistente de qualquer intensidade. Isso contrasta com a DPOC, na qual os corticosteroides inalatórios estão reservados para a doença mais grave. Os corticosteroides parecem ter duas funções distintas: inibição das respostas inflamatória/imune e aumento da expressão e da função de receptores β. As diretrizes atuais recomendam corticosteroides inalatórios para pacientes com sintomas mais de duas vezes por semana, com uso de β-agonistas mais do que duas vezes por semana ou despertares noturnos frequentes por sintomas asmáticos. Uma grande variedade de corticosteroides inalatórios está hoje disponível, os quais, se utilizados adequadamente, têm mínima absorção sistêmica e quase nenhum efeito colateral grave. Em muitos casos, os pacientes usam combinações inalatórias de corticosteroides e β_2-agonistas.

β-agonistas adrenérgicos

Os receptores β-adrenérgicos são de dois tipos: os receptores β_1 existem no coração e em outros locais, e sua estimulação aumenta a frequência cardíaca e a força de contração do músculo cardíaco. A estimulação dos receptores β_2 relaxa a musculatura lisa nos brônquios, vasos sanguíneos e útero. Os β_2-agonistas- adrenérgicos parcial ou completamente seletivos substituíram totalmente os agonistas não seletivos, e os agentes usados com mais frequência são o salbutamol e o levalbuterol.* Esses agentes de ação curta são tipicamente usados como medicações de alívio dos sintomas. Agentes com tempo de ação prolongado, como o formoterol e o salmeterol, podem ser usados como controladores em combinação com corticosteroides inalatórios.** Esses fármacos se ligam aos receptores β_2 no pulmão, aumentando a atividade da adenilil ciclase e relaxando diretamente a musculatura da via aérea. A adenilil ciclase age elevando o AMPc intracelular, o qual está reduzido na crise asmática (**Figura 4.14**). Esses fármacos também atuam sobre o edema e a inflamação da via aérea. A ligação com os receptores β_2 da superfície das células inflamatórias tem efeitos anti-inflamatórios por inibir diretamente essa função celular. A resposta é dependente do grau de polimorfismo desses receptores.

> **Medicamentos usados para asma**
>
> **Corticosteroides inalatórios**
> São administrados por aerossol e indicados sempre, com exceção dos casos muito leves.

---

*N. de R.T. O levoalbuterol não encontra-se disponível no Brasil.

*N. de R.T. A ação curta é de 4 a 6 horas, e a prolongada, de 10 a 12 horas. Atualmente existem β-agonistas com duração de até 24 horas, como o indacaterol e o vilanterol.

> **β-Agonistas adrenérgicos**
> Tipos seletivos β_2 são os únicos utilizados na atualidade.
> Formulações de ação prolongada são úteis no tratamento a longo prazo, sobremaneira em conjunto com corticosteroides inalatórios.
> Formulações de ação curta são reservadas para tratamento de resgate.
>
> **Fármacos auxiliares**
> Antileucotrienos, antimuscarínicos, metilxantina, cromoglicato e agentes anti-IL-5 ou anti-IgE podem ser adjuntos úteis.

Antimuscarínicos

Embora os antimuscarínicos sejam extensivamente usados no manejo de pacientes com DPOC, eles geralmente não fazem parte do tratamento na maioria dos pacientes com asma – embora haja algumas evidências de que o sistema parassimpático desempenhe um papel na fisiopatologia da asma. Algumas pesquisas recentes sugerem que o antimuscarínico de longa ação tiotrópio possa ser benéfico em pacientes com sintomas persistentes apesar de terapia otimizada com corticosteroides inalatórios e β_2-agonistas, mas isso não representa a prática padrão.

Cromoglicato e nedocromil*

Embora seu exato mecanismo de ação não esteja claro, acredita-se que esses dois fármacos evitem a broncoconstrição por estabilizarem os mastócitos (**Figura 4.15**) e por outros efeitos variados. Seu uso está geralmente limitado à profilaxia para situações que sabidamente provocam sintomas, como antes de exercitar-se no frio, em condições de ar seco ou ao visitar um ambiente com um reconhecido desencadeante para um determinado indivíduo, como uma casa com um gato.

Metilxantinas

As metilxantinas, incluindo a teofilina e a aminofilina, inibem as fosfodiesterases na musculatura lisa dos brônquios, levando à broncodilatação. Embora fossem extensivamente usadas no passado, elas são pouco usadas na prática atual devido à modesta atividade anti-inflamatória e broncodilatadora em relação aos corticosteroides e aos β_2-agonistas, ao risco de toxicidade e à necessidade de monitoramento das concentrações sanguíneas com regularidade.**

Fármacos modificadores de leucotrienos

Como os leucotrienos C4, D4 e E4 fazem a mediação de parte da resposta alérgica na asma, os antagonistas dos receptores de leucotrienos (p. ex., montelucaste, zafirlucaste) e os inibidores da lipoxigenase 5 (p. ex., zileuton)*** são atualmente usados em alguns indivíduos. Em pacientes bem selecionados com doença leve a moderada,

---

*N. de R.T. O nedocromil não é mais comercializado no Brasil.

**N. de R.T. Atualmente, é preconizado nível sérico terapêutico mais baixo (8-12 µg/mL).

***N. de R.T. O zileuton não é comercializado no Brasil.

eles podem ser usados em lugar dos corticosteroides inalatórios, enquanto nas formas mais graves da doença, eles podem oferecer benefícios quando acrescentados ao tratamento existente com corticosteroides inalatórios. Podem, ainda, ser particularmente benéficos na asma exacerbada por ácido acetilsalicílico e outros anti-inflamatórios não esteroides.

Terapia biológica

Vários fármacos estão atualmente disponíveis, os quais têm como alvo componentes específicos da via inflamatória da asma. O anticorpo monoclonal contra IgE, omalizumabe, pode ser usado em pacientes com asma moderada a grave que não obtenham controle adequado com altas doses de glicocorticoides inalatórios e que tenham níveis elevados de IgE sérica e evidências de sensibilização alérgica. Seu uso tem sido limitado por dificuldades para predizer quais pacientes respondem à terapia, por seu custo muito alto e pelo risco de reações de hipersensibilidade, incluindo a anafilaxia. Os anticorpos contra IL-5 (mepolizumabe e reslizumabe) e os anticorpos contra o receptor de IL-5 (benralizumabe) também podem ser usados em pacientes selecionados com doença de difícil controle.

Abordagem geral ao tratamento

Os medicamentos que são apropriados para um determinado paciente dependem do nível de controle da asma. Os pacientes com sintomas esporádicos tipicamente só utilizam os medicamentos aliviadores quando necessários. Embora isso se refira tradicionalmente a um β_2-agonista de ação curta, evidências recentes sugerem que uma combinação de corticosteroide e β_2-agonista inalatória possa ser mais efetiva na prevenção de exacerbações. Os pacientes com sintomas persistentes exigem um medicamento controlador, em geral um corticosteroide inalatório. A piora no controle da asma é abordada pelo aumento da dose do esteroide e/ou pela adição de um ou mais dos outros agentes discutidos anteriormente. As exacerbações agudas são manejadas com uma combinação de corticosteroides sistêmicos e administração intensiva de β_2-agonistas inalatórios. Nos casos muito graves, o magnésio intravenoso e a epinefrina subcutânea podem ser usados para promover a broncodilatação. O suporte ventilatório mecânico também pode ser necessário.

▶ OBSTRUÇÃO LOCALIZADA DA VIA AÉREA

Até agora, este capítulo foi dedicado à obstrução generalizada das vias aéreas, tanto irreversível, como no enfisema e na bronquite crônica, quanto reversível, como na asma. (Alguns casos de bronquite crônica podem mostrar alguma reversibilidade.) A obstrução localizada é menos comum e está associada a graus variados de comprometimento funcional, dependendo da natureza e da gravidade da obstrução. A obstrução pode ser intraluminal, a partir da parede da via aérea, ou resultar de compressão extrínseca (**Figura 4.1**).

Obstrução traqueal

Pode ser causada pela aspiração de corpo estranho, por estenose após traqueostomia, por massas intraluminais ou compressão por massas extraluminais, como o aumento de tireoide ou linfadenopatias mediastinais volumosas (**Figura 4.19**). Há um estridor inspiratório e expiratório, alterações nas curvas fluxo-volume inspiratória e expiratória (ver **Figura 1.9**) e ausência de resposta a broncodilatadores. A hipoventilação pode causar hipercapnia e hipoxemia (ver **Figura 2.2**).

Obstrução brônquica

Costuma ser causada pela inalação de corpo estranho, como um amendoim ou uma bola de gude. O pulmão direito é mais afetado, porque o brônquio-fonte esquerdo faz um ângulo mais agudo com a traqueia do que o brônquio-fonte direito. Outras causas comuns são tumores brônquicos malignos ou benignos e a compressão de um brônquio por linfonodomegalias adjacentes. Essa última causa afeta sobretudo o brônquio lobar médio, em razão das suas relações anatômicas.

Se a obstrução for completa, ocorrerá atelectasia por absorção, pois a soma de todas as pressões parciais dos gases do sangue venoso misto é inferior à dos gases alveolares (ver *Fisiologia respiratória de West: princípios básicos*, 11.ed., pp. 180-181). O lobo colapsado é visível radiologicamente, e hiperinsuflação compensatória do pulmão adjacente e deslocamento cisural também podem ser vistos. A perfusão do pulmão não ventilado é reduzida pela vasoconstrição pulmonar hipóxica e pelo aumento da resistência vascular pulmonar, esta última causada pelos efeitos mecânicos do pulmão reduzido sobre os vasos extra-alveolares e capilares. Contudo, o fluxo sanguíneo residual contribui para a hipoxemia. O teste mais sensível é o gradiente alveoloarterial de P_{O_2} durante respiração com O_2 a 100% (ver **Figura 2.6**). Infecção pode complicar obstrução localizada e causar abscesso pulmonar. Se a obstrução for em um brônquio segmentar ou menor, pode não ocorrer atelectasia em razão da ventilação colateral (ver **Figura 1.11**). A obstrução brônquica de longa data sem resolução pode levar a infecções e bronquiectasias distalmente à obstrução.

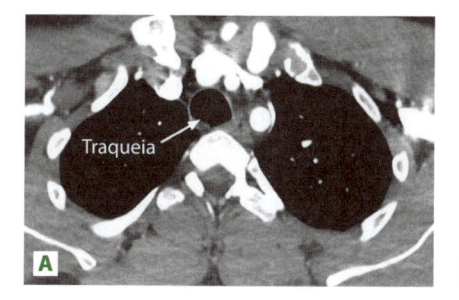

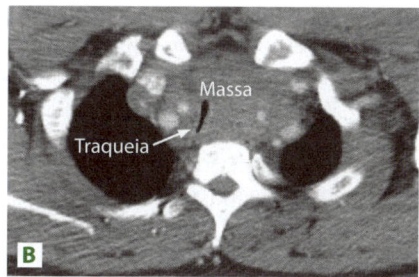

Figura 4.19 Exemplo de obstrução de via aérea alta. **A**. A seta branca aponta o diâmetro normal da traqueia em uma pessoa saudável. **B**. A *seta branca* salienta uma traqueia marcadamente estreitada devido à compressão por uma lesão expansiva localizada fora da via aérea. A massa era causada por linfadenopatias secundárias a linfoma.

CONCEITOS-CHAVE

1. A doença pulmonar obstrutiva crônica é bastante comum e pode ser muito incapacitante. Os pacientes têm enfisema, bronquite crônica ou uma mistura dos dois.
2. O enfisema é uma doença parenquimatosa caracterizada por destruição das paredes alveolares, perda da retração elástica e compressão dinâmica das vias aéreas.
3. A bronquite crônica é um processo inflamatório das vias aéreas acompanhado de produção excessiva de muco. O parênquima pulmonar é normal ou próximo disso.
4. A asma se caracteriza por hiper-responsividade das vias aéreas devido à inflamação subjacente. O grau do estreitamento das vias aéreas é variável ao longo do tempo.
5. Todas as doenças citadas causam modificações significativas na expiração forçada, reduzindo VEF_1, CVF e VEF_1/CVF.
6. Além da cessação do tabagismo, os β_2-agonistas adrenérgicos e os antimuscarínicos inalatórios são a base da terapia em pacientes com DPOC. Os corticosteroides inalatórios costumam ser reservados para pacientes com acometimento grave.
7. A asma pode ser tratada de forma efetiva com corticosteroides inalatórios e β_2-agonistas adrenérgicos.

CASO CLÍNICO

Um homem de 26 anos chega à emergência com dispneia progressiva e aperto no peito ao longo de 2 dias. Ele apresenta tosse não produtiva com piora gradativa e afirma sentir que não consegue colocar ar para dentro do tórax na inspiração. Ele foi diagnosticado com asma há muitos anos, sendo tratado com uso diário de corticosteroide inalatório e uso de β_2-agonista de ação curta conforme a necessidade durante vários anos com sucesso. No entanto, após uma infecção do trato respiratório superior que começou há vários dias, ele tem usado o β_2-agonista com mais frequência para alívio dos sintomas. Hoje ele obteve pouco alívio com a inalação e decidiu buscar ajuda. Ao exame na emergência, seus sinais vitais incluem temperatura de 37,0 °C, frequência cardíaca de 110, pressão arterial de 110/75 mmHg, frequência respiratória de 25 e S_pO_2 de 92% em ar ambiente. A contração de seus músculos esternocleidomastóideos e intercostais é visível. Ele apresenta sibilos difusos nos campos pulmonares bilaterais e uma fase expiratória prolongada. Uma radiografia de tórax não mostra opacidades focais, mas demonstra espaços costais alargados e diafragma rebaixado bilateralmente.

Questões

- Como estariam atualmente a capacidade residual funcional e o volume residual do paciente em comparação com seu estado de saúde normal?

- Por que ele sente como se não conseguisse inspirar adequadamente se a asma é uma doença que obstrui o fluxo aéreo expiratório?
- Qual é a provável causa de sua hipoxemia?
- Se você obtivesse uma amostra de sangue arterial, que alteração esperaria encontrar na P_{CO_2} arterial?
- Qual é o tratamento apropriado neste momento?

TESTE SEU CONHECIMENTO

Para cada questão, escolha a melhor resposta.

1. Um homem de 29 anos consulta com seu clínico por um quadro progressivo de dispneia e aperto no peito. Seus sintomas, que costumam ser episódicos e desencadeados pelo exercício, começaram a piorar no início da primavera, há algumas semanas, e pioraram muito nos últimos 3 dias, de maneira que ele está agora usando a inalação de salbutamol várias vezes ao dia e várias vezes à noite. Ao exame, ele apresenta taquipneia e tem sibilos tele-expiratórios difusos e retração da musculatura intercostal. Se o paciente se submetesse a testes de função pulmonar nesse momento, qual dos seguintes parâmetros estaria aumentado em comparação com o valor previsto?

   A. $FEF_{25\%-75\%}$
   B. VEF_1
   C. VEF_1/CVF
   D. Pico de fluxo expiratório
   E. Volume residual

2. Após uma queda de uma escada em casa, um homem de 71 anos com história de vários anos de intolerância aos esforços realiza uma TC de tórax no setor de emergência. Duas imagens desse exame são mostradas na figura a seguir.

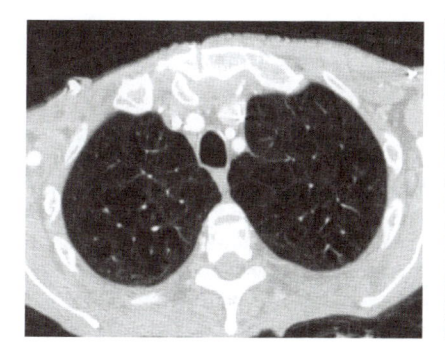

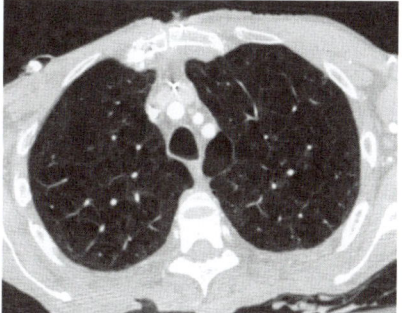

Qual das seguintes é a causa mais provável das alterações no parênquima pulmonar observadas na TC?

   A. Hipertrofia e hiperplasia da musculatura lisa brônquica
   B. Excesso de deposição de colágeno no espaço intersticial

C. Liberação excessiva de elastase neutrofílica e destruição da elastina
D. Infiltração das paredes da via aérea por eosinófilos e linfócitos
E. Obstrução brônquica de longa data não resolvida

3. A figura a seguir mostra a distribuição das relações de ventilação-perfusão em dois pacientes com doença pulmonar obstrutiva crônica.

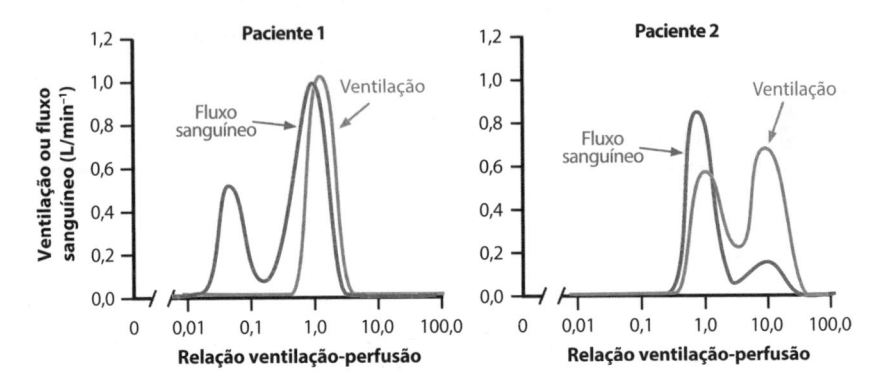

Qual desses dois pacientes tem mais chance de desenvolver hipoxemia?
A. Paciente 1
B. Paciente 2

4. Um homem de 58 anos com história de tabagismo de 60 maços-ano consulta por dispneia progressiva ao longo de 1 ano. Ele não apresenta tosse. Ao exame, ele é magro e apresenta sibilos esparsos audíveis na ausculta e fase expiratória prolongada. A espirometria realizada mostra VEF_1 de 45% do previsto, CVF de 65% do previsto e VEF_1/CVF de 0,58. Qual dos seguintes seria mais provavelmente encontrado nas radiografias em PA e lateral nesse paciente?
A. Linfadenopatia hilar bilateral
B. Redução do tamanho do espaço aéreo retroesternal
C. Redução das marcas vasculares
D. Opacidades pulmonares bilaterais difusas
E. Opacidades reticulares nas bases pulmonares

5. Uma mulher de 22 anos apresenta dispneia episódica, aperto no peito e tosse. Ela foi atendida vários meses antes por esses sintomas na emergência, recebendo salbutamol inalatório, o que forneceu alívio sintomático. Ela tem usado o medicamento mais de 5 vezes por semana e pelo menos 2 vezes por semana à noite, quando acorda com os sintomas. A espirometria revela VEF_1 de 65% do previsto, CVF de 80% do previsto e VEF_1/CVF de 0,65. Todas essas medidas melhoram muito após a administração de um broncodilatador de ação curta. Qual dos seguintes medicamentos está indicado para uso diário a fim de melhorar o controle da doença?
A. Terapia anti-IgE
B. Cromoglicato
C. Corticosteroides inalatórios
D. Antimuscarínico de ação longa inalatório
E. β_2-agonista de ação longa inalatório

6. Um homem de 38 anos com histórico de tabagismo de 10 maços-ano consulta o pneumologista para avaliação de dispneia progressiva aos esforços. Ele tem tosse intermitente, mas nega a produção de escarro. Ao exame, ele não apresenta estridor, mas tem sibilos expiratórios difusos bilaterais e uma fase expiratória longa. Os testes de função pulmonar revelam obstrução ao fluxo aéreo sem resposta ao broncodilatador. Uma radiografia de tórax mostra aumento do volume dos pulmões, diafragma rebaixado e hiperlucência nos campos pulmonares inferiores bilateralmente, enquanto uma ultrassonografia abdominal revela um fígado pequeno e nodular. Qual dos seguintes é o problema mais provável desse paciente?

   A. Asma
   B. Enfisema centroacinar
   C. Bronquite crônica
   D. Tumor obstruindo a traqueia
   E. Enfisema panacinar

7. Uma mulher de 63 anos é avaliada por dispneia progressiva aos esforços ao longo de 18 meses. Ela é uma professora aposentada com histórico de tabagismo de 30 maços-ano. Sua espirometria revela VEF_1 de 59% do previsto, CVF de 78% do previsto e VEF_1/CVF de 0,62 sem resposta aos broncodilatadores inalatórios. Uma radiografia de tórax demonstra aumento do volume dos pulmões, um espaço aéreo retroesternal amplo e diafragma rebaixado. Qual dos seguintes seria mais provavelmente encontrado nos testes de função pulmonar adicionais nessa paciente?

   A. Redução da capacidade residual funcional
   B. Redução do volume residual
   C. Redução da capacidade pulmonar total
   D. Aumento da capacidade de difusão do monóxido de carbono
   E. Aumento da relação VR/CPT

8. Uma menina de 16 anos com história de asma é levada à emergência com aperto no peito e sibilos que não melhoraram apesar do uso de seu broncodilatador inalatório. Ao exame, ela apresenta saturação de oxigênio de 92% em ar ambiente e usa a musculatura acessória da respiração, além de sibilos difusos à expiração. Uma gasometria arterial é coletada e mostra P_{CO_2} de 33 mmHg e P_{O_2} de 59 mmHg. A P_{O_2} melhora para até 90 mmHg com a administração de 2 L/min de oxigênio por cânula nasal. Qual das seguintes é a causa mais provável de sua hipoxemia?

   A. Redução da difusão
   B. Hiperventilação
   C. Hipoventilação
   D. *Shunt*
   E. Desequilíbrio entre ventilação-perfusão

9. Uma mulher de 34 anos consulta para avaliação de dispneia e sibilos que pioraram nos últimos meses. Ela mora com uma amiga e seus dois gatos, e observa que tinha problemas relacionados ao mofo no apartamento antigo. Ela tem fumado meio maço de cigarro ao dia nos últimos 15 anos. Alguns testes de função pulmonar são realizados e mostram VEF_1 de 2,51 litros (81% do previsto), CVF de 3,66 litros (92% do previsto) e VEF_1/CVF de 0,69. Não há melhora significativa com os broncodilatadores. A curva fluxo-volume é mostrada na figura a seguir.

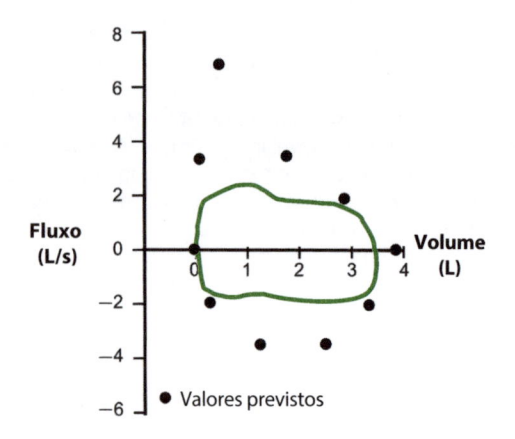

Qual das seguintes é a próxima etapa mais adequada na avaliação e no manejo dessa paciente?

A. Mensuração da capacidade de difusão do monóxido de carbono
B. Encaminhamento à broncoscopia para inspeção da via aérea
C. Encaminhamento para teste de exercício cardiopulmonar
D. Início de um β-agonista de ação longa inalatório
E. Início de um corticosteroide inalatório

10. Ao trabalhar em laboratório de função pulmonar, você revisa os exames realizados em um paciente com asma, cujos sintomas estavam muito mais ativos atualmente, e em um paciente com enfisema. O técnico esqueceu de rotular os resultados com os nomes dos pacientes e você está tentando determinar quais resultados pertencem a cada paciente. Os dados dos exames são mostrados na tabela a seguir.

Teste	Paciente 1	Paciente 2
VEF_1	75% do previsto	71% do previsto
CVF	78% do previsto	77% do previsto
VEF_1/CVF	0,65	0,59
VR	119% do previsto	123% do previsto
D_{CO}	82% do previsto	45% do previsto

Qual dos pacientes é aquele com enfisema?

A. Paciente 1
B. Paciente 2

Doenças restritivas

5

- ▶ **Doenças do parênquima pulmonar**
  - Estrutura da parede alveolar
    - Tipos celulares
    - Interstício
  - Fibrose pulmonar idiopática
    - Patologia
    - Patogênese
    - Achados clínicos
    - Função pulmonar
    - Tratamentos e desfechos
  - Outros tipos de doença parenquimatosa restritiva
    - Sarcoidose
    - Pneumonite por hipersensibilidade
    - Doença intersticial causada por fármacos, toxinas e radiação
    - Asbestose
    - Doenças vasculares do colágeno
    - Linfangite carcinomatosa

- ▶ **Doenças da pleura**
  - Pneumotórax
    - Pneumotórax espontâneo
    - Pneumotórax hipertensivo
    - Função pulmonar
  - Derrame pleural
  - Espessamento pleural

- ▶ **Doenças da parede torácica**
  - Cifoescoliose
  - Espondilite anquilosante

- ▶ **Doenças neuromusculares**

As doenças restritivas são aquelas nas quais a expansão pulmonar é restringida por alterações parenquimatosas pulmonares ou por doenças extraparenquimatosas da pleura, da parede torácica ou do aparato neuromuscular. Elas se caracterizam pela redução da capacidade vital e por volumes pulmonares em repouso reduzidos (geralmente), mas com resistência (em relação ao volume pulmonar) normal. Portanto, essas doenças são diferentes das doenças obstrutivas puras, ainda que possa ocorrer um misto de padrões restritivos e obstrutivos. Ao final deste capítulo, o leitor deverá ser capaz de:

- Descrever as características patológicas e clínicas da fibrose pulmonar idiopática.
- Identificar a causa da hipoxemia e outras alterações importantes da função pulmonar na fibrose pulmonar idiopática.
- Usar os dados clínicos para identificar pacientes com sarcoidose e pneumonite por hipersensibilidade.
- Descrever as causas e a abordagem geral para a avaliação e manejo do pneumotórax e do derrame pleural.
- Diferenciar entre causas parenquimatosas e extraparenquimatosas de restrição pulmonar nos testes de função pulmonar.

▶ DOENÇAS DO PARÊNQUIMA PULMONAR

O termo se refere ao tecido alveolar do pulmão, por isso é pertinente fazermos uma revisão breve sobre a estrutura desse tecido.

Estrutura da parede alveolar

A **Figura 5.1** mostra a microscopia eletrônica de um capilar da parede alveolar. As estruturas através das quais o oxigênio passa desde o alvéolo até a hemoglobina são a camada superficial do surfactante pulmonar (não mostrada nesta preparação), o epitélio alveolar, o interstício, o endotélio capilar, o plasma e o eritrócito.

Tipos celulares

Os vários tipos celulares têm funções diferentes e respostas distintas à lesão.

Célula epitelial tipo I Esta é a célula básica da estrutura da parede alveolar; suas longas extensões citoplasmáticas recobrem quase inteiramente a superfície alveolar (**Figura 5.1**). Sua principal função é a sustentação mecânica. Raras vezes se divide e não é muito ativa metabolicamente. Quando as células tipo I são lesadas, são substituídas por células epiteliais tipo II, as quais se transformam depois em células tipo I.

Célula epitelial tipo II Esta é uma célula com forma aproximada de glóbulo (**Figura 5.2**) que dá pouca sustentação estrutural à parede alveolar, mas é metabolicamente ativa. A microscopia eletrônica mostra os corpos lamelares e seus fosfolipídeos – estes são formados no retículo endoplasmático, passam através do complexo de Golgi e, por fim, são expulsos para o espaço alveolar, onde formam o surfactante (ver *Fisiologia respiratória de West: princípios básicos*, 11.ed., pp. 122-124). Depois

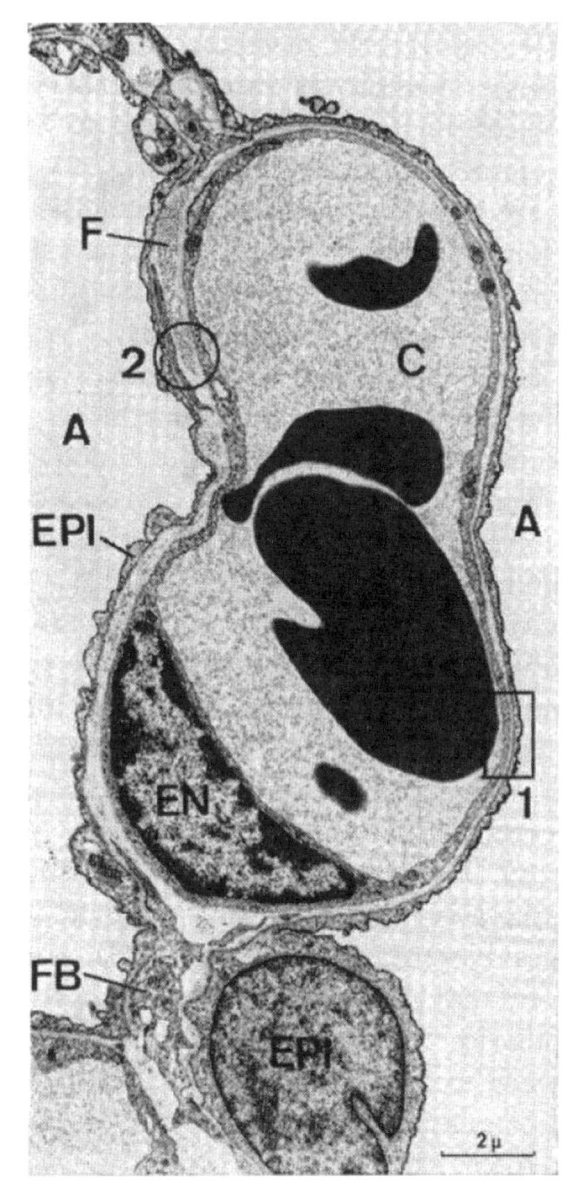

Figura 5.1 Microscopia eletrônica de parte de uma parede alveolar. A, espaço alveolar; EPI, núcleo e citoplasma de célula epitelial alveolar tipo I; C, lúmen capilar; EN, núcleo de célula endotelial; FB, fibroblasto; F, fibrilas de colágeno; 1, região fina da membrana alveolocapilar; 2, região espessa da membrana alveolocapilar. (Reimpressa de Weibel ER. Morphological basis of alveolar-capillary gas exchange. Physiol Res. 1973;53(2):419-495. Copyright © 1973 by American *Physiological Society*. Todos os direitos reservados.)

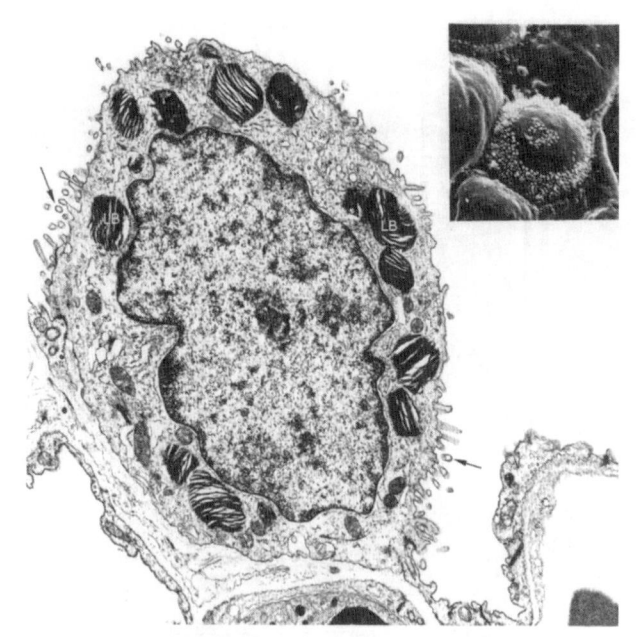

Figura 5.2 Microscopia eletrônica da célula epitelial tipo II (x 10.000). Observe os corpos lamelares (CL); os núcleos grandes; as microvilosidades (*setas*), concentradas na borda da célula, e o citoplasma rico em organelas. A imagem no topo, à direita, é uma micrografia eletrônica mostrando a visão superficial de uma célula tipo II com sua distribuição característica de microvilosidades (x 3.400). (Republicada com permissão de Springer, de Weibel ER, Gil J. Structure–function relationships at the alveolar level. Em: West JB. ed. *Bioengineering Aspects of the Lung*. New York, NY: Marcel Dekker; 1977; permissão concedida através de Copyright Clearance Center, Inc.)

da lesão da parede alveolar, as células tipo II se multiplicam com rapidez, recobrem a superfície alveolar e se transformam nas células tipo I. Também tem sido descrita uma célula tipo III, mas ela é rara, e sua função não é conhecida.

Macrófago alveolar Esta célula se localiza em torno da parede alveolar, fagocitando bactérias e partículas estranhas. Ela contém lisossomos que digerem o material engolfado.

Fibroblasto Esta célula sintetiza colágeno e elastina, os quais são componentes do interstício da parede alveolar. Depois de várias agressões por doenças, grande quantidade de colágeno e elastina pode ser depositada, o que resulta em fibrose intersticial.

Interstício

O interstício preenche o espaço entre o epitélio alveolar e o endotélio capilar. A **Figura 5.1** mostra que o interstício é mais fino do lado capilar, onde é formado somente pela fusão das membranas basais das paredes epitelial e endotelial. Do outro lado do capilar, o interstício é maior e contém fibrilas de colágeno tipo I. O lado mais espesso tem basicamente a função de troca de líquido através do endotélio, e o lado mais fino é responsável pela maior parte da troca gasosa.

O interstício está presente em todo o pulmão, em especial nos espaços perivasculares e peribrônquicos, em torno dos grandes vasos sanguíneos e das vias aéreas e no septo interlobular. O interstício da parede alveolar é contíguo com o dos espaços perivasculares (ver **Figura 6.1**) e é a rota pela qual os líquidos são drenados dos capilares até os linfáticos.

Fibrose pulmonar idiopática

Esta é uma forma de fibrose intersticial difusa que se desenvolve na ausência de um fator precipitante evidente. Historicamente, a nomenclatura dessa condição é confusa, com muitos termos sendo usados como referência a ela, incluindo pneumonia intersticial e alveolite fibrosante criptogênica.* A fibrose difusa é o estágio final de muitas doenças que afetam o parênquima pulmonar. Como resultado, as alterações na função pulmonar descritas em detalhes adiante são típicas de formas avançadas de muitas outras doenças parenquimatosas citadas neste capítulo.

Patologia

O equivalente histopatológico da fibrose pulmonar idiopática (FPI) é chamado de pneumonia intersticial usual (PIU). O achado principal é um espessamento do interstício da parede alveolar. Há infiltração de linfócitos e plasmócitos no início do quadro (ver **Figura 2.5**). Mais tarde, aparecem fibroblastos que depositam feixes espessos de colágeno (**Figura 5.3**). Essas alterações podem ser irregulares no pulmão. Em alguns pacientes, no início da doença, forma-se um exsudato celular no interior dos alvéolos, constituído por macrófagos e outras células mononucleares e chamado de "descamação". A arquitetura alveolar pode ser destruída, e a consequente cicatrização pode levar à formação de múltiplos espaços císticos aerados. Esses espaços são formados pela dilatação de bronquíolos terminais e respiratórios, gerando um padrão conhecido como pulmão em "favo de mel" (faveolamento).

Patogênese

É desconhecida, porém, em alguns casos, há evidências de reação imunológica.

Achados clínicos

Não é uma doença comum e tende a afetar indivíduos entre a quinta e a sétima décadas de vida. O paciente costuma apresentar dispneia, tipicamente mais significativa aos

---

*N. de R.T. O nome recomendado hoje é fibrose pulmonar idiopática – uma doença específica, com padrões radiológico e patológico característicos (pneumonite intersticial usual), em que não há evidência concomitante de doença do tecido conectivo, uso de medicamentos ou exposições inalatórias que poderiam explicar esse quadro.

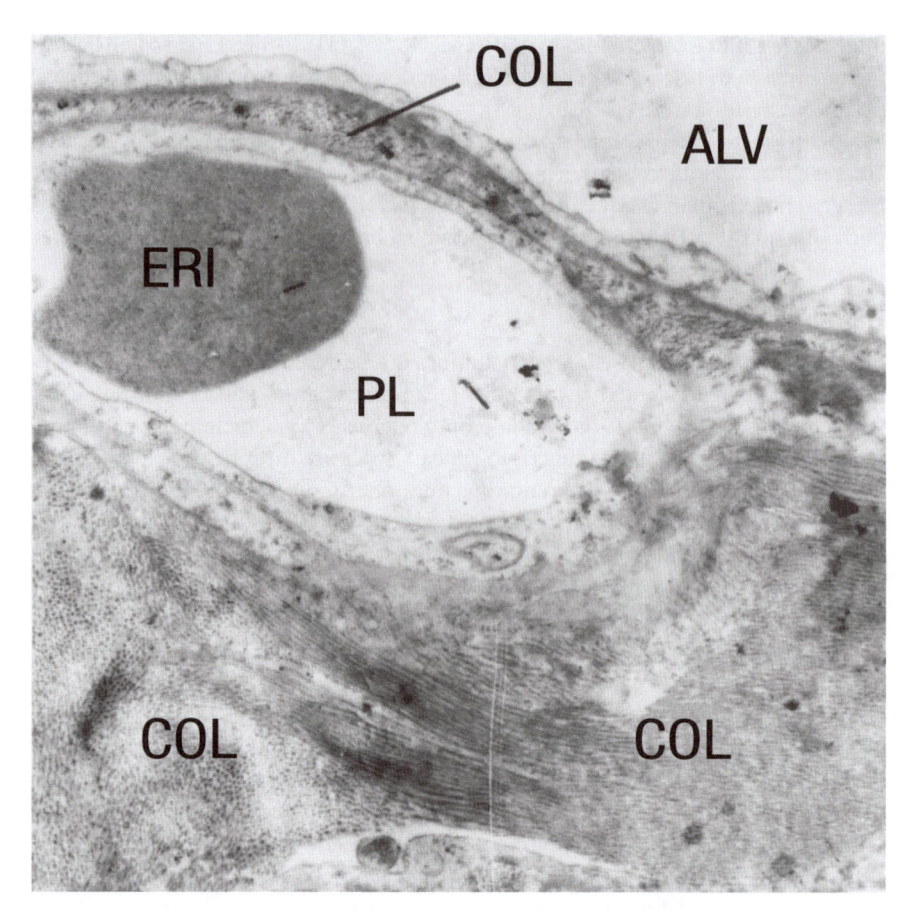

Figura 5.3 Microscopia eletrônica de um paciente com fibrose intersticial difusa. Observe os feixes espessos de colágeno. COL, colágeno; ALV, espaço alveolar; ERI, eritrócito; PL, plasma. Compare com a **Figura 5.1**. (Reimpressa de Gracey DR, Divertie MD, Brown AL, Jr. Alveolar-capillary membrane in idiopathic interstitial pulmonary fibrosis. Electron microscopic study of 14 cases. *Am Rev Respir Dis*. 1968;98(1):16–21. Copyright © 1968 American Thoracic Society. Todos os direitos reservados.)

esforços, uma respiração rápida e superficial, além de tosse irritativa e não produtiva; contudo, não tem febre, hemoptise, dor torácica ou sintomas constitucionais.

Nos casos graves, o exame pode mostrar cianose leve em repouso, que tipicamente piora durante o exercício. Estertores crepitantes finos, em especial teleinspiratórios, costumam ser auscultados nos dois pulmões. Baqueteamento digital é comum. Na radiografia torácica (**Figura 5.4**), observa-se redução do volume dos pulmões e um infiltrado reticular (i.e., tipo rede) ou reticulonodular, preferencialmente nas bases. Consolidações irregulares próximas ao diafragma podem dever-se a colapso alveolar nas bases. Mais tarde, na evolução da doença, há o desenvolvimento do padrão em favo de mel, o

DOENÇAS RESTRITIVAS 113

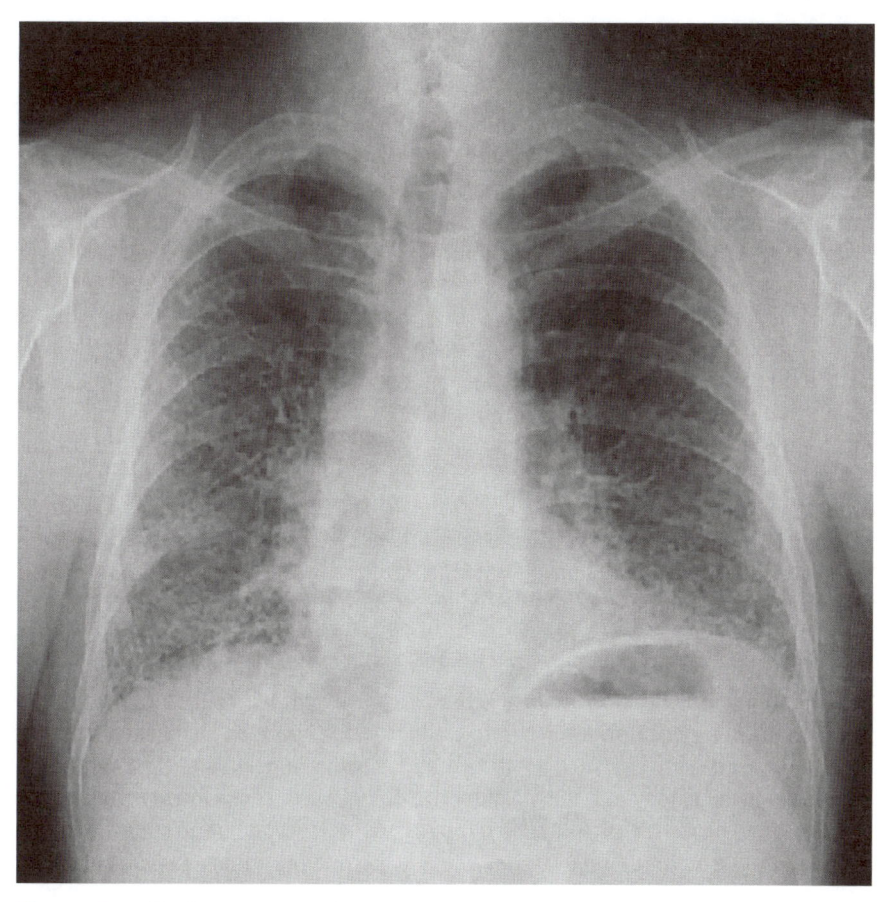

Figura 5.4 Radiografia de tórax de um paciente com fibrose pulmonar idiopática. Observe o gradil costal, o pulmão pequeno e contraído e o diafragma elevado. Opacidades tipo rede ou "reticulares" estão presentes em ambos os pulmões, particularmente nas bases pulmonares. Compare com a aparência normal na **Figura 4.8A**.

qual é mais bem apreciado na TC de tórax; isso é causado por múltiplos espaços aéreos circundados por tecido espesso (**Figura 5.5**) e costuma ser mais proeminente nas bases e periferia do pulmão. A tomografia computadorizada (TC) também pode mostrar vias aéreas que são mantidas abertas pelo tecido fibroso circundante, um fenômeno chamado de dilatação por tração ou bronquiectasia por tração.

Na doença avançada, pode ocorrer *cor pulmonale* como uma complicação. A doença costuma progredir de maneira insidiosa, e os pacientes em geral morrem por insuficiência respiratória progressiva. Alguns pacientes desenvolvem exacerbações agudas ao longo de um período de dias a semanas, as quais estão associadas com risco muito alto de mortalidade.

Função pulmonar

Capacidade ventilatória e mecânica A espirometria revela um padrão restritivo típico (ver **Figura 1.2**). A capacidade vital forçada (CVF) é muito reduzida, mas o gás é expirado tão rapidamente que, mesmo o volume expiratório forçado em 1 segundo (VEF$_1$) sendo baixo, a relação VEF$_1$/CVF pode ser normal ou anormalmente elevada. A forma quase quadrada do espirograma da expiração forçada contrasta de maneira impressionante com o padrão obstrutivo. O fluxo expiratório forçado (FEF$_{25-75\%}$) é normal ou alto. Na curva fluxo-volume, não se observa o aspecto escavado da doença obstrutiva, e o fluxo está acima do normal, se comparado ao volume pulmonar absoluto. Isso é mostrado na **Figura 1.5**, na qual se vê que o ramo descendente na doença restritiva se localiza acima da curva normal.

Todos os volumes são reduzidos, destacando-se capacidade pulmonar total (CPT), capacidade residual funcional (CRF) e volume residual (VR), porém as proporções relativas são mais ou menos preservadas. A curva pressão-volume é achatada e deslocada para baixo (ver **Figura 3.1**), tanto que a qualquer volume a pressão transpulmonar é muito alta. A pressão de retração elástica máxima gerada no nível da CPT é tipicamente mais alta do que o normal.

Todos esses resultados são consistentes com a patologia de fibrose das paredes alveolares (**Figuras 2.5** e **5.3**). O tecido fibrótico reduz a distensibilidade pulmonar da mesma forma que uma cicatriz cutânea reduz a distensibilidade da pele. Por isso, os volumes são pequenos, e as pressões necessárias para distender o pulmão são muito altas. As vias aéreas não são propriamente envolvidas, mas podem acabar se estreitando em razão da redução do volume pulmonar. Contudo, a resistência é normal ou mesmo reduzida a um dado volume pulmonar, pois as forças retráteis exercidas pelo parênquima sobre as vias aéreas são muito altas (**Figura 5.5**). A correlação patológica desse achado é o aspecto de faveolamento causado pela dilatação de bronquíolos terminais e respiratórios, circundados por tecido cicatricial espessado.

Troca gasosa A P$_{O_2}$ e a P$_{CO_2}$ arteriais são tipicamente reduzidas, e o pH é normal. Em geral, a hipoxemia em repouso é leve até que se atinja uma fase mais avançada da doença. No entanto, aos esforços, a P$_{CO_2}$ costuma cair drasticamente. Na doença bem estabelecida, o espaço morto fisiológico e o *shunt* fisiológico estão aumentados.

A contribuição da redução da capacidade de difusão e do desequilíbrio entre ventilação-perfusão ($\dot{V}_A/\dot{Q}$) para a hipoxemia tem sido motivo de debate há muito tempo. É natural alegar que a histologia mostrada nas **Figuras 2.5** e **5.3** reduz a difusão do oxigênio do alvéolo ao capilar, porque o espessamento da barreira pode estar aumentado muitas vezes (compare a **Figura 2.5** com a **Figura 5.1**). Além disso, a piora da hipoxemia durante o exercício também é compatível com a redução da capacidade de difusão, pois há redução do tempo de trânsito do eritrócito dentro do capilar (**Figura 2.4**).

DOENÇAS RESTRITIVAS 115

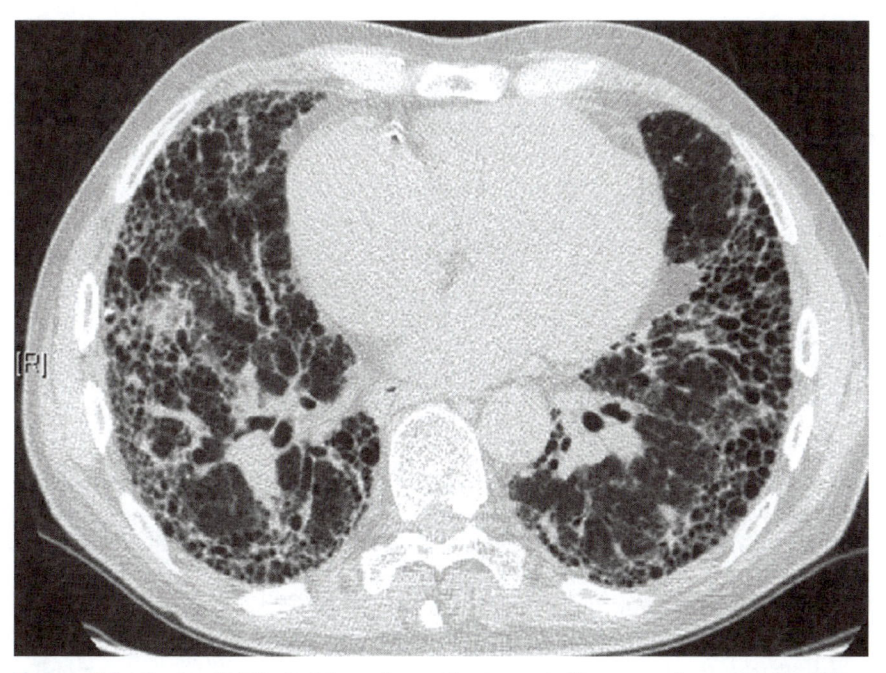

Figura 5.5 Corte de TC de tórax de paciente com fibrose pulmonar idiopática.
Observe o extenso espessamento septal e o faveolamento proeminente, em especial na periferia dos pulmões.

Achados da função pulmonar na fibrose intersticial idiopática

- Dispneia e taquipneia superficial.
- Redução de todos os volumes pulmonares.
- Relação VEF_1/CVF normal ou mesmo aumentada.
- Resistência de via aérea normal ou baixa quando relacionada com o volume pulmonar.
- Complacência pulmonar reduzida.
- Pressão intrapleural muito negativa em razão da CPT.
- Hipoxemia arterial, principalmente causada por desequilíbrio $\dot{V}_A/\dot{Q}$.
- Defeito de difusão contribuindo para a hipoxemia durante exercício.
- Pco_2 arterial normal ou baixa.
- Redução da capacidade de difusão do monóxido de carbono.
- Aumento da resistência vascular pulmonar.

Contudo, atualmente, sabe-se que a redução da capacidade de difusão não é a causa principal de hipoxemia nesses pacientes. Em primeiro lugar, o pulmão tem uma grande reserva de difusão, pois a P_{O_2} do sangue quase atinge a P_{O_2} do gás alveolar já no início de seu trânsito através do capilar (ver **Figura 2.4**). Além disso, esses pacientes têm desequilíbrio substancial da ventilação e do fluxo sanguíneo intrapulmonar, conforme demonstrado pela lavagem do nitrogênio em respiração única e por medidas da função topográfica com gases radioativos. Como poderia ser diferente com a desorganização estrutural mostrada nas **Figuras 2.5** e **5.3**?

Para esclarecer qual dos dois mecanismos é mais importante, é necessário medir o grau de desequilíbrio $\dot{V}_A/\dot{Q}$ e determinar o quanto da hipoxemia pode ser atribuída a esse mecanismo. Isso foi feito por meio da técnica de eliminação dos múltiplos gases inertes em uma série de pacientes com doença pulmonar intersticial. A **Figura 5.6** mostra que a hipoxemia em repouso pode ser explicada pelo grau de desequilíbrio $\dot{V}_A/\dot{Q}$ nesses pacientes. Contudo, a **Figura 5.7** mostra que, durante o exercício, a P_{O_2} alveolar observada foi geralmente mais baixa do que o valor esperado pelo desequilíbrio $\dot{V}_A/\dot{Q}$, e, portanto, uma causa adicional de hipoxemia deve estar presente. A mais provável nesses pacientes é a redução da capacidade de difusão. É importante observar que a hipoxemia causada pela redução da capacidade de difusão somente esteve presente durante o exercício, e mesmo assim respondeu por apenas um terço do gradiente alveoloarterial de P_{O_2}.

A P_{CO_2} arterial baixa nesses pacientes (em geral, um pouco maior que 30 mmHg) ocorre a despeito do evidente desequilíbrio $\dot{V}_A/\dot{Q}$ e é causada por um aumento da ventilação alveolar (compare com a **Figura 2.10**). A causa desse aumento da ventilação é incerta. Há evidências de anormalidades no controle da ventilação, devido à estimulação de receptores intrapulmonares (veja o texto adiante). A estimula-

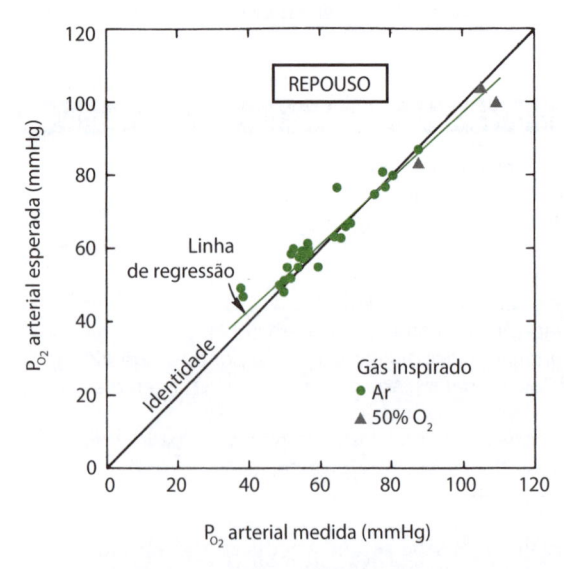

Figura 5.6 Estudo do mecanismo de hipoxemia em uma série de pacientes com doença pulmonar intersticial. Essa figura mostra que a P_{O_2} arterial esperada pelo padrão de desequilíbrio $\dot{V}_A/\dot{Q}$ é semelhante à P_{O_2} arterial medida. Portanto, em repouso, toda hipoxemia pode ser explicada pela desigualdade entre ventilação e fluxo sanguíneo.

DOENÇAS RESTRITIVAS 117

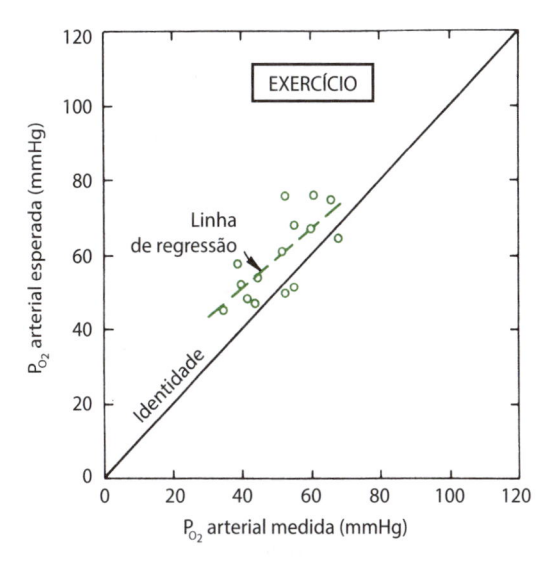

Figura 5.7 Resultados obtidos durante exercício nos mesmos pacientes mostrados na Figura 5.6. Nessas condições, a P_{O_2} arterial medida foi inferior à esperada pelo padrão de desequilíbrio $\dot{V}_A/\dot{Q}$. Isso indica um mecanismo adicional de hipoxemia, presumivelmente a redução da capacidade de difusão.

ção dos quimiorreceptores periféricos pela hipoxemia também pode ser um fator. O pH arterial é normal em repouso, mas pode aumentar muito durante o exercício, pois ocorre hiperventilação, o que justifica a alcalose respiratória (compare com a **Figura 3.3**), ainda que também possa ocorrer acidose metabólica por acúmulo de ácido láctico ao final do esforço. Nos estágios muito avançados de FPI, anormalidades graves na mecânica pulmonar podem causar hipoventilação com subsequente aumento da P_{CO_2}.

A capacidade de difusão do monóxido de carbono é muito reduzida nesses pacientes, atingindo um valor aproximado de 5 mL/min/mmHg (o valor normal é de 25-30, dependendo da idade e da estatura). De fato, a baixa capacidade de difusão é uma maneira útil para diferenciar entre as causas parenquimatosas e extraparenquimatosas de restrição. Valores reduzidos são vistos nas causas parenquimatosas de restrição, enquanto as causas extraparenquimatosas estão associadas com capacidade de difusão normal ou apenas levemente reduzida. As reduções vistas nas causas parenquimatosas se devem, em parte, ao espessamento da barreira alveolocapilar (**Figura 2.5**). Outros fatores que contribuem para a baixa capacidade de difusão na FPI incluem reduções no volume sanguíneo dos capilares pulmonares em razão de muitos vasos estarem obliterados pelo processo fibrótico, além de desequilíbrio da $\dot{V}_A/\dot{Q}$, o que causa esvaziamento desigual do pulmão. Isso reforça como a capacidade de difusão não reflete somente as propriedades da membrana alveolocapilar.

Exercício Pacientes com fibrose pulmonar podem mostrar mais evidência de alteração na função pulmonar durante exercício do que em repouso. Em muitos casos, o aumento na ventilação e na frequência respiratória aos esforços está grandemente exagerado. Como resultado desse aumento da ventilação desproporcional ao consumo de O_2 e à liberação de CO_2, há queda da P_{CO_2} arterial e alveolar e elevação da P_{O_2} alveolar. Contudo, como observado antes, a P_{O_2} arterial cai, aumentando o gradiente alveoloarterial de O_2. Isso, em parte, pode ser parcialmente explicado pela redução da difusão pulmonar (**Figura 5.6**). Todavia, a maior parte da hipoxemia sob exercício é causada pelo desequilíbrio $\dot{V}_A/\dot{Q}$.

Um fator que contribui para o desequilíbrio $\dot{V}_A/\dot{Q}$ é uma elevação anormalmente pequena do débito cardíaco. Isso ocorre porque esses pacientes tipicamente têm aumento da resistência vascular pulmonar devido à obliteração dos capilares pulmonares pela fibrose intersticial (ver **Figura 2.5**) e por hipertrofia da musculatura lisa vascular e consequente estreitamento das pequenas artérias. A elevada resistência e a capacidade limitada para recrutar e distender a vasculatura pulmonar leva a aumentos substanciais na pressão arterial pulmonar com o esforço e, como resultado, a comprometimento da função cardíaca. Se o débito cardíaco não aumentar o suficiente para satisfazer às demandas metabólicas aumentadas dos músculos que se exercitam, haverá diminuição da P_{O_2} venosa mista (ver Capítulo 9). Em casos de desequilíbrio da $\dot{V}_A/\dot{Q}$, isso piora a oxigenação arterial.

A importância desse fator pode ser percebida se considerarmos alguns resultados obtidos em nosso laboratório em um paciente com doença pulmonar intersticial. Durante o exercício, o consumo de O_2 se elevou de 300 para 700 mL/min, e a P_{O_2} arterial caiu de 50 para 35 mmHg. O débito cardíaco somente se elevou de 4,6 para 5,7 L/min – o valor normal para esse grau de exercício é de cerca de 10 L/min. Em consequência disso, a P_{O_2} venosa mista caiu para 17 mmHg – o valor normal é de aproximadamente 35 mmHg. Cálculos mostraram que, se o débito cardíaco tivesse atingido 10 L/min e o desequilíbrio $\dot{V}_A/\dot{Q}$ permanecesse inalterado, a P_{O_2} arterial seria cerca de 10 mmHg maior.

Se a capacidade de difusão do monóxido de carbono é medida durante o exercício nesses pacientes, permanece baixa, ao passo que poderia duplicar ou triplicar em indivíduos saudáveis.

Controle da ventilação Viu-se que esses pacientes apresentam taquipneia superficial, sobretudo durante o exercício. A razão não é conhecida, mas é possível que esse padrão seja causado por reflexos provenientes de receptores de irritação pulmonar ou de receptores J (justacapilares). Os primeiros estão presentes nos brônquios ou na superfície epitelial e podem ser estimulados por meio da tração radial exercida nas vias aéreas pela retração elástica elevada (**Figura 5.8**). Os receptores J estão nas paredes alveolares e podem ser estimulados pelas mudanças fibróticas intersticiais. Embora não haja evidências diretas em humanos de aumento da atividade desses receptores, estudos experimentais sugerem que esses reflexos possam causar taquipneia superficial.

DOENÇAS RESTRITIVAS

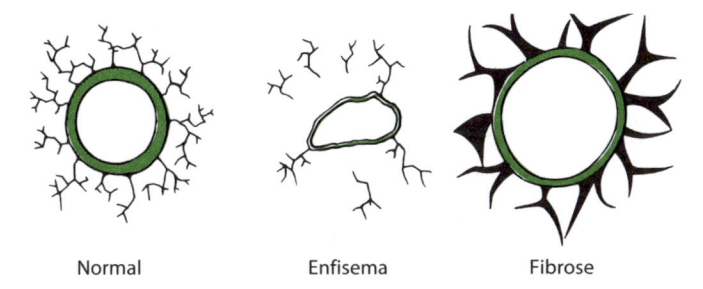

Normal Enfisema Fibrose

Figura 5.8 Calibre da via aérea no enfisema e na fibrose intersticial. No enfisema, as vias aéreas tendem ao colapso pela perda da tração radial. Ao contrário, na fibrose, a tração radial é excessiva, resultando em um calibre aumentado se relacionado com o volume pulmonar.

A taquipneia superficial reduz o trabalho respiratório em pacientes com complacência pulmonar reduzida. Contudo, também aumenta a ventilação do espaço morto anatômico à custa da ventilação alveolar.

Tratamento e desfechos

A FPI é um processo invariavelmente fatal em que a maioria das pessoas morre dentro de 5 anos do diagnóstico. Não há tratamento que tenha demonstrado reduzir a mortalidade, embora o inibidor da tirosinoquinase nintedanibe e o agente antifibrótico pirfenidona possam reduzir a velocidade de declínio da função pulmonar, sendo cada vez mais usados atualmente nesses pacientes. O transplante de pulmão costuma ser realizado em pacientes que satisfazem critérios estritos de elegibilidade.

Outros tipos de doença parenquimatosa restritiva

As alterações funcionais na FPI foram vistas com maior detalhe, porque essa doença é um exemplo para outras formas de doença parenquimatosa restritiva, as quais serão abordadas brevemente, e diferenças na sua função pulmonar em relação ao padrão da fibrose serão discutidas a seguir.

Sarcoidose

É uma doença que se caracteriza pela presença de tecido granulomatoso com histologia característica. Afeta frequentemente vários órgãos.

Patologia A lesão característica é um granuloma epitelioide não caseoso composto por grandes histiócitos com células gigantes e linfócitos, o qual ocorre em linfonodos, pulmões, pele, olhos, fígado, baço e em qualquer lugar. Na doença avançada, são vistas alterações fibróticas nas paredes alveolares.

Patogênese É desconhecida, ainda que pareça haver uma base imunológica. Uma possibilidade é o reconhecimento pelo macrófago alveolar de algum antígeno desconhecido, o que ativa as células T e leva à produção de interleucina-2. O macrófago ativado também pode liberar vários produtos que estimulam os fibroblastos, explicando a deposição de tecido fibrótico no interstício.

Características clínicas A apresentação clínica da sarcoidose varia desde alterações assintomáticas observadas na radiografia de tórax até doença grave de múltiplos órgãos. Os sintomas pulmonares comuns incluem dispneia e tosse seca, enquanto as manifestações extrapulmonares incluem artrite, uveíte anterior, hipercalcemia, aumento de glândulas parótidas, alterações em sistema nervoso periférico e central e envolvimento cardíaco, como atrasos de condução e miocardiopatia restritiva.

Múltiplos estágios da sarcoidose podem ser identificados com base nos achados radiológicos.*

- *Estágio 0*: Não há achados na radiografia de tórax, ainda que uma TC possa mostrar linfonodomegalias mediastinais (linfadenopatia).
- *Estágio 1*: Há adenopatia hilar bilateral e, frequentemente, adenopatia paratraqueal direita (**Figura 5.9**). Não há alterações da função pulmonar. Quando acompanhado por poliartralgias e eritema nodoso, tem-se a chamada síndrome de Löfgren.
- *Estágio 2*: Há adenopatia hilar bilateral, além de opacidades reticulares, mais significativamente nas zonas médias e superiores.
- *Estágio 3*: Há opacidades reticulares nas zonas pulmonares médio-superiores e redução das adenopatias hilares.
- *Estágio 4*: Há fibrose, predominantemente nos lobos superiores. Costuma haver baixos volumes pulmonares e dilatação por tração.

Embora sejam descritos múltiplos estágios da doença, os pacientes não necessariamente progridem para estágios menores ou maiores. Muitos pacientes com estágios menores da doença são assintomáticos e só são identificados como tendo sarcoidose quando as radiografias são realizadas por outras razões (p. ex., exames admissionais).

Função pulmonar Não há comprometimento da função nos estágios 0 e 1 da doença. Nos estágios 2 e 3, observam-se alterações geralmente restritivas, ainda que o padrão radiológico possa sugerir uma alteração funcional mais grave do que a real.

Pode ocorrer fibrose pulmonar significativa em alguns pacientes com um padrão restritivo grave da função. Todos os volumes pulmonares são pequenos, mas a relação VEF_1/CVF é preservada. A complacência é muito reduzida, e a curva pressão-volume

---

*N. de R.T. Os estágios da sarcoidose são estabelecidos de acordo com os achados da radiografia de tórax. Eles não têm um caráter evolutivo, mas possuem relação com a probabilidade de a doença entrar em remissão espontânea (estágio 1 maior que o 2, e assim sucessivamente). O estágio zero indica os casos de sarcoidose extrapulmonar sem alteração na radiografia de tórax. Há também a descrição de um estágio 4, em que ocorre fibrose pulmonar difusa e avançada relacionada à sarcoidose.

DOENÇAS RESTRITIVAS 121

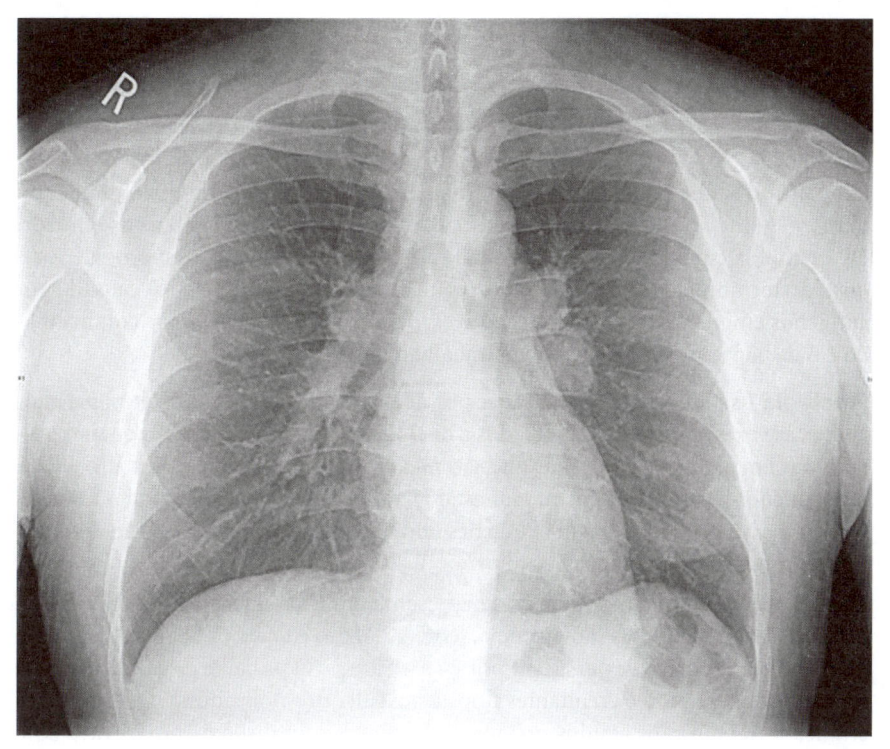

Figura 5.9 Radiografia de tórax com sarcoidose em estágio 1. A radiografia demonstra linfadenopatia hilar bilateral e paratraqueal direita, mas sem opacidades parenquimatosas.

é achatada e deslocada para baixo e para a direita (ver **Figura 3.1**). A Po_2 arterial em repouso é baixa e costuma cair consideravelmente durante o exercício. A Pco_2 arterial é normal ou baixa, ainda que possa se elevar na doença grave com insuficiência respiratória. A capacidade de difusão do monóxido de carbono (fator de transferência) é muito reduzida. Na doença avançada, pode ocorrer *cor pulmonale*.

Tratamento Muitos pacientes com doença em estágio mais baixo, incluindo aqueles com síndrome de Löfgren, não exigem tratamento e apresentam melhora espontânea. O tratamento, geralmente com corticosteroides sistêmicos, é iniciado em pacientes com piora da função pulmonar e sintomas progressivos ou envolvimento extrapulmonar.

Pneumonite por hipersensibilidade

Também chamada de alveolite alérgica extrínseca, a pneumonite por hipersensibilidade é uma doença pulmonar parenquimatosa que ocorre como resultado de uma reação de hipersensibilidade tipo 3 (e, ocasionalmente, tipo 4) a poeiras orgânicas inaladas. A exposição costuma ser ocupacional e intensa, mas pode ocorrer em resposta a antígenos domiciliares. Podem ser demonstradas precipitinas no soro.

O termo "extrínseca" significa que o agente etiológico é externo, podendo ser identificado, ao contrário da alveolite fibrosante "intrínseca" (a fibrose pulmonar idiopática discutida antes), cuja causa não é conhecida. Foi demonstrado que um número muito grande de exposições causa pneumonite por hipersensibilidade. Os exemplos comuns incluem o pulmão de fazendeiro devido a esporos de *Actinomyces* termofílicos no feno mofado, o pulmão do criador de pássaros causado por antígenos em penas e excrementos de aves, bem como o pulmão do ar-condicionado e o da bagaçose (em pessoas que trabalham em canaviais).

Patologia As paredes alveolares são espessadas e infiltradas por linfócitos, plasmócitos e, às vezes, eosinófilos associados a histiócitos, podendo formar pequenos granulomas em algumas áreas, mas que são menos organizados que os da sarcoidose. Os pequenos bronquíolos costumam estar afetados, e pode haver exsudato luminal. Nos casos avançados, ocorrem alterações fibróticas quando a exposição ao antígeno causador persiste por longos períodos.

Características clínicas A doença se apresenta em uma forma aguda ou crônica. Na primeira, os sintomas são dispneia, febre, calafrios e tosse, os quais surgem 4 a 6 horas após a exposição e persistem por 24 a 48 horas. O paciente está dispneico em repouso com estertores crepitantes finos à ausculta dos dois pulmões. Já na forma crônica sem episódios agudos prévios, os pacientes têm dispneia progressiva com evolução por anos. A radiografia na forma aguda pode ser normal, mas um infiltrado nodular miliar ou opacidades em vidro fosco estão presentes com frequência na TC. Na forma crônica, a fibrose dos lobos superiores é comum, sendo vista na radiografia de tórax ou na TC.

Função pulmonar Na doença bem desenvolvida, é visto o padrão restritivo típico. Isso significa a redução dos volumes pulmonares, complacência baixa, hipoxemia que piora durante exercício, Pco_2 arterial normal ou baixa e capacidade de difusão reduzida (**Figura 3.3**). Graus variáveis de obstrução das vias aéreas podem estar presentes nos estágios iniciais.

Tratamento O princípio terapêutico mais importante é a eliminação do antígeno agressor. Alguns pacientes exigem longos cursos de corticosteroides sistêmicos, mas isso pode não levar a melhoras se a exposição ao agente agressor continuar.

Doença intersticial causada por fármacos, toxinas e radiação

Vários fármacos podem causar uma reação pulmonar aguda, o que pode levar à fibrose intersticial. Esses fármacos incluem o antibiótico nitrofurantoína, o agente antiarrítmico cardíaco amiodarona, agentes antineoplásicos mais novos, como o inibidor do *checkpoint* imune nivolumabe, e os fármacos antineoplásicos tradicionais bussulfano e bleomicina. O oxigênio em altas concentrações após a administração de bleomicina pode causar alterações tóxicas agudas com subsequente fibrose intersticial,* mesmo anos após o paciente receber o medicamento (ver **Figura 5.3**). A ingestão do pesticida paraquat causa uma fibrose intersticial rápida e fatal. A radioterapia causa uma pneumonite aguda seguida de fibrose, se o pulmão estiver no campo terapêutico.

Asbestose

A exposição crônica a fibras de asbesto pode levar ao desenvolvimento de fibrose pulmonar muitos anos após a exposição. Essa entidade, cujas características clínicas, função pulmonar e anormalidades de trocas gasosas lembram a FPI, é descrita com mais detalhes no Capítulo 7.

Doenças vasculares do colágeno

Fibrose intersticial com típico padrão restritivo pode ser encontrada em pacientes com esclerose sistêmica (esclerodermia generalizada). A dispneia é frequentemente intensa e desproporcional às alterações radiológicas ou à função pulmonar. Outras doenças do tecido conectivo que podem levar à fibrose são o lúpus eritematoso sistêmico e a artrite reumatoide.

Linfangite carcinomatosa

Refere-se à disseminação de carcinoma através dos vasos linfáticos pulmonares, podendo complicar carcinomas sobretudo de mama, esôfago, pulmão e estômago. A dispneia é proeminente, e há típico padrão restritivo nas provas de função pulmonar.

▶ DOENÇAS DA PLEURA

Pneumotórax

O ar pode penetrar no espaço pleural vindo do pulmão ou da parede torácica – nesse último caso, através de um ferimento penetrante. Normalmente, a pressão intrapleural é subatmosférica devido às forças de retração elástica do pulmão e da parede torácica. Quando o ar entra no espaço pleural, a pressão intrapleural aumenta, os pulmões colapsam, e o gradil costal é empurrado para fora. Essas alterações ficam evidentes na radiografia torácica (**Figura 5.10**), a qual mostra um colapso pulmonar parcial ou completo, hiperexpansão do gradil costal e rebaixamento diafragmático no lado afetado. Algumas vezes, pode haver deslocamento mediastinal para o lado contralateral. Essas alterações são mais evidentes se o pneumotórax for grande, em especial se hipertensivo (ver adiante, no texto).

---

*N. de R.T. A inalação de oxigênio pode levar à fibrose pulmonar, sobretudo quando a fração inspiratória é maior ou igual a 60% por 48 horas ou mais, o que é visto nos pacientes com pneumonia grave e/ou síndrome da angústia respiratória aguda (SARA) em ventilação mecânica.

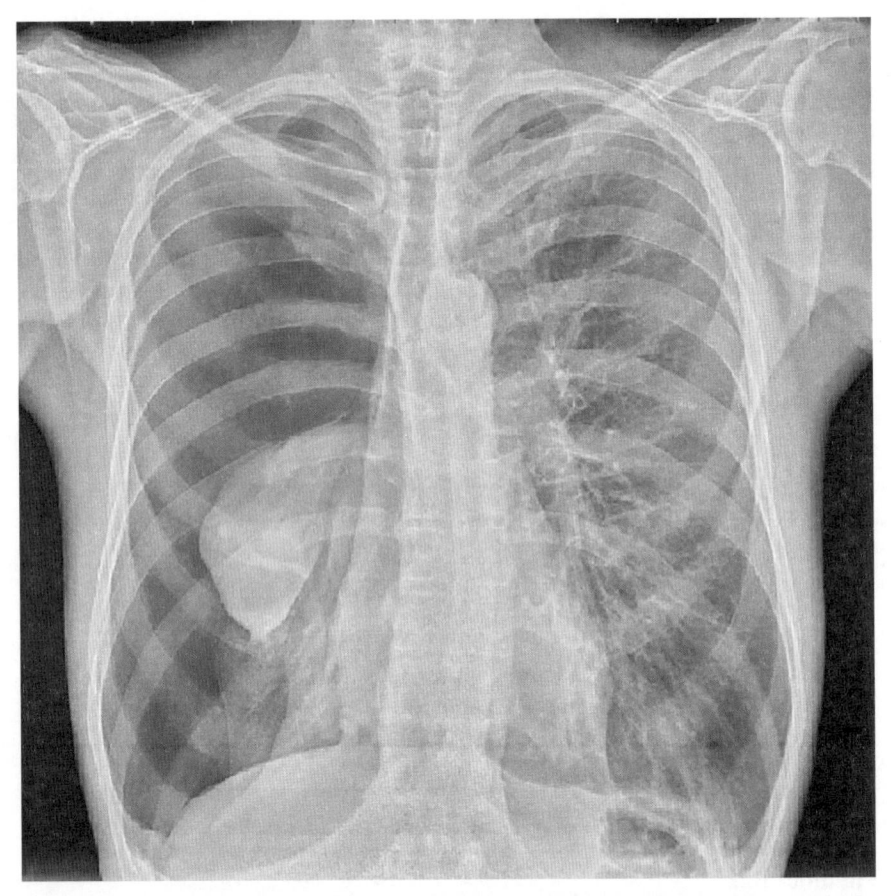

Figura 5.10 Radiografia torácica mostrando um grande pneumotórax espontâneo à direita. Observe o pequeno pulmão direito colapsado.

Pneumotórax espontâneo*

As causas de pneumotórax espontâneo estão agrupadas em duas categorias. Nos casos espontâneos *primários*, o pneumotórax se desenvolve sem qualquer doença pulmonar predisponente. Tipicamente ocorrendo em homens jovens e altos, essa forma é causada pela ruptura de uma pequena bolha na superfície pulmonar próximo ao ápice, possivelmente devido a estresse mecânico significativo que ocorre na zona superior do pulmão em ortostatismo (ver **Figura 3.3**). Nos casos espontâneos *secundários*, o paciente tem uma doença pulmonar subjacente, como doença pulmonar obstrutiva crônica (DPOC), fibrose cística ou pneumonia por *Pneumocystis*,

---

*N. de R.T. Outra categoria é do pneumotórax traumático, incluindo aqueles iatrogênicos, como após uma punção inadvertida do espaço pleural durante a colocação de um cateter venoso central.

o que predispõe ao pneumotórax. Também pode ocorrer durante ventilação mecânica com altas pressões nas vias aéreas (ver Capítulo 10).

Em ambas as categorias, o sintoma de apresentação é dor pleurítica unilateralmente, em geral súbita, acompanhada por dispneia. À ausculta de pacientes com grandes pneumotórax, os ruídos respiratórios estão reduzidos no lado acometido. O diagnóstico é prontamente confirmado pela radiografia de tórax. A identificação de "deslizamento pulmonar" na ultrassonografia torácica pode ser usada para descartar com certeza o diagnóstico.

Se houver vedação do orifício no pulmão, o pneumotórax é reabsorvido gradualmente, porque a soma das pressões parciais no sangue venoso é bem menor que a pressão atmosférica. Pode haver necessidade de drenagem torácica para a resolução de grandes pneumotórax ou em pacientes com doença pulmonar subjacente. Isso envolve a inserção de um tubo através da parede torácica e a conexão do tubo em selo d'água, permitindo que o ar escape do tórax sem que haja nova entrada de ar. Recorrências podem necessitar de tratamento cirúrgico, com o objetivo de promover a adesão entre as duas superfícies pleurais (pleurodese).

Pneumotórax hipertensivo

Ocorre em uma pequena proporção dos pneumotórax, quando a comunicação entre o pulmão e o espaço pleural age como uma válvula. Nesse caso, o ar entra no espaço pleural durante a inspiração, mas não consegue sair na expiração. Isso resulta em um grande pneumotórax, no qual a pressão pode exceder em muito a atmosférica, interferindo no retorno venoso para o tórax.

Essa emergência médica é reconhecida por piora do sofrimento respiratório, taquicardia, veias cervicais distendidas e sinais de deslocamento mediastinal, como o desvio da traqueia e o batimento do ápice cardíaco. Embora a radiografia de tórax demonstre as alterações características, incluindo o desvio cardíaco e das estruturas mediastinais para o lado oposto ao pneumotórax, o diagnóstico deve ser feito clinicamente antes da obtenção da radiografia. O tratamento consiste no alívio urgente da pressão por meio da inserção de uma agulha através da parede torácica no lado afetado e uma drenagem torácica posteriormente.

Pneumotórax espontâneo

- Pode ocorrer em pessoas com ou sem doença pulmonar subjacente.
- É acompanhado por início súbito de dispneia e dor pleurítica.
- É gradualmente absorvido pelo sangue.
- Pode haver necessidade de drenagem torácica no caso de grandes pneumotórax.
- Recorrências podem necessitar de tratamento cirúrgico.
- O pneumotórax hipertensivo é uma emergência médica.

Função pulmonar

Como esperado, um pneumotórax reduz o VEF_1 e a CVF, mas, na prática, os testes de função pulmonar apenas raramente são realizados na avaliação de dispneia aguda e não seriam usados para o diagnóstico de pneumotórax.

Derrame pleural

Refere-se ao acúmulo de líquido, em vez de ar, no espaço pleural. Não é uma doença propriamente dita, mas acompanha doenças graves. Assim, deve-se sempre buscar uma explicação. Os derrames pleurais tipicamente ocorrem como resultado de desequilíbrios nas forças de Starling.

O paciente relata dispneia quando o derrame é grande e pode haver dor pleurítica, esta relacionada com a doença de base. Os sinais clínicos – a redução da movimentação do tórax do lado afetado, a ausência de murmúrio vesicular e a macicez à percussão – são informativos. Pode-se usar a radiografia de tórax, a TC ou a ultrassonografia para a identificação de derrame pleural (**Figura 5.11A-C**).

Para diagnosticar a causa do derrame, é coletada uma amostra do líquido pleural em um procedimento chamado toracocentese. Os derrames são classificados em exsudatos e transudatos, de acordo com o resultado das análises do líquido pleural. O fluido é considerado como exsudato se o paciente satisfizer qualquer um de três critérios: lactato-desidrogenase (LDH) no fluido pleural maior que dois terços do limite superior do valor normal para o soro, relação entre LDH fluido pleural/soro maior que 0,6 e relação de proteínas entre fluido pleural/soro maior que 0,5. Dados recentes também sugerem que um nível de colesterol no fluido pleural maior que 45 mg/dL é consistente com um exsudato.

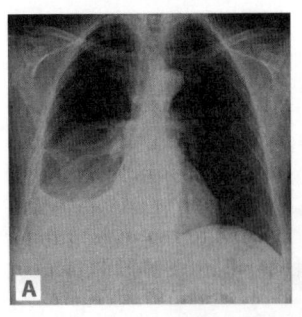

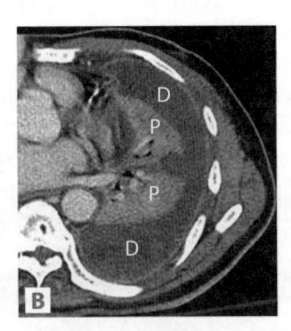

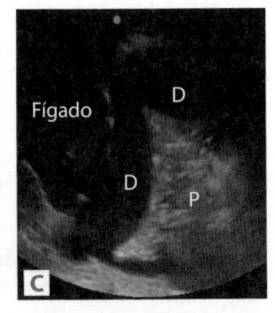

Figura 5.11 Aparência de derrame pleural nos exames de imagem do tórax.
A. Radiografia torácica. Observe a opacidade densa e homogênea do derrame pleural que, ao aparecer branco na radiografia, prejudica o reconhecimento do hemidiafragma direito e da borda cardíaca. A margem superior da opacidade tem aspecto curvilíneo, o que é chamado de "sinal do menisco", sendo altamente sugestivo de derrame. **B.** TC de tórax. O pulmão (P) está comprimido pelo derrame circundante (D). **C.** Ultrassonografia mostrando derrame (D), pulmão (P) e fígado. O pulmão é mais visível à ultrassonografia que o normal, pois está mais denso devido à compressão pelo líquido circundante. Observe que o fluido é *preto* à ultrassonografia, diferentemente da radiografia de tórax.

Os exsudatos podem ocorrer devido a várias doenças, mas as causas mais comuns são as doenças malignas e as infecções. Os transudatos ocorrem na insuficiência cardíaca grave, na pericardite constritiva e em outros estados edematosos, como a hipoalbuminemia, a cirrose e a doença renal crônica. Embora a drenagem de um derrame leve a alívio sintomático, o tratamento deve ser dirigido à causa subjacente para evitar recorrências. A função pulmonar é semelhante à do pneumotórax, mas na prática as medidas não são realizadas.

Alguns tipos de derrame pleural são empiema (piotórax), hemotórax e quilotórax, os quais significam a presença de pus, sangue e linfa, respectivamente, no espaço pleural.

Espessamento pleural

Por vezes, um derrame pleural de longa duração pode tornar a pleura rígida, contraída e fibrótica, o que encarcera o pulmão e impede a sua expansão. Isso pode causar uma deterioração funcional restritiva grave, em especial quando a doença é bilateral. Pode ser necessária a decorticação cirúrgica.

▶ DOENÇAS DA PAREDE TORÁCICA

Cifoescoliose

Deformidades ósseas torácicas podem causar doença restritiva. A "escoliose" é uma curvatura lateral da coluna, e a cifose é uma curvatura posterior. A escoliose é mais grave, em especial quando a angulação da coluna vertebral é alta. Com frequência, é acompanhada da protuberância posterior das costelas, aparentando a presença de uma cifose concomitante. Na maioria dos casos, a causa é desconhecida, embora a condição possa ser causada por tuberculose da coluna, doença neuromuscular ou fraturas compressivas repetidas da coluna pelo envelhecimento. No início, o paciente relata dispneia durante o exercício e taquipneia superficial. Hipoxemia ocorre mais tarde, e o paciente ainda pode apresentar hipercapnia e *cor pulmonale*.

Os testes de função pulmonar mostram uma redução de todos os volumes pulmonares. A resistência é próxima do normal se relacionada com o volume pulmonar. Contudo, há desigualdade ventilatória, em parte causada pelo fechamento das vias aéreas nas regiões dependentes. Partes do pulmão são comprimidas, e frequentemente ocorrem áreas de atelectasia.

A hipoxemia é causada por desequilíbrio entre ventilação-perfusão. Na doença avançada, com frequência se encontra uma redução da resposta ventilatória ao CO_2. Essa redução é causada pelo aumento do trabalho respiratório imposto pela deformidade torácica. Além da rigidez da parede torácica, há também ineficiência da musculatura respiratória. O leito vascular pulmonar é reduzido, o que eleva a pressão arterial pulmonar e piora a hipoxia alveolar. Podem ocorrer congestão venosa e edema periférico.

Espondilite anquilosante

Nessa artrite inflamatória da coluna, ocorre uma imobilidade gradual e inexorável das articulações vertebrais com fixação das costelas. Como consequência, o movimento da parede torácica é muito reduzido. Há redução da CVF e da CPT, mas a relação VEF_1/CVF e a resistência da via aérea são normais. A complacência da parede torácica pode cair, e há algum grau de desigualdade ventilatória, provavelmente secundária à redução do volume pulmonar. Embora o parênquima pulmonar permaneça normal em quase todos os casos e a movimentação diafragmática seja preservada, uma pequena porcentagem de pacientes desenvolve fibrose nas regiões apicais dos pulmões.

▶ DOENÇAS NEUROMUSCULARES

As doenças que afetam a musculatura respiratória ou a sua inervação são a poliomielite, a síndrome de Guillain-Barré, a esclerose lateral amiotrófica, a miastenia grave e as distrofias musculares (ver **Tabela 2.1** e **Figura 2.2**). A impossibilidade do paciente para fazer uma inspiração profunda se reflete na redução de VEF_1, CVF, CPT, da capacidade inspiratória e das pressões máximas inspiratória e expiratória. A capacidade de difusão do monóxido de carbono é tipicamente normal, pois o parênquima pulmonar não é afetado, embora reduções leves algumas vezes sejam vistas devido a atelectasias nas bases pulmonares.

Como o músculo mais importante da respiração é o diafragma, os pacientes com doença neuromuscular progressiva não costumam relatar dispneia até esse músculo estar envolvido. O progresso da doença pode ser acompanhado pelo monitoramento das alterações na CVF e na Pco_2 arterial ao longo do tempo. Quando são detectadas anormalidades nesses testes ou quando os pacientes apresentam sintomas, sua reserva ventilatória pode estar gravemente comprometida.

Em raros casos, os pacientes podem desenvolver fraqueza isolada do diafragma. Isso pode ser diferenciado da doença neuromuscular difusa pelo fato de que a pressão inspiratória máxima está reduzida, enquanto a pressão expiratória máxima está preservada. Outra marca registrada da fraqueza diafragmática é uma redução significativa no VEF_1 e na CVF quando a espirometria é repetida na posição supina. Esse achado pode ser visto também em doenças neuromusculares difusas.

CONCEITOS-CHAVE

1. A fibrose pulmonar idiopática é um exemplo de doença pulmonar restritiva caracterizada por dispneia, tolerância reduzida ao exercício, pulmões pequenos e complacência pulmonar diminuída.
2. Na fibrose pulmonar, as paredes alveolares apresentam infiltração acentuada de colágeno e obliteração dos capilares.

DOENÇAS RESTRITIVAS 129

3. A resistência das vias aéreas não é aumentada na fibrose pulmonar. A expiração forçada pode gerar um fluxo muito alto devido ao aumento da tração radial sobre as vias aéreas.
4. A difusão do oxigênio através da membrana alveolocapilar é dificultada na fibrose pulmonar pelo espessamento, o que pode causar hipoxemia, especialmente durante o exercício. Contudo, o desequilíbrio entre ventilação-perfusão é o maior responsável pelas alterações da troca gasosa em repouso e durante esforço.
5. Outros distúrbios restritivos são causados por doenças pleurais, da parede torácica ou neuromusculares.

CASO CLÍNICO

Uma mulher de 47 anos é encaminhada à pneumologia para avaliação de dispneia progressiva aos esforços e fadiga. Ela é dentista e tem cada vez mais dificuldade em seus exercícios diários na academia. Apresenta tosse crônica não produtiva e nega hemoptise, dor torácica, febre, artralgia, erupção cutânea e sintomas oculares. Ao exame físico, a S_pO_2 é de 93% em ar ambiente. Ela tem estertores teleinspiratórios nos campos pulmonares bilaterais com exame cardíaco, abdominal e cutâneo normais, sem baqueteamento digital. A imagem da radiografia de tórax e os valores da espirometria realizadas encontram-se a seguir:

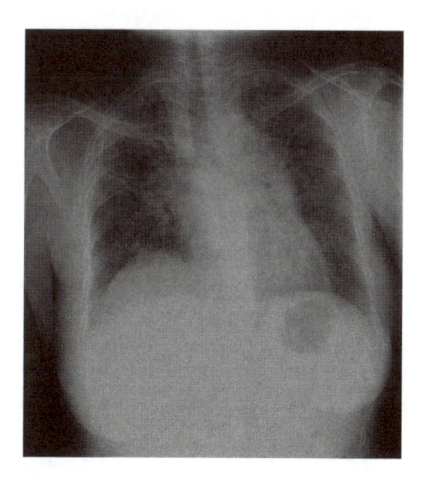

Parâmetro	Previsto	Pré-broncodilatador	% do previsto	Pós-broncodilatador	% de mudança
CVF (litros)	2,73	1,53	56	1,59	4
VEF$_1$ (litros)	2,28	1,12	49	1,10	-2
VEF$_1$/CVF	0,83	0,73	88	0,69	-6

A broncoscopia é realizada, e o exame histopatológico das amostras obtidas por biópsia transbrônquica revela granulomas não caseosos.

Questões

- Que alterações você esperaria encontrar na CPT e na capacidade de difusão do monóxido de carbono?
- Como seria a curva pressão-volume da paciente se comparada à de uma pessoa saudável?
- Se você medisse a gasometria da paciente, o que esperaria encontrar no equilíbrio ácido-básico?
- O que acontecerá com o gradiente de oxigênio alveoloarterial durante o exercício?

TESTE SEU CONHECIMENTO

Para cada questão, escolha a melhor resposta.

1. Um homem de 67 anos que nunca fumou se queixa de dispneia progressiva e tosse seca ao longo de 6 meses. Ao exame, ele apresenta taquipneia superficial. Ele apresenta estertores crepitantes finos nas bases pulmonares e tem baqueteamento digital. Uma radiografia de tórax mostra redução do volume dos pulmões e opacidades reticulonodulares nos campos pulmonares inferiores bilaterais. Qual dos seguintes resultados você esperaria encontrar nos testes de função pulmonar desse paciente?

    A. Aumento do VEF_1
    B. Aumento da CVF
    C. Aumento da relação VEF_1/CVF
    D. Aumento da CPT
    E. Aumento da resistência das vias aéreas quando relacionada com o volume pulmonar

2. Uma mulher de 52 anos consulta para avaliação de dispneia progressiva aos esforços. A radiografia de tórax é obtida e revela derrame pleural à direita, o que leva à realização de toracocentese. Os resultados da análise do fluido pleural são mostrados na tabela a seguir.

Teste	Resultado
Proteínas no fluido pleural	3,6 g/dL
LDH no fluido pleural	790 unidades/L
Colesterol no fluido pleural	75 mg/dL
Proteínas séricas totais	5,2 g/dL
LDH sérica	305 unidades/L

Qual das seguintes é a causa mais provável do derrame pleural dessa paciente?
A. Doença renal crônica
B. Cirrose
C. Pericardite constritiva
D. Câncer de pulmão metastático
E. Miocardiopatia valvar

3. Um homem de 59 anos consulta para avaliação de uma história de 1 ano de intolerância progressiva aos esforços e tosse seca persistente. Ele tem história de tabagismo de 15 maços-ano, vive nos subúrbios de uma grande cidade, trabalha como advogado e não tem pássaros ou outros animais de estimação em casa. Ao exame, ele apresenta estertores crepitantes teleinspiratórios bilaterais mais audíveis em bases pulmonares. A espirometria revela VEF_1 de 65% do previsto, CVF de 69% do previsto, VEF_1/CVF de 0,82, CPT de 75% do previsto e capacidade de difusão do monóxido de carbono de 53% do previsto. A radiografia de tórax e um corte da TC são mostrados na figura a seguir.

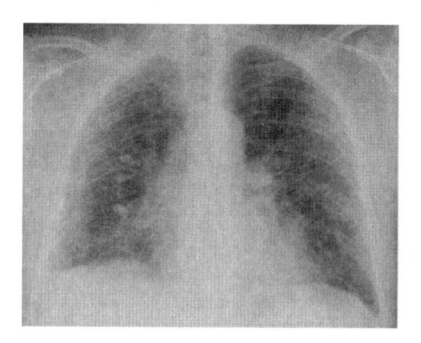

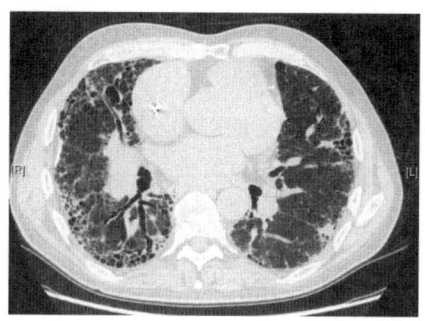

Qual dos seguintes resultados seria esperado no exame histopatológico de uma biópsia pulmonar desse paciente?
A. Granulomas caseosos
B. Inflamação crônica e glândulas mucosas hipertrofiadas
C. Alargamento de espaços aéreos com perda de paredes alveolares
D. Hipertrofia de musculatura lisa
E. Paredes alveolares espessadas com aumento da deposição de colágeno

4. Dois pacientes são encaminhados ao laboratório de diagnóstico pulmonar no mesmo dia para testes de função pulmonar. O primeiro paciente tem esclerose lateral amiotrófica (ELA) avançada, enquanto o segundo tem fibrose pulmonar idiopática. Se você comparasse os testes de função pulmonar obtidos nos dois pacientes, qual das medidas a seguir esperaria que estivesse na faixa normal esperada para a ELA e na faixa anormal no paciente com fibrose pulmonar?
A. Capacidade de difusão do monóxido de carbono
B. Volume expiratório forçado em 1 segundo
C. Capacidade vital forçada
D. VEF_1/CVF
E. Capacidade pulmonar total

5. Uma mulher de 59 anos com doença pulmonar obstrutiva crônica consulta na emergência após desenvolver início súbito de dor pleurítica à esquerda e dispneia. Enquanto está sendo avaliada, há piora da dispneia, taquicardia e hipotensão. Ao exame, as veias cervicais estão distendidas, a traqueia está desviada para a direita e ela não apresenta ruídos respiratórios no lado esquerdo do tórax. Qual das intervenções a seguir está indicada nesse momento?

   A. Eletrocardiograma
   B. Broncodilatadores inalatórios
   C. Suporte ventilatório mecânico
   D. Descompressão do tórax esquerdo com agulha
   E. Corticosteroides sistêmicos

6. Uma mulher de 62 anos é avaliada na clínica de pneumologia para uma tosse seca persistente e dispneia progressiva aos esforços ao longo de 18 meses. Ao exame, a saturação de oxigênio é de 96% em ar ambiente e cai para 90% quando ela caminha pela clínica. Ela apresenta estertores crepitantes à ausculta em bases pulmonares bilaterais, sem outros achados significativos. A radiografia de tórax mostra redução do volume dos pulmões e opacidades reticulares em lobos inferiores bilateralmente, enquanto a TC de tórax mostra faveolamento e espessamento de septos alveolares em lobos inferiores bilateralmente. Qual dos seguintes padrões você esperaria encontrar nos testes de função pulmonar dessa paciente?

Opção	VEF$_1$	CVF	VEF$_1$/CVF	CPT	D$_{CO}$
A	Normal	Normal	Normal	Normal	Normal
B	Normal	Normal	Normal	Normal	Diminuída
C	Diminuído	Diminuída	Diminuída	Aumentada	Diminuída
D	Diminuído	Diminuída	Normal	Diminuída	Diminuída
E	Diminuído	Diminuída	Normal	Diminuída	Aumentada

7. Após ser diagnosticado com uveíte anterior por um oftalmologista, um homem de 38 anos apresenta linfadenopatia hilar bilateral sem opacidades parenquimatosas na radiografia de tórax, além de prolongamento do intervalo PR no eletrocardiograma. Ele é, então, encaminhado para a realização de broncoscopia com biópsias transbrônquicas, as quais demonstram granulomas não caseosos. Qual dos tratamentos a seguir é o mais apropriado para esse paciente?

   A. Agente antifibrótico
   B. Observação continuada
   C. Antimuscarínico inalatório
   D. β$_2$-agonista de longa ação inalatório
   E. Corticosteroides sistêmicos

8. Após apresentar dispneia progressiva aos esforços nos últimos 18 meses, um homem de 63 anos que mora ao nível do mar é encaminhado para testes de função pulmonar, os quais revelam o seguinte:

Parâmetro	Previsto	Medido	% do previsto
CVF (litros)	4,00	2,16	54
VEF_1 (litros)	2,61	1,67	64
VEF_1/CVF	0,65	0,77	N/A
CPT (litros)	6,55	4,04	66
VR (litros)	2,54	1,88	74
D_{CO} (mL/min/mmHg)	23,60	8,87	38

Na avaliação em consultório, sua saturação de oxigênio em repouso é de 94% em ar ambiente, e ele apresenta estertores crepitantes bilaterais ao exame pulmonar. A radiografia de tórax revela redução do volume dos pulmões com opacidades reticulares nas bases pulmonares, enquanto a TC de tórax mostra bronquiectasias (dilatação) por tração e aumento de espaços aéreos circundados por tecido espessado na periferia pulmonar. Qual das seguintes é a causa primária da saturação de oxigênio observada em repouso?

A. Redução do débito cardíaco
B. Comprometimento da difusão
C. Hipoventilação
D. *Shunt*
E. Desequilíbrio entre ventilação-perfusão

9. Uma mulher de 48 anos apresenta dispneia progressiva aos esforços e tosse não produtiva há 8 meses. Ela é uma executiva que nunca fumou e tem duas calopsitas de estimação. Ao exame, a S_pO_2 é de 90% em ar ambiente, com estertores crepitantes teleinspiratórios esparsos e sem baqueteamento digital. Após os testes de função pulmonar revelarem VEF_1 de 70% do previsto, CVF de 72% do previsto, VEF_1/CVF de 0,84, CPT de 74% do previsto e D_{CO} de 41% do previsto, é feita uma radiografia de tórax que demonstra opacidades intersticiais (reticulares) bilaterais mais proeminentes nos campos pulmonares superiores. Qual dos seguintes você esperaria encontrar na gasometria arterial dessa paciente?

A. Alcalose respiratória aguda
B. Acidose respiratória compensada
C. Alcalose respiratória compensada
D. Acidose metabólica com compensação respiratória
E. Alcalose metabólica com compensação respiratória

10. Um paciente consulta por dispneia crônica aos esforços e fadiga, sendo submetido a testes de função pulmonar. Os resultados são mostrados na tabela a seguir.

Parâmetro	Previsto	Medido	% do previsto
VEF_1/CVF	0,81	0,84	N/A
CPT (litros)	5,9	3,9	67
D_{CO} (mL/min/mmHg)	26,8	22,1	82
Pressão inspiratória máxima (cm H_2O)	-100	-40	40
Pressão expiratória máxima (cm H_2O)	120	110	91

Qual dos diagnósticos a seguir é mais consistente com os resultados observados nos testes de função pulmonar?

A. Fraqueza diafragmática
B. Distrofia muscular de Duchenne
C. Pneumonite por hipersensibilidade
D. Fibrose pulmonar idiopática
E. Sarcoidose

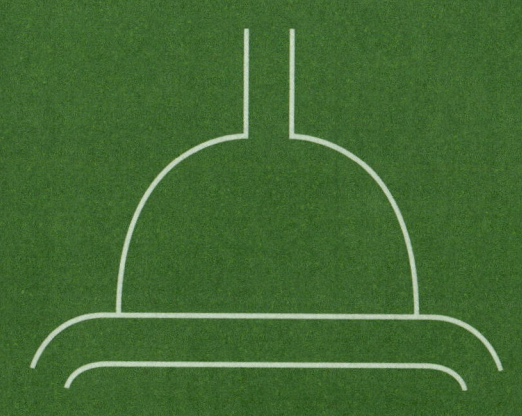

Doenças vasculares pulmonares 6

- ▶ **Edema pulmonar**
  - Fisiopatologia
  - Patogênese
  - Causas clínicas de edema pulmonar
    - Edema pulmonar cardiogênico
    - Edema pulmonar não cardiogênico
  - Características clínicas
  - Função pulmonar
    - Mecânica
    - Troca gasosa
    - Controle da ventilação
    - Circulação pulmonar

- ▶ **Embolia pulmonar**
  - Patogênese
  - Características clínicas
    - Êmbolos pequenos
    - Êmbolos de tamanho médio
    - Embolia maciça
  - Diagnóstico
  - Função pulmonar
    - Circulação pulmonar
    - Mecânica
    - Troca gasosa

- ▶ **Hipertensão pulmonar**
  - Patogênese
  - Apresentação clínica e diagnóstico
  - Hipertensão arterial pulmonar idiopática
  - *Cor pulmonale*

- ▶ **Malformação arteriovenosa pulmonar**

FISIOPATOLOGIA PULMONAR

A fisiopatologia da vasculatura pulmonar é de grande importância, e suas muitas manifestações incluem o desenvolvimento de edema nos espaços intersticial e alveolar devido a alterações na pressão hidrostática e na permeabilidade capilar; obstrução da vasculatura pulmonar por coágulos sanguíneos formados em grandes veias profundas que viajam até os pulmões; e aumento da pressão arterial pulmonar e comunicações anormais entre as artérias pulmonares e as veias pulmonares. A fisiopatologia e as manifestações clínicas variam em cada uma dessas condições, mas todas têm efeitos significativos sobre trocas gasosas, a mecânica e a função hemodinâmica. Ao final deste capítulo, o leitor deverá ser capaz de:

- Descrever os mecanismos subjacentes às formas primárias de edema pulmonar cardiogênico e não cardiogênico.
- Descrever a patogênese da embolia pulmonar.
- Delinear os efeitos do edema pulmonar e da embolia pulmonar sobre a mecânica pulmonar, as trocas gasosas e a circulação pulmonar.
- Descrever os mecanismos fisiopatológicos da hipertensão pulmonar.
- Interpretar os dados clínicos para identificar os pacientes com hipertensão arterial pulmonar idiopática e malformações arteriovenosas.

▶ EDEMA PULMONAR

O edema pulmonar é um acúmulo anormal de líquidos nos espaços intersticiais e alveolares dos pulmões. É uma complicação importante de várias doenças cardiopulmonares e pode ser fatal.

Fisiopatologia

A **Figura 5.1** nos recorda que o capilar pulmonar é recoberto por células endoteliais e circundado por espaço intersticial. Como mostra a figura, o interstício é mais estreito no lado capilar, onde é formado pela fusão das duas membranas basais, e mais largo no outro lado, onde contém fibras de colágeno tipo I. Essa última região é fundamental para a troca de líquidos. O epitélio alveolar está entre os espaços intersticial e alveolar, sendo composto predominantemente por células tipo I e por uma camada superficial de surfactante (não mostrado na **Figura 5.1**).

O endotélio capilar é muito permeável à água e a vários solutos, como pequenas moléculas e íons. O movimento de proteínas através do endotélio é restrito. Em contrapartida, o epitélio alveolar é muito menos permeável, e mesmo pequenos íons não conseguem ultrapassá-lo por difusão passiva. A água é ativamente bombeada dos alvéolos para o espaço intersticial através dos canais de sódio e das ATPases de sódio-potássio localizadas, respectivamente, nas membranas alveolares apicais e basolaterais.

Forças hidrostáticas tendem a mover o líquido dos capilares para o espaço intersticial, enquanto forças osmóticas tendem a mantê-lo no espaço intravascular. O movimento de líquidos através do endotélio é governado pela equação de Starling:

$$\dot{Q} = K\left[(P_c - P_i) - \sigma(\pi_c - \pi_i)\right]$$ (Eq. 6.1)

onde $\dot{Q}$ é o fluxo resultante para fora dos capilares, K é o coeficiente de filtração, P_c é a pressão capilar hidrostática, P_i é a pressão intersticial hidrostática, π_c e π_i são as pressões coloidosmóticas correspondentes, e σ é o coeficiente de reflexão. Essa última variável indica a efetividade da membrana, quando comparada à água, em impedir (refletir) a passagem de proteínas através do endotélio e está reduzida em doenças que causam dano às células e aumentam a permeabilidade.

Ainda que essa equação tenha valor conceitual, seu uso é limitado na prática. Das quatro pressões, apenas a capilar coloidosmótica é conhecida com algum grau de certeza. Seu valor é de 25 a 28 mmHg. A pressão capilar hidrostática é um valor a meio caminho entre as pressões arterial e venosa, mas apresenta grande variabilidade do ápice à base pulmonar na posição vertical. A pressão intersticial coloidosmótica não é conhecida, mas nos linfáticos pulmonares é cerca de 20 mmHg. Contudo, há dúvidas se o conteúdo proteico linfático representa o líquido intersticial em torno dos capilares. A pressão intersticial hidrostática é desconhecida, mas alguns fisiologistas creem que seu valor é muito inferior ao da pressão atmosférica. O valor de σ no capilar pulmonar é aproximadamente 0,7. É provável que o resultado da equação de Starling favoreça a saída de líquidos, causando um fluxo linfático aproximado de 20 mL/h.

O líquido que sai dos capilares se move para o espaço intersticial da parede alveolar e então para o interstício perivascular e peribrônquico (**Figura 6.1**). Esse interstício forma uma bainha fina em torno de artérias pulmonares, veias pulmonares e brônquios, além de conter os linfáticos. Os alvéolos propriamente ditos são desprovidos de linfáticos, mas uma vez que o líquido atinja o interstício perivascular e peribrônquico, parte será drenada pelos linfáticos, ao passo que parte permanecerá no interstício. Os linfáticos bombeiam ativamente a linfa em direção aos linfonodos brônquicos e hilares.

Se uma grande quantidade de líquido escapar dos capilares, dois fatores tendem a limitar esse fluxo. O primeiro é a queda na pressão intersticial coloidosmótica, pois as proteínas são diluídas, já que a filtração de água é mais rápida do que a da proteína. Entretanto, esse fator não atua quando há grande aumento da permeabilidade capilar. O segundo é a elevação da pressão intersticial hidrostática, que reduz a pressão de filtração final.

Dois estágios na formação do edema pulmonar são conhecidos (**Figura 6.1**). O primeiro é o *edema intersticial*, o qual se caracteriza pelo ingurgitamento do espaço (bainha) perivascular e peribrônquico, como mostrado na **Figura 6.2**. Podem ser vistos linfáticos alargados, e o fluxo de linfa aumenta. Além disso, pode ocorrer algum alargamento do interstício do lado espesso do capilar. A função pulmonar é pouco afetada nesse estágio, e o quadro não é facilmente reconhecido, ainda que algumas alterações radiológicas possam ser vistas (ver adiante, no texto).

O segundo estágio é o *edema alveolar* (**Figura 6.3**). Aqui, o líquido se move através do epitélio para o interior dos alvéolos, os quais são preenchidos um a um. O alvéolo edematoso encolhe devido à força de tensão superficial. Em função disso, a ventilação

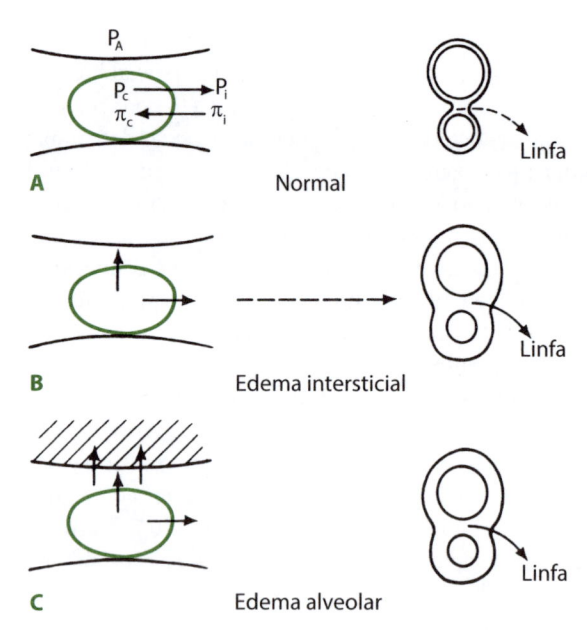

Figura 6.1 Estágios do edema pulmonar. A. Em geral, o fluxo linfático pulmonar é pequeno. **B.** Edema intersticial. Aqui há um aumento do fluxo linfático com ingurgitamento dos espaços perivascular e peribrônquico, além de algum alargamento do interstício da parede alveolar. **C.** Parte do líquido atravessa o epitélio, produzindo edema alveolar.

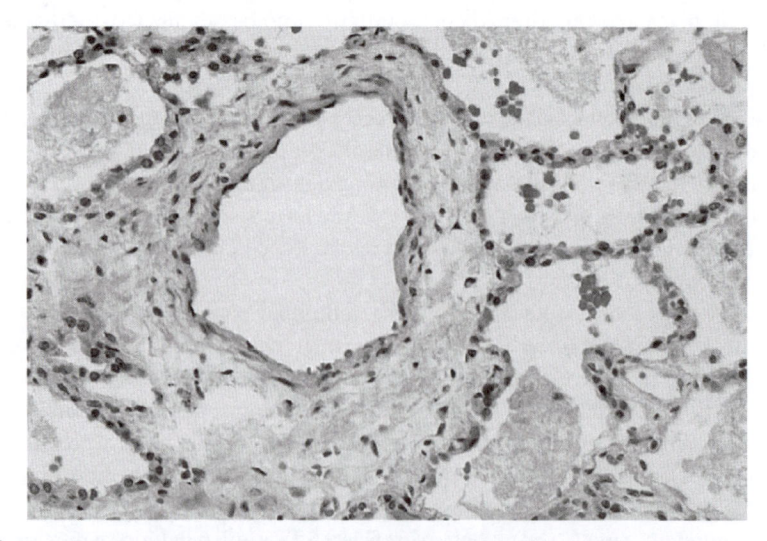

Figura 6.2 Exemplo de ingurgitamento por edema intersticial de um espaço perivascular em um pequeno vaso sanguíneo pulmonar. Algum edema alveolar também está presente. (Imagem cortesia de Edward Klatt, MD.)

DOENÇAS VASCULARES PULMONARES 139

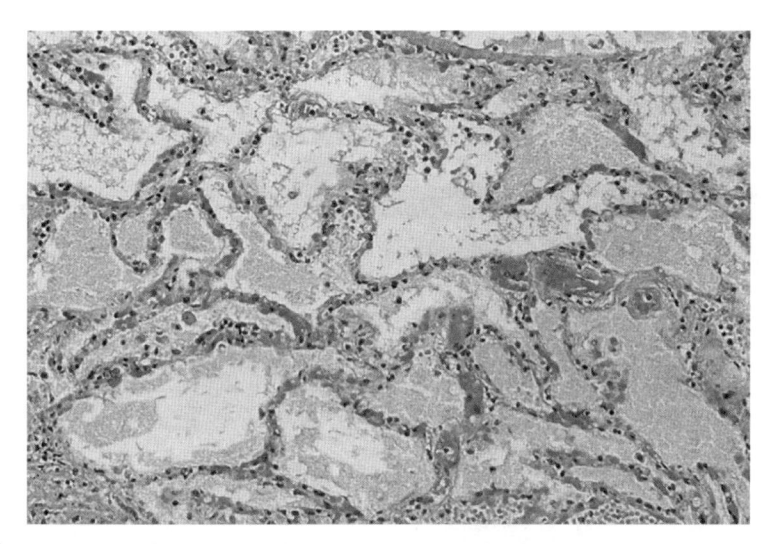

Figura 6.3 **Corte histológico de um pulmão humano mostrando edema alveolar.** (Imagem cortesia de Edward Klatt, MD.)

é limitada, e, dependendo do quanto a perfusão estiver preservada, ocorre *shunt*, e a hipoxemia se torna inevitável. O líquido do edema pode se mover para pequenas e grandes vias aéreas e ser expectorado como uma grande quantidade de secreção fluida, rósea e espumosa. A cor rosada do escarro se deve à presença de eritrócitos. Opacidades são prontamente vistas na radiografia de tórax (**Figura 6.4**). O mecanismo que desencadeia a transição do edema intersticial para o edema alveolar não é total-

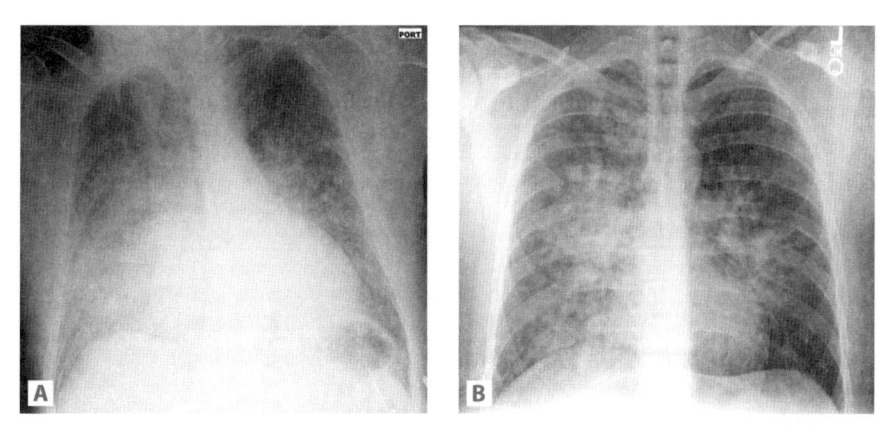

Figura 6.4 **Exemplos de edema pulmonar na radiografia de tórax. A.** Edema pulmonar causado por insuficiência cardíaca com redução da fração de ejeção. **B.** Edema pulmonar de grandes altitudes. Observe a diferença no tamanho do coração entre as duas imagens. (Imagem B cortesia de Peter Hackett, MD.)

mente conhecido, mas pode ser que os linfáticos se tornem tão sobrecarregados que a pressão intersticial aumente a ponto de o líquido escapar para os alvéolos. O epitélio alveolar também pode sofrer dano, levando a aumento de sua permeabilidade – o que pode explicar a presença de proteínas e eritrócitos no líquido alveolar.

Estados do edema pulmonar

1. **Edema intersticial**
   - Aumento do fluxo linfático pulmonar.
   - Ingurgitamento perivascular e peribrônquico.
   - Linhas septais na radiografia torácica.
   - Função pulmonar pouco afetada.

2. **Edema alveolar**
   - Dispneia geralmente intensa e ortopneia.
   - Expectoração fluida, rósea e espumosa.
   - Opacificações acentuadas na radiografia torácica.
   - Hipoxemia geralmente grave.

Patogênese

Os mecanismos subjacentes do edema pulmonar e as situações clínicas onde eles ocorrem são listados na **Tabela 6.1**. Qualquer causa clínica de edema pulmonar pode ocorrer como resultado de um ou mais desses mecanismos subjacentes – aumentos na pressão hidrostática capilar ou na permeabilidade capilar são os mais importantes. A redução na drenagem linfática e a diminuição da pressão coloidosmótica raramente causam edema isoladamente, mas exageram os problemas quando há outro fator predisponente.

Tabela 6.1 Causas de edema pulmonar

Mecanismo	Situações clínicas
Aumento da pressão capilar hidrostática	Edema pulmonar cardiogênico (p. ex., infarto do miocárdio, estenose mitral, insuficiência cardíaca), edema pulmonar neurogênico, doença venoclusiva pulmonar.
Aumento da permeabilidade capilar	Lesão mediada por toxinas (inalatórias ou circulantes), sepse, radiação, toxicidade por oxigênio, SARA, lesão pulmonar aguda relacionada a transfusões.
Redução da drenagem linfática	Aumento da pressão venosa central, linfangite carcinomatosa.
Diminuição da pressão intersticial	Edema pulmonar de reexpansão, edema pulmonar de pressão negativa.
Diminuição da pressão coloidosmótica	Administração excessiva de líquidos intravenosos, hipoalbuminemia.

As concentrações de proteína e hemácias do fluido do edema variam conforme o grau em que a permeabilidade capilar aumentada participa do processo. Quando o edema ocorre por pressão hidrostática moderadamente elevada, as características de permeabilidade da parede capilar são preservadas, e o fluido do edema tem baixas concentrações de proteínas e hemácias. Isso é chamado de edema de baixa permeabilidade. No entanto, quando a permeabilidade capilar aumenta devido a grandes elevações na pressão hidrostática ou a outros fatores, grandes quantidades de proteínas e hemácias são perdidas pelos capilares, e o fluido alveolar tem altas concentrações de proteínas e hemácias.

Causas clínicas de edema pulmonar

As causas clínicas de edema pulmonar podem ser agrupadas em uma de duas categorias: cardiogênicas e não cardiogênicas.

Edema pulmonar cardiogênico

Várias condições que afetam a função cardíaca, incluindo infarto agudo do miocárdio, doença valvar aórtica e mitral e insuficiência cardíaca com fração de ejeção reduzida ou preservada, causam aumento da pressão atrial esquerda, o que, por sua vez, aumenta a pressão venosa pulmonar e hidrostática capilar, alterando o equilíbrio de Starling. Isso pode ser identificado por cateterismo direito medindo-se a pressão de "encunhamento" da artéria pulmonar (a pressão na qual ocorre o encunhamento do cateter em pequeno ramo da artéria pulmonar), cujo valor normal é aproximadamente o mesmo da pressão venosa pulmonar.* Também pode ser medida a pressão de fechamento com o balão do cateter inflado (ligeiramente diferente da pressão em cunha). Se a pressão aumentar até níveis suficientemente altos, ocorrem alterações ultraestruturais nas paredes capilares, incluindo a ruptura do endotélio capilar e/ou do epitélio alveolar, resultando em aumento da permeabilidade com movimentação de fluidos, proteínas e células para o espaço alveolar. Esse fenômeno é chamado de insuficiência capilar por estresse.

A ocorrência de edema pulmonar nos problemas cardíacos citados anteriormente é dependente da velocidade com que a pressão hidrostática se eleva. Por exemplo, em pacientes nos quais a disfunção da valva mitral se desenvolve ao longo de anos, podem ocorrer níveis bastante elevados de pressão capilar e venosa pulmonar sem qualquer evidência clínica de edema. Isso é possível, pelo menos em parte, por um aumento do número e do calibre dos linfáticos, propiciando a acomodação de um fluxo maior de linfa. Todavia, muitas vezes, esses pacientes têm um edema intersticial acentuado. Por outro lado, elevações menores, mas súbitas, na pressão venosa e capilar pulmonar, como pode ocorrer após infarto do miocárdio ou na disfunção aguda da valva mitral, costumam levar a edema alveolar franco e a início rápido de insuficiência respiratória.

---

*N. de R.T. A pressão de encunhamento (*wedge*) é feita com cateter de Swan-Ganz.

Edema pulmonar não cardiogênico

Há várias situações em que o edema pulmonar se desenvolve na ausência de disfunção cardíaca esquerda.

Edema pulmonar de grandes altitudes Afetando pessoas que viajam para altitudes acima de 2.400 metros, o edema pulmonar de grandes altitudes ocorre como resultado de vasoconstrição hipóxica excessiva e de aumentos marcados na pressão arterial pulmonar. As evidências atuais mostram que a vasoconstrição arteriolar é heterogênea e que alguns leitos capilares desprotegidos de altas pressões desenvolvem aumento de permeabilidade e, por fim, as alterações ultraestruturais compatíveis com insuficiência por estresse (**Figura 6.4B**). Considerando o papel da vasoconstrição pulmonar hipóxica excessiva, os medicamentos vasodilatadores pulmonares, como os bloqueadores dos canais de cálcio e os inibidores da fosfodiesterase, podem ser usados para prevenção e tratamento. A descida para uma menor altitude também é importante no tratamento, pois o aumento na pressão barométrica e na P_{O_2} alveolar reduz a vasoconstrição pulmonar hipóxica e diminui a pressão arterial pulmonar.

Síndrome da angústia respiratória aguda Discutida com mais detalhes no Capítulo 8, a síndrome da angústia respiratória aguda (SARA) é uma forma grave de lesão pulmonar que ocorre em resposta a uma variedade de problemas, incluindo sepse pulmonar e não pulmonar, aspiração, pancreatite, trauma, inalação de fumaça e queimaduras. Uma intensa resposta inflamatória mediada por citocinas contribui para a formação do edema ao aumentar a permeabilidade capilar e inibir a reabsorção ativa do fluido epitelial alveolar. Como se trata de uma forma de edema de alta permeabilidade, o fluido do edema tem elevada concentração de proteínas e hemácias.

Edema pulmonar de reexpansão Pode ocorrer edema pulmonar unilateral devido a uma reexpansão muito rápida de um pulmão colapsado após pneumotórax ou derrame pleural. O risco disso é maior quando a duração do colapso exceder 3 dias. O mecanismo não está claro, mas pode estar relacionado a reduções marcadas na pressão intersticial quando pressão pleurais excessivamente negativas são geradas durante a drenagem do pneumotórax ou derrame. O elevado estresse mecânico nas paredes alveolares também pode contribuir ao causar alterações ultraestruturais nas paredes capilares, aumentando a permeabilidade capilar.

Edema pulmonar de pressão negativa Também chamada de edema pulmonar pós-obstrutivo, essa forma de edema ocorre após o alívio de uma obstrução grave na via aérea alta. O mecanismo não está totalmente claro, mas pode estar relacionado a reduções na pressão intersticial resultantes de pressões pleurais negativas extremas geradas devido ao intenso esforço para mover o ar através de uma via aérea obstruída. O fluido do edema costuma ter baixa concentração de proteínas, sugerindo que o desequilíbrio nas forças hidrostáticas seja o fator primário em lugar das alterações na permeabilidade.

Edema pulmonar neurogênico O edema pulmonar também pode ocorrer após lesões graves do sistema nervoso central (SNC), incluindo lesão cerebral traumática e hemorragia subaracnóidea. O mecanismo é provavelmente uma insuficiência de estresse dos capilares pulmonares devido a grandes elevações nas pressões capilares como resultado de aumentos agudos na atividade do sistema nervoso simpático após a lesão neurológica primária.

Edema pulmonar induzido por opiáceos O edema pulmonar também pode complicar as *overdoses* de opioides injetáveis ou administrados oralmente, como a heroína e a metadona. O alto conteúdo proteico do fluido do edema sugere que isso ocorre devido a aumento na permeabilidade capilar, mas o mecanismo para essas alterações na permeabilidade não está claro. A intoxicação por salicilatos é outro exemplo de edema pulmonar complicando uma *overdose* de substâncias.

Doença venoclusiva pulmonar Esta é uma forma rara de hipertensão pulmonar marcada por fibrose e subsequente estreitamento ou obliteração das veias pulmonares na qual o edema ocorre como resultado de aumento na pressão hidrostática capilar e venosa pulmonar. O acúmulo de líquido pode ser exacerbado pela administração de medicamentos vasodilatadores pulmonares que dilatem preferencialmente as arteríolas pulmonares e aumentem o fluxo sanguíneo para os capilares pulmonares. Aumentos adicionais na pressão hidrostática ocorrem devido à dificuldade em manter o fluxo contra a elevada resistência do sistema venoso pulmonar.

Lesão pulmonar aguda relacionada a transfusões Ocorrendo dentro de 6 horas de uma transfusão de hemácias, essa forma de edema de alta permeabilidade se dá como resultado de um arranjo complexo de fatores que incluem a ativação dos neutrófilos sequestrados na microvasculatura dos pulmões por anticorpos ou outros componentes do sangue doado. Uma forma de edema de baixa permeabilidade também pode ser vista se a pressão hidrostática aumentar demais após uma transfusão de hemácias em pacientes com função cardíaca comprometida.

Características clínicas

As características clínicas do edema pulmonar dependem, em parte, de sua etiologia, mas algumas generalizações podem ser feitas. A dispneia é o sintoma mais comum. O edema leve pode estar associado apenas com dispneia aos esforços, enquanto o edema mais grave é, em geral, marcado por dispneia em repouso. A ortopneia (dispneia aumentada pelo decúbito) é comum, sobretudo em pacientes com uma etiologia cardíaca, da mesma forma que a dispneia paroxística noturna (acordar à noite com dispneia grave e sibilância). Tosse seca pode ser vista nos estágios iniciais, enquanto no edema fulminante, os pacientes podem tossir grandes quantidades de escarro rosado e espumoso.

Ao exame, os pacientes podem apresentar taquipneia superficial. A ausculta revela estertores crepitantes finos teleinspiratórios bibasais na fase precoce do edema. Nos casos mais graves, sibilos são ouvidos devido ao estreitamento das vias aéreas, um fenômeno algumas vezes chamado de "asma cardíaca". Sopros cardíacos, aumento da pulsação venosa jugular e edema de extremidades inferiores também podem ser observados em pacientes com edema cardiogênico. Pode haver cianose quando o edema levar à hipoxemia grave.

Os achados na radiografia de tórax variam conforme a causa subjacente e a extensão do edema. No edema intersticial, veem-se linhas septais na radiografia. Chamadas de linhas B de Kerley, elas são marcas curtas e horizontais próximas à superfície pleural das zonas mais baixas e são causadas por edema dos septos interlobulares. O edema alveolar é marcado pela presença de opacidades algodonosas brancas bilaterais (**Figura 6.4**). Algumas vezes, essas opacidades se irradiam a partir dos hilos, sendo referidas como asas de morcego ou de borboleta. A explicação para essa aparência não é clara, mas acredita-se que seja devida ao acúmulo de líquido nas bainhas perivasculares e peribrônquicas, que é mais significativo nas regiões hilares (**Figuras 6.1** e **6.2**). O edema cardiogênico costuma ser acompanhado por aumento cardíaco, vasos pulmonares proeminentes e derrame pleural (**Figura 6.4A**). Estes achados estão ausentes no edema não cardiogênico (**Figura 6.4B**).

Função pulmonar

Em geral, não se realizam muitos testes em pacientes com edema porque eles estão muito doentes, e a informação obtida não necessariamente auxilia no diagnóstico ou no tratamento. As alterações mais importantes ocorrem na mecânica e na troca gasosa.

Mecânica

O edema diminui a distensibilidade pulmonar e desloca a curva pressão-volume para baixo e para a direita (compare com a **Figura 3.1**). Um fator importante para isso é que o preenchimento dos alvéolos reduz o volume das unidades pulmonares afetadas como resultado da força de tensão superficial, diminuindo a sua participação na curva pressão-volume. Além disso, o edema intersticial por si mesmo interfere nas propriedades elásticas pulmonares, enrijecendo o pulmão, ainda que seja difícil provar isso. O pulmão edematoso necessita de pressões elevadas para se expandir na ventilação mecânica, tendendo ao colapso com volumes muito pequenos se não for ventilado ativamente (ver Capítulo 10).

A resistência é aumentada, em especial se houver líquido do edema nas vias aéreas maiores. O broncospasmo reflexo estimulado por receptores de irritação na parede brônquica também pode desempenhar um papel no aumento da resistência. O edema intersticial, na ausência de edema alveolar, possivelmente aumenta a resistência pelo edema peribrônquico das vias aéreas menores (**Figura 6.1**). Isso pode ocorrer por compressão direta das vias aéreas menores ou, pelo menos, por seu isolamento da tração exercida pelo parênquima circundante (**Figura 6.5**). Há algumas evidências de que esse mecanismo aumente o volume de fechamento (**Figura 1.10**), predispondo à ventilação intermitente das regiões pulmonares dependentes.

Troca gasosa

O edema intersticial afeta pouco a troca gasosa. A redução da capacidade de difusão é, algumas vezes, atribuída ao espessamento da membrana alveolocapilar,

DOENÇAS VASCULARES PULMONARES

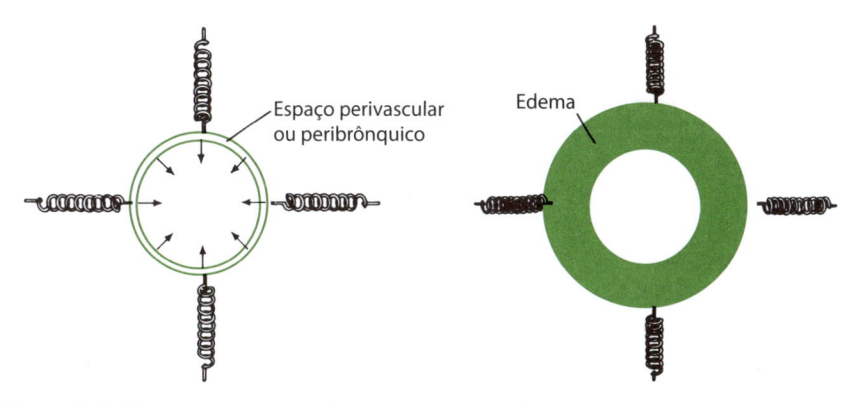

Figura 6.5 Diagrama mostrando como o edema intersticial perivascular ou peribrônquico pode reduzir o calibre do vaso ou da via aérea. O edema isola a estrutura da tração exercida pelo parênquima circundante.

mas não há evidências que comprovem isso. É possível que o edema compressivo ao redor das vias aéreas menores (**Figuras 6.1** e **6.5**) cause ventilação intermitente das porções dependentes, levando à hipoxemia, mas a importância prática disso é incerta.

O edema alveolar causa hipoxemia grave basicamente pela manutenção de fluxo sanguíneo para áreas não ventiladas, as quais podem ser alvéolos completamente preenchidos de líquido ou áreas supridas por vias aéreas completamente ocluídas por fluido. O *shunt*, que pode ser de até 50% ou mais do fluxo sanguíneo no edema grave, pode ser reduzido em certa medida pela vasoconstrição pulmonar hipóxica. A ventilação mecânica com pressão expiratória final positiva (PEEP, do inglês *positive end-expiratory pressure*) pode reduzir muito o *shunt*, sobretudo pelo fato de retirar líquido de algumas vias aéreas maiores (ver **Figura 10.3**), ainda que não reduza a água pulmonar total.

Unidades com relações ventilação-perfusão baixas também contribuem para a hipoxemia. Isso presumivelmente ocorre em áreas pouco ventiladas por estarem com as vias aéreas parcialmente obstruídas ou em áreas com ventilação reduzida por proximidade com alvéolos edematosos. Essas unidades são particularmente propensas ao colapso quando há administração de misturas gasosas enriquecidas em oxigênio (ver **Figuras 9.4** e **9.5**), mas a oxigenoterapia é essencial no manejo da hipoxemia. A hipoxemia causada pelo edema pode ser exagerada pela redução do débito cardíaco e por subsequentes reduções na P_{O_2} venosa mista, como pode ser visto no infarto do miocárdio e em outros problemas cardíacos.

A P_{CO_2} arterial é normal ou baixa no edema pulmonar devido ao aumento da ventilação de alvéolos não edematosos. Em parte, isso é provocado pela hipoxemia e por estimulação de receptores pulmonares (ver adiante, no texto). Todavia, no edema pulmonar fulminante, pode ocorrer hipercapnia e acidose respiratória como resultado de fadiga da musculatura respiratória.

Controle da ventilação

A taquipneia superficial geralmente vista no edema pulmonar pode ser causada por estimulação dos receptores J da parede alveolar e talvez por outros aferentes vagais. A taquipneia minimiza o excessivo trabalho elástico da respiração. A hipoxemia arterial é um estímulo adicional à respiração por meio dos quimiorreceptores periféricos.

Circulação pulmonar

A resistência vascular pulmonar aumenta devido a uma combinação de vasoconstrição pulmonar hipóxica em áreas pouco ou não ventiladas, compressão perivascular e resistência aumentada em vasos extra-alveolares (**Figuras 6.2** e **6.5**). Outros fatores possíveis são o colapso parcial de alvéolos edematosos e a compressão ou distorção dos capilares pelo edema da parede alveolar.

Algumas vezes, a distribuição regional do fluxo sanguíneo é alterada pelo edema intersticial. O gradiente normal do ápice para a base se inverte, com o fluxo apical superando o basal (**Figura 6.6**). Isso é mais comum na estenose mitral. A causa não é totalmente conhecida, mas é possível que a compressão perivascular aumente a resistência dos vasos em regiões dependentes, nas quais o pulmão é menos expandido (ver **Figura 3.3**). Essa inversão da distribuição não é vista nas causas não cardiogênicas de edema, como a SARA.

▶ EMBOLIA PULMONAR

A embolia pulmonar ocorre quando há formação de trombos em grandes veias, os quais se deslocam até os pulmões, se alojam e ocluem a circulação pulmonar. Ela está associada com morbidade e mortalidade significativas, podendo ser de difícil diagnóstico.

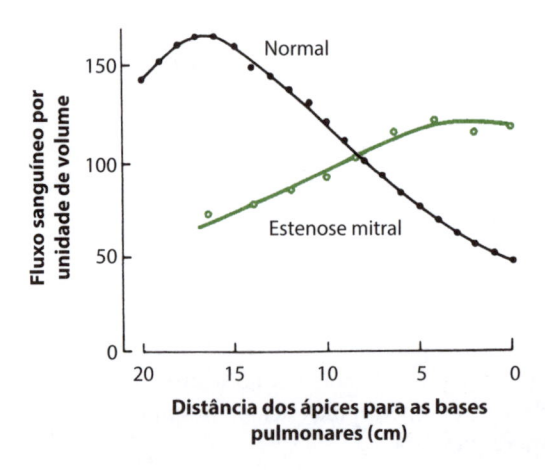

Figura 6.6 Inversão da distribuição regional do fluxo sanguíneo em um paciente com estenose mitral. A causa não é conhecida, mas a compressão intersticial por edema dos vasos das regiões dependentes pode ser parcialmente responsável (**Figuras 6.2** e **6.5**).

Patogênese

A maioria dos trombos responsáveis por embolia surgem em veias profundas das extremidades inferiores, mas também podem se originar nas extremidades superiores, no lado direito do coração e em veias pélvicas. Também ocorrem embolias não trombóticas, como aquelas de gordura, ar e fluido amniótico em circunstâncias bem específicas, mas são menos comuns do que os trombos venosos.

Os trombos venosos tendem a se formar quando há três condições importantes, chamadas de tríade de Virchow:

1. Estase venosa
2. Alterações no sistema de coagulação (hipercoagulabilidade)
3. Anormalidades da parede vascular (lesão da íntima)

A *estase venosa* é promovida por imobilização prolongada após fraturas, doenças graves, lesões de medula óssea, cirurgias, pressão localizada ou obstrução venosa.

A *coagulabilidade do sangue* intravascular está aumentada em várias condições, como a policitemia vera e a anemia falciforme, as quais aumentam a viscosidade do sangue e levam a um fluxo mais lento próximo à parede vascular. Várias condições genéticas que afetam a cascata da coagulação são atualmente reconhecidas, incluindo a deficiência de antitrombina 3, a mutação do fator V de Leiden, a hiper-homocisteinemia e as deficiências das proteínas C e S. Outras condições, incluindo cânceres disseminados, gestação, síndrome nefrótica e o uso de contraceptivos orais, também estão associadas à hipercoagulabilidade, mas o mecanismo para essas alterações não está totalmente claro. Além de exames genéticos e de testes para identificar alguns dos estados de hipercoagulação listados anteriormente, não há método confiável para reconhecer uma tendência aumentada para a coagulação intravascular.

As *paredes vasculares podem ser lesadas* por trauma localizado ou por inflamação. Este é um mecanismo comum, por exemplo, para trombos venosos após fraturas ou cirurgias em pelve e membros inferiores. Onde houver um local com flebite apresentando dor, rubor, calor e edema, um coágulo pode aderir com mais firmeza à parede.

Quando fragmentos do trombo são liberados, alojam-se rapidamente em ramos da artéria pulmonar. Embora os trombos muito grandes fiquem alojados em uma artéria grande, o trombo pode romper e bloquear vários vasos menores. Os lobos inferiores são mais envolvidos devido ao seu alto fluxo sanguíneo (ver **Figura 3.3**).

O infarto pulmonar, ou seja, a necrose da região que alojou o êmbolo, não é frequente. O mais comum é haver hemorragias e atelectasias distais, porém com manutenção da estrutura alveolar. A perda de surfactante pode contribuir para essas alterações. O infarto é provável quando o êmbolo obstrui uma artéria grande ou se há doença cardiopulmonar preexistente. No infarto, os alvéolos são preenchidos com eritrócitos e células inflamatórias extravasados, causando opacificações radiológicas. Mais raramente, uma área de infarto pode infectar e evoluir para um abscesso pulmonar. A infrequência de infarto se explica, em parte, pelo fato de raras vezes haver obstrução embólica completa dos vasos. Além disso, as anastomoses brônquicas e as vias aéreas fornecem o suprimento de oxigênio necessário ao parênquima envolvido.

Características clínicas

A apresentação clínica é muito dependente do tamanho dos êmbolos e do estado cardiopulmonar preexistente.

Êmbolos pequenos

Embora os êmbolos pequenos possam causar dispneia e dor torácica, com frequência passam despercebidos ou são detectados apenas incidentalmente em exames de imagem do tórax realizados para avaliar outros problemas. Pequenos êmbolos repetidos podem, de forma gradual, obliterar o leito capilar pulmonar, resultando em hipertensão pulmonar (descrita em detalhes mais adiante).

Êmbolos de tamanho médio

Costuma haver dor pleurítica seguida de dispneia aguda e, menos comumente, hipertermia leve e escarro com raias de sangue. Taquicardia é comum, e a ausculta pode revelar atrito pleural. Pode haver um pequeno derrame pleural. A embolia pode simular uma pneumonia, embora as duas entidades possam, em geral, ser diferenciadas pela rapidez do início dos sintomas, a qual é maior na embolia pulmonar.

Embolia maciça

Apresenta sinais de colapso hemodinâmico, incluindo palidez, choque, perda de consciência ou parada cardíaca. O pulso é acelerado e débil, a pressão arterial sistêmica é baixa, e as veias jugulares estão túrgidas.

Com frequência, não se suspeita de trombos nas veias profundas das pernas ou da pelve até que ocorra embolia pulmonar. O edema assimétrico das extremidades inferiores é um achado importante, mas nem sempre está presente. Dolorimento local, dor na panturrilha à dorsiflexão do tornozelo e outros sinais de inflamação podem estar presentes.

Características da embolia pulmonar conforme o tamanho dos êmbolos

- **Êmbolos pequenos**
  - Geralmente não reconhecidos.
  - Êmbolos repetidos podem causar hipertensão pulmonar.
- **Êmbolos médios**
  - Às vezes, dor pleurítica, dispneia e hipertermia leve.
  - Expectoração com raias de sangue.
  - Pode haver atrito pleural.
  - A radiografia pode ser normal ou quase normal.

DOENÇAS VASCULARES PULMONARES

- **Embolia maciça**
  - Colapso hemodinâmico com choque, palidez e parada cardíaca.
  - Hipotensão com pulso acelerado e débil e turgência venosa jugular.
  - Algumas vezes é fatal.

Diagnóstico

Devido à grande variabilidade na apresentação clínica, a embolia pulmonar pode ser muito difícil de diagnosticar. O achado mais comum no eletrocardiograma é uma taquicardia sinusal inespecífica, mas também pode haver evidências de sobrecarga cardíaca direita. A radiografia de tórax costuma ser inespecífica, embora algumas raras vezes possam ser vistas opacidades periféricas em forma de cunha sugestivas de infarto ou áreas de redução das marcas vasculares (oligoemia). A tomografia computadorizada (TC) de tórax com contraste é o exame mais comumente usado, e seu achado principal é a presença de defeitos de enchimento na vasculatura pulmonar (**Figura 6.7**). No caso de pacientes que não podem ser submetidos à TC devido ao risco da administração de contraste, pode ser realizada uma cintilografia pulmonar após a injeção de agregados de albumina radiomarcada na circulação venosa, comparando a distribuição da perfusão com a distribuição da ventilação medida após a inalação de um aerossol radiomarcado (**Figura 6.8**). A angiografia pulmonar é considerada o padrão-ouro no diagnóstico, mas não é amplamente usada por ser um procedimento invasivo e pela qualidade crescente das TCs. Quando houver suspeita diagnóstica com base nas características clínicas, mas não houver disponibilidade de exames de

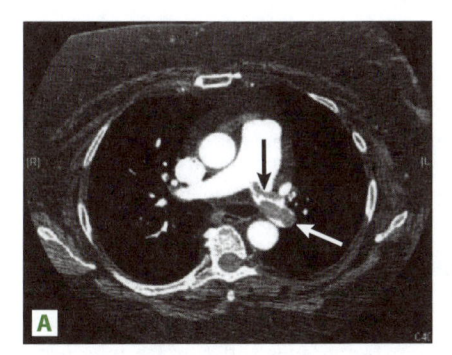

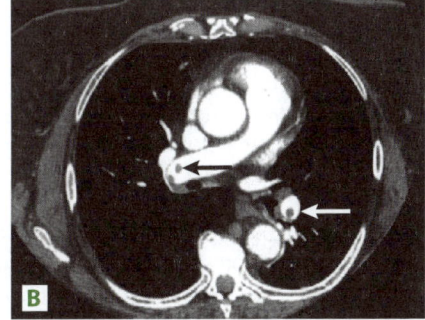

Figura 6.7 Exemplos de embolias pulmonares na TC de tórax com contraste. Os êmbolos são detectados pela demonstração de áreas onde o contraste não preenche a vasculatura pulmonar, chamadas de "defeitos de enchimento". **A**. A *seta preta* aponta para um defeito de enchimento na porção proximal da artéria pulmonar esquerda principal, enquanto a *seta branca* aponta para um defeito de enchimento mais adiante na artéria pulmonar esquerda principal. **B**. A *seta preta* aponta para um defeito de enchimento na artéria pulmonar direita principal, enquanto a *seta branca* demonstra um defeito de enchimento na artéria pulmonar esquerda para o lobo inferior.

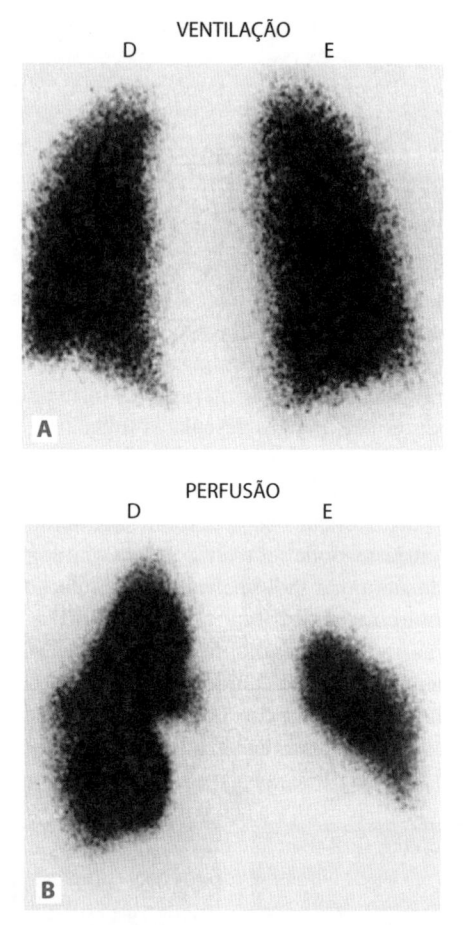

Figura 6.8 Cintilografia pulmonar de ventilação-perfusão em um paciente com múltiplos êmbolos pulmonares. A. A imagem ventilatória (feita com xenônio-133) mostra o padrão normal. **B.** A imagem de perfusão (feita com albumina marcada com tecnécio-99) mostra áreas de ausência de fluxo nos dois pulmões.

imagem do tórax ou quando eles não forem factíveis, pode-se fazer um diagnóstico presuntivo de embolia pulmonar por meio da identificação de trombose venosa profunda com ultrassonografia com Doppler de extremidades superiores e inferiores. Esse método, no entanto, não é efetivo para exame das veias ilíacas e pélvicas.

Função pulmonar

Circulação pulmonar

A circulação pulmonar possui uma grande reserva funcional, pois muitos capilares não são utilizados em situação de normalidade. Quando a pressão arterial pulmonar se eleva, como no exercício, esses capilares são recrutados, além de haver algum grau de distensão dos demais capilares. Essa reserva permite que cerca de metade da circulação seja obstruída por êmbolos antes que haja uma elevação significativa da pressão arterial pulmonar.

Além do efeito puramente mecânico do êmbolo, parece haver vasoconstrição ativa, pelo menos por alguns minutos depois da embolização (**Figura 6.9**). O mecanismo não é conhecido, mas, em estudos experimentais, a liberação local de serotonina plaquetária tem sido implicada, além de vasoconstrição reflexa simpática. Não se sabe o impacto desses fatores em humanos.

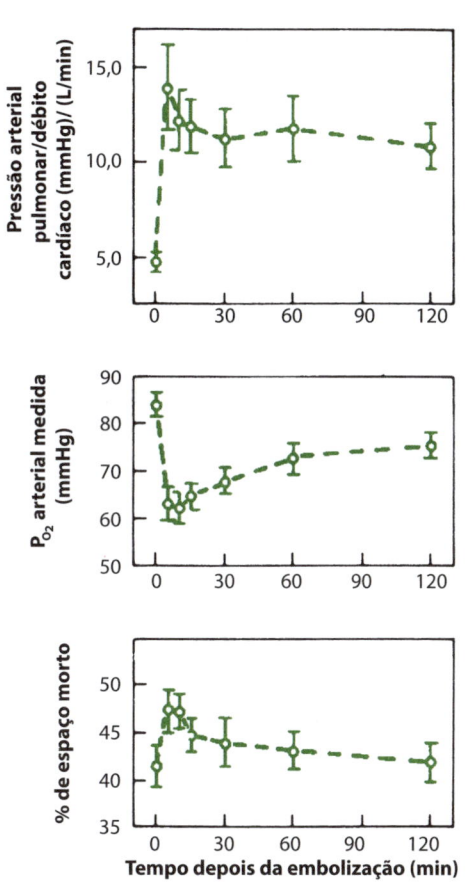

Figura 6.9 **Mudanças transitórias na pressão da artéria pulmonar (em relação ao débito cardíaco), na P$_{CO_2}$ arterial e no espaço morto fisiológico em cães após tromboembolismo experimental.** Essas mudanças sugerem uma resposta ativa da circulação pulmonar e das vias aéreas. A importância desses mecanismos em humanos não é conhecida. (Reimpressa com permissão de Dantzker DR, Wagner PD, Tornabene VW, et al. Gas exchange after pulmonary thromboembolization in dogs. *Circ Res*. 1978L;42:92–103.)

Se o êmbolo for grande e se a pressão arterial pulmonar se elevar demais, o ventrículo direito pode tornar-se insuficiente. Podem ocorrer aumento da pressão diastólica final, arritmias e insuficiência tricúspide. Raramente é visto um edema pulmonar, provavelmente causado por escape de líquidos nesses capilares despreparados para a elevação de pressão da artéria pulmonar (comparável ao edema pulmonar das grandes altitudes).

Esse aumento na pressão arrefece gradualmente nos dias seguintes, acompanhando a resolução do êmbolo – que, por sua vez, é consequente à fibrinólise endógena e à organização do coágulo em uma pequena cicatriz fibrótica presa na parede do vaso. Portanto, a patência do vaso é, em geral, restaurada. Conforme observado antes, pequenas embolias de repetição ao longo do tempo podem levar à hipertensão pulmonar tromboembólica crônica.

Mecânica

Quando a artéria pulmonar é ocluída em humanos e em animais, a ventilação da área envolvida é reduzida. O mecanismo parece ser um efeito direto da P_{CO_2} alveolar reduzida sobre a musculatura das pequenas vias aéreas locais, causando broncoconstrição, e pode ser revertido pela adição de dióxido de carbono ao gás inspirado.

Ainda que a resposta das vias aéreas à obstrução vascular seja muito menor que a correspondente resposta vascular à obstrução de via aérea (vasoconstrição hipóxica), o papel homeostático é semelhante. A redução do fluxo aéreo para as regiões pulmonares não perfundidas diminui a ventilação não utilizável e, portanto, o espaço morto fisiológico. Aparentemente, esse mecanismo ou dura muito pouco ou é inefetivo em humanos, porque a maioria dos estudos de distribuição da ventilação com xenônio radioativo feitos algumas horas após o episódio não mostra alterações nas áreas embolizadas. Entretanto, em estudos experimentais, alterações transitórias da Po_2 alveolar, do espaço morto fisiológico e da resistência das vias aéreas costumam ocorrer após tromboembolismo (**Figura 6.9**).

As propriedades elásticas nas regiões embolizadas podem mudar em algumas horas depois do evento. Em estudos experimentais, a ligadura de uma artéria pulmonar é seguida de edema hemorrágico irregular e atelectasia do pulmão afetado dentro de 24 horas. Isso tem sido atribuído à perda do surfactante pulmonar, que costuma ser renovado de forma rápida, mas que parece não ser reposto quando não há fluxo sanguíneo. Contudo, não é claro o quanto isso acontece no tromboembolismo em humanos ou se é parte do processo patológico tradicionalmente chamado de infarto pulmonar. O fato de a maioria dos êmbolos não bloquear completamente os vasos parece limitar a sua ocorrência.

Troca gasosa

Hipoxemia moderada sem hipercapnia é frequentemente encontrada depois de embolia pulmonar. Medidas efetuadas com a técnica de eliminação de múltiplos gases inertes mostram que a hipoxemia é primariamente explicada pelo desequilíbrio entre ventilação-perfusão. Tanto o *shunt* fisiológico como o espaço morto estão aumentados, conforme demonstrado na **Figura 6.10**, a qual ilustra as distribuições de dois pacientes após embolia pulmonar maciça. O que mais impressiona são os grandes *shunts* (fluxo sanguíneo para alvéolos não ventilados) de 20 e 39% e a existência de unidades pulmonares com relações ventilação-perfusão muito elevadas. O último achado pode ser explicado pelas regiões embolizadas onde o fluxo sanguíneo é muito reduzido, porém não totalmente abolido. O exato mecanismo dos *shunts* não é definido, mas pode significar a presença de fluxo sanguíneo em áreas com atelectasias hemorrágicas.

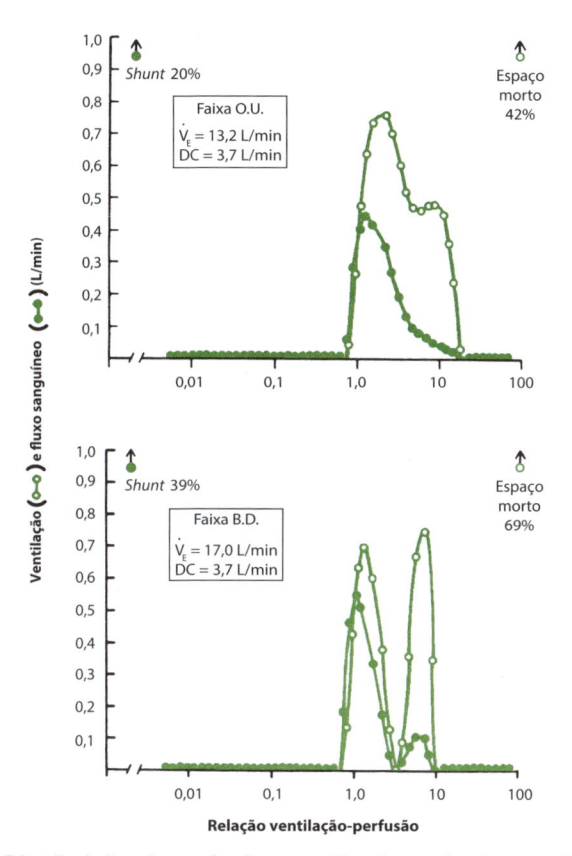

Figura 6.10 **Distribuição das relações ventilação-perfusão em dois pacientes com embolia pulmonar aguda maciça.** Observe que, nos dois casos, a hipoxemia pode ser explicada pelos grandes *shunts* (fluxo sanguíneo direcionado para pulmão não ventilado). Além disso, há um grande aumento da ventilação para unidades com relações ventilação-perfusão muito altas, representando as regiões embolizadas. (Reimpressa de D'Alonzo GE, Bower JS, DeHart P, et al. The mechanisms of abnormal gas exchange in acute massive pulmonary embolism. *Am Rev Respir Dis*. 1983;128(1):170–172. Copyright © 1983 American Thoracic Society. Todos os direitos reservados.)

Outra causa importante de desequilíbrio ventilação-perfusão é a redistribuição do fluxo sanguíneo para as regiões pulmonares não embolizadas. Como todo o débito cardíaco deve atravessar a circulação pulmonar, o sangue que normalmente iria para as regiões ocluídas deve agora passar por outras unidades pulmonares, reduzindo sua relação ventilação-perfusão e diminuindo a P_{O_2} arterial. Outras explicações para a hipoxemia têm sido propostas, incluindo a redução de difusão em áreas de fluxo sanguíneo preservado e, portanto, tempo diminuído de trânsito (ver **Figura 2.4**) e abertura de anastomoses arteriovenosas pulmonares latentes pela pressão arterial pulmonar elevada.

Após a embolia pulmonar, a P_{CO_2} arterial é mantida no seu valor normal graças ao aumento da ventilação alveolar (ver **Figura 2.10**). O aumento da ventilação é substancial em função do grande espaço morto fisiológico e, portanto, de ventilação regional inefetiva causada pelas áreas embolizadas. Algumas vezes, é vista uma redução na P_{CO_2} arterial quando os pacientes aumentam a ventilação mais do que o necessário para compensar o aumento do espaço morto fisiológico em resposta à dor ou ansiedade. O aumento da P_{CO_2} arterial é incomum, mas pode ocorrer em pacientes que não conseguem aumentar a ventilação, como na doença pulmonar subjacente grave, ou em alguns pacientes que recebem ventilação mecânica invasiva.

Podem ser vistas diferenças na P_{CO_2} entre o sangue arterial e o gás expiratório final. A P_{CO_2} alveolar mista tende a ser baixa em razão da elevação da $\dot{V}_A/\dot{Q}$ na região embolizada. Como há pouca desigualdade ventilatória nessa doença, a P_{CO_2} expiratória final se aproxima do valor alveolar misto, sendo também reduzida. A identificação dessa diferença entre P_{CO_2} arterial e expiratória final tem sido sugerida como ferramenta diagnóstica para a embolia pulmonar,* mas não faz parte dos algoritmos diagnósticos padrão.

▶ HIPERTENSÃO PULMONAR

O valor normal da pressão média arterial pulmonar é de aproximadamente 15 mmHg. Quando está aumentado (maior que 25 mmHg),** diz-se que há hipertensão pulmonar.

Patogênese

Os três mecanismos principais são os seguintes:

1. *Aumento da resistência vascular pulmonar.* A resistência vascular pulmonar normal é de menos de 3 mmHg/min/L. Valores aumentados podem ser vistos devido a vários mecanismos:

---

*N. de R.T. A concentração de P_{CO_2} no final da expiração pode ser continuamente medida por capnografia, em geral em pacientes submetidos à ventilação mecânica.

**Segundo revisão de 2022, um valor de pressão média arterial pulmonar maior que 20 mmHg em repouso confirma o diagnóstico de hipertensão pulmonar e uma resistência vascular pulmonar maior que 2 unidades Wood (mmHg/min/L) é considerada anormal. Humbert M, Kovacs G, Hoeper MM, Badagliacca R, Rolf MF, Berger RMF, et al. 2022 ESC/ERS Guidelines for the diagnosis and treatment of pulmonary hypertension. Eur Heart J. 2022:114.

A. Alterações estruturais nos vasos sanguíneos, incluindo hipertrofia da média, espessamento da íntima e lesões plexiformes. Essas alterações ocorrem nas arteríolas pulmonares e levam ao estreitamento dos vasos e aumento da resistência. Este é o mecanismo primário em pacientes com hipertensão arterial pulmonar idiopática (ver adiante), bem como na hipertensão pulmonar vista em pacientes com esclerodermia, lúpus eritematoso sistêmico, cirrose, vírus da imunodeficiência humana e abuso de anfetaminas.

B. Vasoconstrição, principalmente devida à hipoxia alveolar, como ocorre em moradores de longa data de grandes altitudes e na síndrome de obesidade-hipoventilação. Esse fator também contribui para a hipertensão pulmonar na doença pulmonar obstrutiva grave.

C. Obstrução vascular, conforme visto no tromboembolismo crônico. Os vasos também podem ser ocluídos por circulação de gordura, ar, líquido amniótico e células neoplásicas. Na esquistossomose, os parasitas se alojam em artérias pequenas, podendo causar uma reação granulomatosa, a qual estreita a luz vascular. Um fenômeno semelhante pode ocorrer quando partículas de talco contaminam as substâncias ilícitas injetadas por pessoas que abusam de drogas.

D. Obliteração do leito capilar pulmonar, como no enfisema (ver **Figuras 4.2** e 4.3) ou na fibrose pulmonar idiopática. Várias formas de arterite também podem obliterar os vasos, como na poliarterite nodosa. Raras vezes, pequenas veias estão envolvidas, como na doença pulmonar venoclusiva.

2. *Aumento da pressão atrial esquerda.* Vista em pacientes com doença valvar mitral ou insuficiência ventricular esquerda, esta é uma causa muito comum de hipertensão pulmonar. Embora as alterações na pressão arterial pulmonar se devam a elevações na pressão atrial esquerda e venosa pulmonar, aumentos sustentados na pressão podem causar alterações estruturais nas paredes das pequenas artérias pulmonares, incluindo hipertrofia da média e espessamento da íntima, com aumento da resistência vascular pulmonar.

3. *Aumento do fluxo sanguíneo pulmonar.* Ocorre em cardiopatias congênitas com *shunt* esquerda-direita por meio de comunicações septais interatriais ou interventriculares, ou através de um *ductus arteriosus* patente. No início, a elevação na pressão arterial pulmonar é pequena, pois os capilares são hábeis para acomodar o aumento do fluxo por meio de recrutamento e distensão. No entanto, fluxos elevados sustentados resultam em alterações estruturais nas paredes das pequenas artérias. Sem tratamento, a pressão arterial pulmonar pode alcançar os níveis sistêmicos, revertendo a direção do *shunt* e causando hipoxemia arterial (síndrome de Eisenmenger).

Apresentação clínica e diagnóstico

A apresentação clínica varia significativamente, dependendo da etiologia subjacente. Se o quadro clínico sugerir hipertensão pulmonar, costuma-se realizar ecocardiografia para estimar a pressão sistólica na artéria pulmonar por meio da determinação da quantidade de regurgitação através da valva tricúspide. O cateterismo cardíaco direito é o padrão-ouro para medir a pressão da artéria pulmonar, mas é invasivo e não costuma ser necessário. Após a confirmação da hipertensão pulmonar com esses testes, são realizados exames adicionais para determinar a etiologia, servindo como guia para o tratamento.

Hipertensão arterial pulmonar idiopática

É uma doença incomum de causa incerta, ainda que pareça haver uma predisposição genética. A pressão arterial pulmonar está aumentada devido a uma elevação na resistência vascular pulmonar resultante de hipertrofia da média, espessamento da íntima e arteriopatia plexiforme (**Figura 6.11**). Ela geralmente ocorre em mulheres jovens ou de meia-idade e se apresenta como dispneia aos esforços, embora, nos casos mais graves, possa ocorrer síncope ou dor torácica aos esforços. O exame físico pode demonstrar impulsão ventricular direita, hiperfonese do componente pulmonar da segunda bulha, sopro de regurgitação tricúspide, aumento da distensão venosa jugular e edema de extremidades inferiores. O eletrocardiograma demonstra desvio do eixo para a direita e outros sinais

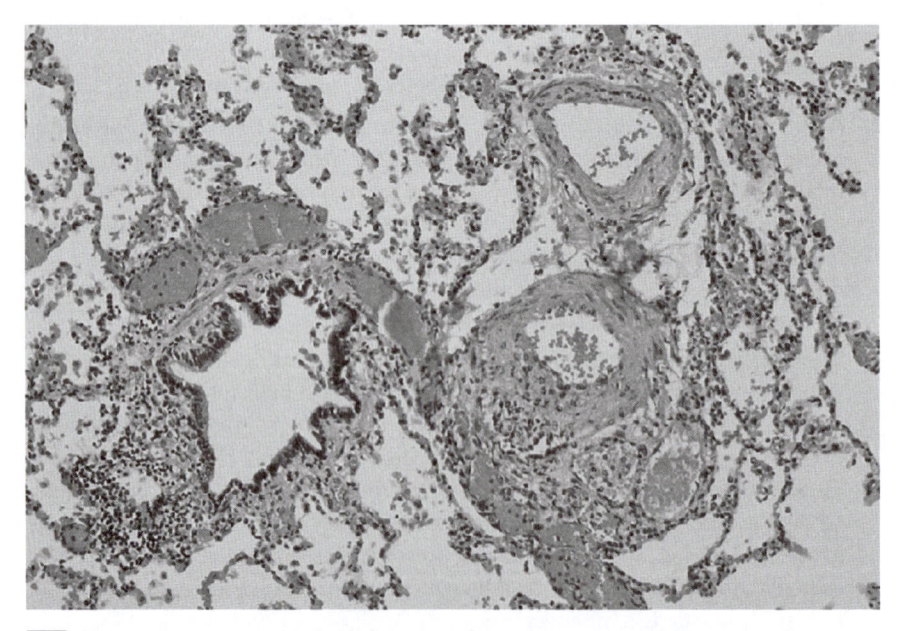

Figura 6.11 Corte histológico de pulmão humano obtido em necropsia de paciente com hipertensão arterial pulmonar idiopática. Observe o aumento da espessura da parede das arteríolas devido à hipertrofia da musculatura lisa. A luz vascular está estreitada, levando ao aumento da resistência vascular. (Imagem cortesia de Edward Klatt, MD.)

de hipertrofia ventricular direita, enquanto a radiografia de tórax pode mostrar aumento das artérias pulmonares e sinais de aumento de átrio e ventrículo direitos. Os pacientes costumam ter hipoxemia, particularmente aos esforços, além de redução da capacidade de difusão do monóxido de carbono. Quando houver suspeita com base nos achados observados anteriormente e na ecocardiografia, o diagnóstico é confirmado pela identificação de aumento da resistência vascular pulmonar e de pressão atrial esquerda normal no cateterismo cardíaco direito. Sem tratamento, a doença progride de maneira inexorável, estando associada com mortalidade muito alta dentro de poucos anos. No entanto, recentes avanços na terapia farmacológica, incluindo o uso de vasodilatadores pulmonares orais e intravenosos, têm levado a melhoras significativas nos desfechos dos pacientes.

Cor pulmonale

Essa expressão define doença cardíaca direita secundária à doença pulmonar estabelecida. A ocorrência de hipertrofia ventricular direita e retenção hídrica na doença pulmonar obstrutiva crônica (DPOC) foi discutida no Capítulo 4. Os mesmos achados podem acontecer na fase tardia das doenças restritivas graves.

Os vários fatores que levam à hipertensão pulmonar são obliteração do leito capilar pela destruição das paredes alveolares ou por fibrose intersticial; obstrução por êmbolos, vasoconstrição hipóxica pulmonar ou pela musculatura lisa hipertrofiada das paredes dos pequenos vasos; e aumento da viscosidade sanguínea por policitemia. É discutível se o termo "insuficiência cardíaca direita" deve ser aplicado a todos os pacientes citados. Em alguns, o débito cardíaco é aumentado porque o coração trabalha na porção alta da curva de Starling, podendo aumentar ainda mais durante exercício. A principal alteração fisiológica desses pacientes é a retenção hídrica. Entretanto, em outros, ocorre insuficiência cardíaca direita verdadeira. Alguns clínicos limitam o nome *cor pulmonale* para os pacientes com evidência eletrocardiográfica de hipertrofia ventricular direita.

▶ MALFORMAÇÃO ARTERIOVENOSA PULMONAR

É uma doença incomum caracterizada por uma comunicação anômala entre um ramo de uma artéria e uma veia pulmonar. A maioria dos pacientes tem telangiectasias hemorrágicas hereditárias. Como sugere o nome da doença, esses pacientes também apresentam telangiectasias de pele e membranas mucosas, sugerindo a presença de um defeito vascular geral, além de comumente apresentarem história pessoal ou familiar de epistaxe ou sangramento gastrintestinal recorrentes devido a anormalidades vasculares também nas superfícies mucosas. Além de telangiectasias, alguns pacientes apresentam baqueteamento digital, e um sopro pode ser detectado na ausculta sobre a fístula.

As lesões pequenas não causam distúrbios funcionais, enquanto as fístulas maiores causam *shunts* verdadeiros e hipoxemia. A P_{O_2} arterial fica muito abaixo do valor esperado quando se faz o teste com inalação de oxigênio a 100% (ver **Figura 2.6**). Como as malformações arteriovenosas costumam se localizar nas porções inferiores do pulmão, o fluxo através das malformações e o *shunt* aumentam quando os pacientes estão na posição ortostática. Isso explica o fato de que os pacientes com fístulas grandes relatam dispneia que piora em ortostatismo (platipneia) e experimentam queda na saturação de oxigênio quando mudam da posição supina para a ortostática (ortodeoxia). Embora as malformações arteriovenosas grandes possam ser vistas na radiografia de tórax, a TC com contraste é o exame diagnóstico preferido (**Figura 6.12**). As malformações arteriovenosas grandes e não tratadas aumentam o risco de acidente vascular encefálico (AVE) e de abscesso intracerebral devido à perda da função de filtração da rede capilar pulmonar. Esse risco é minimizado pela embolização das malformações arteriovenosas grandes usando a radiologia intervencionista.

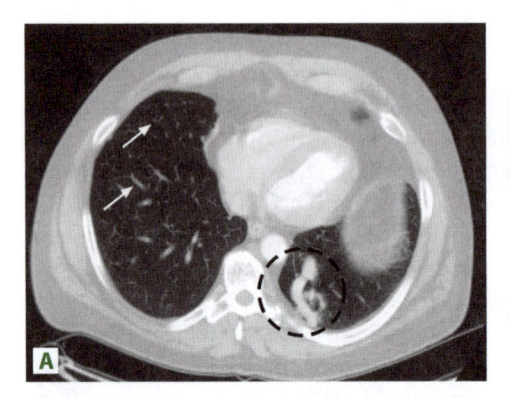

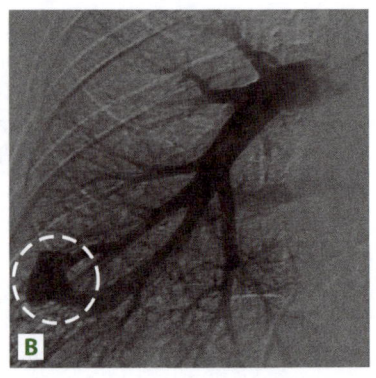

Figura 6.12 Malformação arteriovenosa (MAV) pulmonar na TC de tórax (**A**) e na angiografia pulmonar (**B**). **A**. *O círculo pontilhado preto* delimita a MAV no lobo inferior esquerdo. O tamanho desse vaso pode ser comparado ao dos vasos normais salientados pelas *setas brancas* no pulmão direito. **B**. O *círculo pontilhado branco* delimita a MAV. Observe a diferença de tamanho em comparação aos outros vasos na periferia pulmonar.

CONCEITOS-CHAVE

1. O movimento de líquidos através do endotélio capilar é determinado pela equação de Starling, e alterações no equilíbrio dessa equação podem causar edema pulmonar. Uma causa comum é o aumento da pressão capilar causado por insuficiência cardíaca esquerda.
2. Os achados clínicos de edema pulmonar são dispneia, ortopneia, tosse com expectoração apresentando raias de sangue, taquicardia e estertores crepitantes à ausculta.

DOENÇAS VASCULARES PULMONARES

3. São conhecidos dois estágios do edema pulmonar: intersticial e alveolar. O primeiro dificilmente é detectável, mas o segundo causa sintomas e sinais maiores.
4. A embolia pulmonar muitas vezes não é diagnosticada. Êmbolos de tamanho médio causam dor pleurítica, dispneia e expectoração com raias de sangue, enquanto êmbolos maciços causam colapso cardiovascular. Uma angiografia por TC do tórax confirma o diagnóstico.
5. A hipertensão pulmonar pode ser causada pela elevação da pressão venosa, como na insuficiência cardíaca esquerda; por aumento do fluxo sanguíneo pulmonar, como em algumas cardiopatias congênitas; ou por um aumento da resistência vascular pulmonar, como na hipertensão arterial pulmonar idiopática, em moradores de longa data das grandes altitudes, no tromboembolismo crônico ou por perda de capilares no enfisema ou na fibrose pulmonar.

CASO CLÍNICO

Uma mulher de 72 anos é submetida a reparo cirúrgico de uma fratura pélvica ocorrida durante uma queda em casa. Após a cirurgia, ela evoluiu bem durante a fisioterapia anterior à transferência para uma instituição de reabilitação. No quarto dia de hospitalização, ela desenvolveu dor torácica pleurítica aguda à esquerda e dispneia ao tentar sair da cama para a poltrona. Ao exame, a pressão arterial era de 113/79 mmHg, a frequência cardíaca era de 117 batimentos por minuto, a frequência respiratória era de 22 respirações por minuto e a saturação de oxigênio era de 90% em ar ambiente. Ela estava usando a musculatura acessória para respirar, mas seus pulmões estavam limpos à ausculta. O exame cardíaco era normal, com exceção da taquicardia regular, e ela tinha edema bilateral de membros inferiores que era maior à direita. Uma amostra de sangue arterial em ar ambiente mostrou P_{CO_2} de 39 mmHg e P_{O_2} de 61 mmHg. O eletrocardiograma mostrou taquicardia sinusal, mas sem alterações isquêmicas. Uma radiografia portátil não mostrou opacidades e derrame, nem pneumotórax. Uma angiografia por TC do tórax foi obtida e mostrou defeitos de enchimento na artéria pulmonar do lobo inferior esquerdo.

Questões

- Quais eram os fatores de risco que predispunham a paciente a esse problema?
- Se fosse realizada uma ecocardiografia, que alterações você esperaria encontrar na pressão da artéria pulmonar e na função cardíaca direita?
- Como se explica o fato de haver uma P_{CO_2} normal na gasometria arterial?
- Qual é o mecanismo para a hipoxemia da paciente?

TESTE SEU CONHECIMENTO

Para cada questão, escolha a melhor resposta.

1. Um homem de 41 anos consulta com início súbito de dispneia intensa acompanhada de dor torácica pleurítica à esquerda que iniciou várias horas após uma viagem de avião transoceânica. Não há febre, nem tosse ou hemoptise. Ao exame, os pulmões estão limpos à ausculta e o exame cardíaco é normal, mas há edema de membros inferiores maior à direita. Qual é o exame diagnóstico inicial mais apropriado?

   A. Broncoscopia
   B. TC de tórax com contraste
   C. Ecocardiografia
   D. Angiografia pulmonar
   E. Espirometria

2. Uma mulher de 61 anos sem história de tabagismo é hospitalizada com 2 dias de dispneia progressiva e tosse não produtiva. Ao exame, a pressão arterial era normal, a pulsação venosa jugular estava aumentada, havia terceira bulha cardíaca sem sopros, a ausculta mostrava estertores crepitantes difusos e havia edema bilateral em membros inferiores. Uma radiografia de tórax mostrou cardiomegalia e opacidades bilaterais difusas, enquanto uma ecocardiografia realizada logo após a internação mostrou ventrículo esquerdo dilatado com fração de ejeção baixa (30%) e pressão sistólica da artéria pulmonar aumentada (50 mmHg). Qual dos seguintes é mais provavelmente o responsável pela hipertensão pulmonar?

   A. Inflamação granulomatosa nas arteríolas pulmonares
   B. Aumento da pressão atrial esquerda e venosa pulmonar
   C. Aumento do fluxo sanguíneo pulmonar
   D. Hipertrofia da média e espessamento da íntima das arteríolas pulmonares
   E. Oclusão do leito vascular pulmonar por tromboembolismo recorrente

3. Uma mulher de 22 anos previamente saudável passou 3 dias em uma montanha a 4.500 metros de altitude e desenvolveu dispneia intensa aos mínimos esforços e tosse produtiva de escarro rosado e espumoso. A saturação de oxigênio na oximetria de pulso é anormalmente baixa. A ausculta revela estertores bilaterais. Qual dos seguintes mecanismos é mais provavelmente o responsável pela condição dessa mulher?

   A. Redução da pressão coloidosmótica
   B. Redução da pressão intersticial
   C. Aumento da permeabilidade capilar mediado por endotoxinas
   D. Exagero da vasoconstrição pulmonar hipóxica
   E. Aumento da pressão atrial esquerda

4. Um homem de 57 anos com DPOC muito grave e que segue fumando consulta por ganho ponderal e edema bilateral de membros inferiores ao longo de várias semanas. Ao exame, ele tem pulsação venosa jugular elevada e edema bilateral de membros inferiores até os joelhos. Um eletrocardiograma mostra hipertrofia ventricular direita e desvio do eixo para a direita. Qual dos seguintes é o exame diagnóstico mais adequado nesse momento?

A. Broncoscopia
B. TC de tórax sem contraste
C. EcoDoppler de extremidades inferiores
D. Ecocardiografia
E. Espirometria

5. Um homem de 41 anos consulta para avaliação de dispneia progressiva por vários meses. Ele observa que a dispneia piora em ortostatismo e relata epistaxes intermitentes, mas nega tosse, febre ou hemoptise. No histórico familiar, o pai e um irmão apresentam sangramento gastrintestinal recorrente. Ao exame, a saturação de oxigênio é de 95% em posição supina e de 89% em ortostatismo. Ele apresenta telangiectasias esparsas nas orelhas e pregas nasolabiais, mas sem estertores ou sibilos. Os resultados da gasometria arterial realizada em ar ambiente e com F_IO_2 de 1,0 na posição sentada são mostrados adiante.

F_IO_2	P_{O_2} arterial (mmHg)
0,21	60
1,0	300

Para qual das seguintes complicações esse indivíduo está sob risco sem o tratamento apropriado?

A. Acidente cerebrovascular
B. *Cor pulmonale*
C. Edema pulmonar
D. Fibrose pulmonar
E. Hipertensão pulmonar

6. Um homem de 64 anos com história de hipertensão e doença arterial coronariana consulta na emergência após várias horas de dispneia intensa progressiva. Ao exame, ele está afebril e tem saturação de oxigênio de 90% em ar ambiente. Ele apresenta esforço respiratório, tem pulsação venosa jugular aumentada, um ponto de impulsão máxima deslocado lateralmente, estertores difusos bilaterais à ausculta pulmonar e edema com formação de cacifo bilateral nas extremidades inferiores – que ele afirma ter piorado. Uma radiografia de tórax revela uma grande sombra cardíaca com opacidades alveolares bilaterais em distribuição peri-hilar. Qual das seguintes alterações na função pulmonar você esperaria encontrar no momento da apresentação clínica na emergência?

A. Redução do volume de fechamento
B. Redução da retração elástica pulmonar
C. Aumento de resistência das vias aéreas
D. Aumento da capacidade de difusão do monóxido de carbono
E. Aumento da complacência pulmonar

7. Quatro dias após submeter-se a uma artroplastia total do quadril esquerdo, um homem de 74 anos desenvolve dispneia aguda e dor torácica à direita. Os sinais vitais incluem temperatura de 36,5 °C, frequência cardíaca de 95 batimentos por minuto, frequência respiratória de 24 respirações por minuto e saturação de oxigênio de 89% em ar ambiente. A ausculta demonstra pulmões limpos, frequência cardíaca

rápida e regular, ausência de sopros e edema de 2+ em extremidades inferiores. Uma gasometria arterial em ar ambiente demonstra pH de 7,38, P_{CO_2} de 39 mmHg e P_{O_2} de 60 mmHg. Uma TC de tórax com contraste intravenoso é obtida e uma imagem representativa é mostrada a seguir.

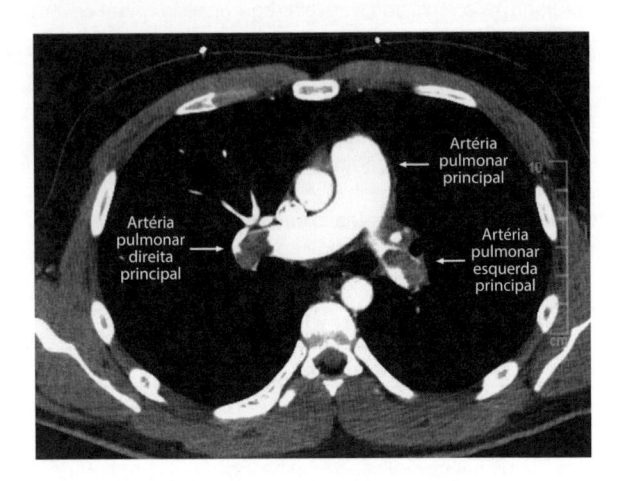

Qual dos seguintes mecanismos explica melhor a saturação de oxigênio observada nesse paciente?

A. Redução da ventilação alveolar em relação à produção de CO_2
B. Aumento das secreções em vias aéreas
C. *Shunt* da esquerda para a direita através de forame oval patente
D. Redistribuição do fluxo sanguíneo levando a áreas de baixa relação ventilação-perfusão
E. Espessamento da barreira alveolocapilar

8. Uma mulher de 45 anos é avaliada por dispneia progressiva aos esforços com evolução de 6 meses. Ela não tem outros problemas clínicos significativos além de uma história de tabagismo de 20 maços-ano. Ao exame, ela apresenta veias cervicais túrgidas, pulmões limpos, aumento da segunda bulha cardíaca, ausência de sopros e mínimo edema de membros inferiores bilateralmente. Os testes de função pulmonar revelam VEF_1/CVF de 0,82 e capacidade de difusão do monóxido de carbono de 53% do previsto. A radiografia de tórax demonstra aumento de artérias pulmonares e aumento do ventrículo direito, sem opacidades ou derrames. No cateterismo cardíaco direito, ela apresenta pressão média na artéria pulmonar de 33 mmHg, resistência vascular pulmonar de 5,2 mmHg/min/L (normal: < 3 mmHg/min/L) e pressão de fechamento da artéria pulmonar de 8 mmHg (normal: de 2-12 mmHg). Qual das seguintes é a causa mais provável da apresentação dessa paciente?

A. Malformação arteriovenosa
B. Doença pulmonar obstrutiva crônica
C. Estenose mitral
D. Hipertensão arterial pulmonar
E. Defeito de septo ventricular

9. Quatro dias após um infarto do miocárdio de parede anterior, um homem de 51 anos previamente saudável desenvolve início agudo de dispneia e hipoxemia. Ao exame, ele apresenta um intenso sopro holossistólico novo que não existia no momento da hospitalização. Uma radiografia de tórax é obtida e é mostrada a seguir. Uma ecocardiografia é realizada e revela regurgitação mitral severa.

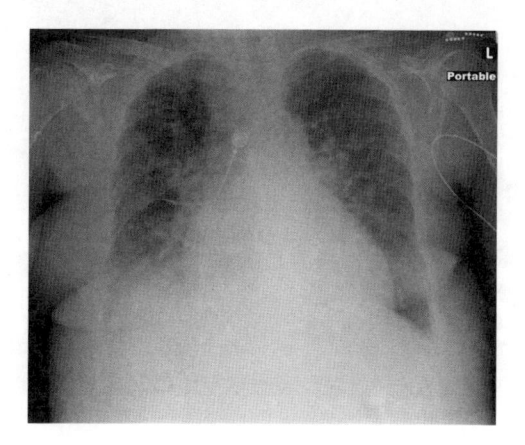

Qual dos mecanismos a seguir mais provavelmente explica a hipoxemia observada e os achados da radiografia de tórax?
A. Redução da pressão coloidosmótica intersticial
B. Aumento da pressão hidrostática intersticial
C. Aumento da drenagem linfática
D. Aumento da pressão coloidosmótica capilar pulmonar
E. Aumento da pressão hidrostática capilar pulmonar

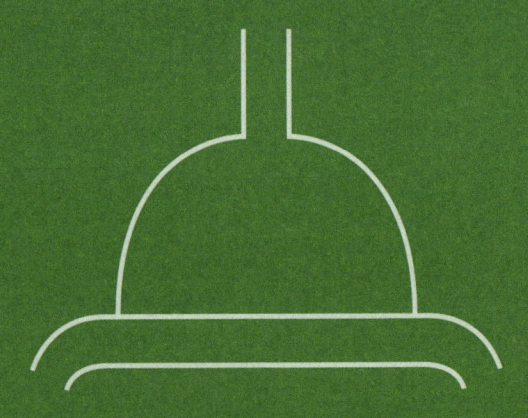

Doenças ambientais, ocupacionais, neoplásicas e infecciosas

7

▶ **Doenças causadas por partículas inaladas**
- Poluentes atmosféricos
  - Monóxido de carbono
  - Óxidos de nitrogênio
  - Óxidos sulfúricos
  - Hidrocarbonetos
  - Material particulado
  - Oxidantes fotoquímicos
  - Fumaça de cigarros
- Deposição de aerossóis no pulmão
  - Impactação
  - Sedimentação
  - Difusão
- Remoção de partículas depositadas
  - Sistema mucociliar
  - Macrófagos alveolares
- Pneumoconiose dos trabalhadores de minas de carvão
  - Patologia
  - Características clínicas
  - Função pulmonar
- Silicose
  - Patologia
  - Características clínicas
  - Função pulmonar
- Doenças relacionadas à exposição ao asbesto
- Outras pneumoconioses
- Bissinose
- Asma ocupacional

▶ **Doenças neoplásicas**
- Carcinoma brônquico
  - Patogênese
  - Classificação
  - Características clínicas e diagnóstico
  - Função pulmonar

▶ **Doenças infecciosas**
- Pneumonia
  - Patologia
  - Características clínicas
  - Função pulmonar
- Tuberculose
- Infecções fúngicas
- Envolvimento pulmonar no HIV

▶ **Doenças supurativas**
- Bronquiectasias
  - Patologia
  - Características clínicas
  - Função pulmonar
- Fibrose cística
  - Patogênese
  - Características clínicas
  - Função pulmonar

DOENÇAS AMBIENTAIS, OCUPACIONAIS, NEOPLÁSICAS E INFECCIOSAS 165

Nos três capítulos anteriores, consideramos três categorias de doenças pulmonares – doenças obstrutivas, doenças restritivas e doenças vasculares pulmonares –, cada uma delas com uma fisiopatologia característica. Há vários outros problemas que podem afetar os pulmões e causar alterações na função pulmonar, mas não necessariamente entram em alguma dessas categorias, portanto são o foco deste capítulo. Ao final deste capítulo, o leitor deverá ser capaz de:

- Descrever os principais poluentes atmosféricos e seus efeitos sobre o sistema respiratório.
- Predizer a localização e o método de deposição na via aérea com base no tamanho de um aerossol.
- Descrever os mecanismos primários para a eliminação das partículas depositadas
- Usar dados clínicos, radiológicos e da função pulmonar para identificar as principais pneumoconioses.
- Descrever os efeitos potenciais das neoplasias pulmonares sobre a função pulmonar.
- Descrever as características clínicas e os efeitos sobre a função pulmonar de infecções pulmonares e fibrose cística.

▶ DOENÇAS CAUSADAS POR PARTÍCULAS INALADAS

Muitas doenças pulmonares ocupacionais e relacionadas à poluição emitida por indústrias são causadas por partículas inaladas. Os poluentes atmosféricos também são fatores importantes na etiologia de outras doenças, como bronquite crônica, enfisema, asma e carcinoma brônquico. Por isso, começaremos pelo ambiente em que vivemos.*

Poluentes atmosféricos

Monóxido de carbono

Produzido pela combustão incompleta do carbono dos combustíveis, sobretudo nos automóveis (**Figura 7.1 B**), este é o maior poluente percentualmente nos Estados Unidos (**Figura 7.1 A**). O principal perigo do monóxido de carbono é sua propensão para se ligar à hemoglobina; como ele tem afinidade 200 vezes maior do que o oxigênio, obtém sucesso na competição com esse gás pelos sítios de ligação à hemoglobina. Além disso, ele aumenta a afinidade do oxigênio pela hemoglobina, diminuindo a liberação desse gás para os tecidos, podendo inibir a oxidase do citocromo mitocondrial (ver *Fisiologia respiratória de West: princípios básicos*, 11.ed., p. 100). Um indivíduo que se locomove em um ônibus urbano pode ter de 5 a 10% da sua hemoglobina ligada ao monóxido de carbono, em especial se for fumante. A emissão de monóxido de carbono e outros poluentes pode ser diminuída pela instalação de catalisadores nos veículos.

---

*N. de R.T. É importante ressaltar a presença de partículas também no ambiente domiciliar. Por exemplo, a inalação de fumaça resultante da queima em fogões à lenha tem sido associada à DPOC.

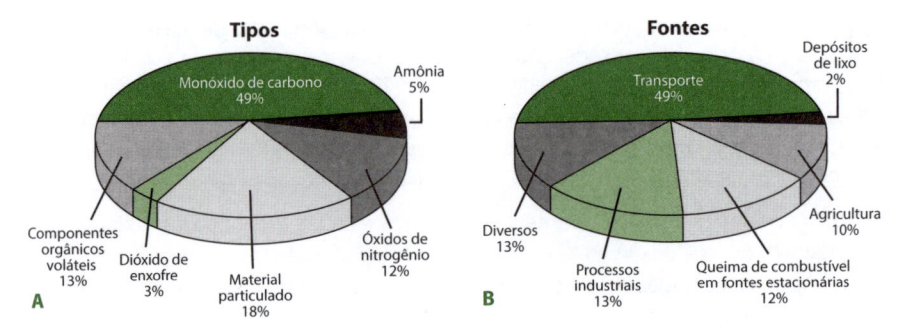

Figura 7.1 Poluentes atmosféricos (por percentual) nos Estados Unidos. Compostos orgânicos voláteis se referem a hidrocarbonetos voláteis, podendo sofrer conversão para a fase gasosa em temperatura ambiente e sob pressão atmosférica. Material particulado se refere a partículas de até 10 micrômetros. Números derivados usando dados do National Emissions Inventory de 2017, United States Environmental Protection Agency.

Óxidos de nitrogênio

São produzidos pela queima de combustíveis fósseis (carvão e petróleo) a altas temperaturas em usinas de energia elétrica ou em automóveis. Esses gases causam inflamação ocular e das vias aéreas altas, dependendo do nível de poluição. Em concentrações mais elevadas, podem causar traqueíte aguda, bronquite aguda e edema pulmonar. A névoa amarelada da poluição atmosférica deve-se à presença desses gases.

Óxidos sulfúricos

São gases tóxicos e corrosivos produzidos pela queima de combustíveis contendo sulfatos, sobretudo em usinas de energia elétrica. Esses gases causam inflamação das mucosas dos olhos, das vias aéreas altas e dos brônquios. A exposição a altas concentrações por pouco tempo causa edema pulmonar; já a exposição a níveis menores por tempo prolongado causa bronquite crônica, de acordo com estudos experimentais. A melhor forma de reduzir a emissão de óxidos sulfúricos é utilizar combustíveis com baixo conteúdo de sulfatos.

Hidrocarbonetos

Os hidrocarbonetos, como o monóxido de carbono, representam combustível desperdiçado e não queimado. Nas concentrações normalmente encontradas na atmosfera, eles não são tóxicos. Entretanto, são perigosos, porque formam oxidantes fotoquímicos quando expostos à luz solar (discutido adiante).

Material particulado

Possuem uma grande variedade de tamanhos, inclusive visíveis, como a fumaça e a fuligem. As maiores fontes são usinas de energia elétrica e indústrias. A emissão dessas partículas pode ser reduzida processando-se ar poluído que seria liberado na atmosfera por meio de filtros ou por atrito, embora a remoção de partículas muito pequenas seja cara.*

Oxidantes fotoquímicos

São o ozônio e outras substâncias, como os nitratos peroxiacil, os aldeídos e a acroleína. Não são emissões primárias, mas são produzidos pela ação da luz solar sobre hidrocarbonetos e óxidos de nitrogênio. Essas reações são lentas, fazendo com que a concentração dos oxidantes fotoquímicos possa aumentar a vários quilômetros de distância de onde o óleo foi derramado. Os oxidantes fotoquímicos causam inflamação dos olhos e das vias aéreas altas, prejudicam a vegetação e produzem um odor muito desagradável. Em altas concentrações, o ozônio pode causar edema pulmonar. Esses oxidantes contribuem para o aspecto grosseiro da névoa poluente.

As concentrações dos poluentes atmosféricos aumentam muito quando há inversão de temperatura, ou seja, uma camada baixa de ar frio acima de uma camada de ar quente. Isso impede que o ar quente e seus poluentes se dirijam para camadas atmosféricas superiores. O efeito deletério da inversão de temperatura é mais acentuado em áreas baixas cercadas por montes, como na bacia de Los Angeles (efeito estufa). A exposição a poluentes atmosféricos costuma ser maior em grandes centros urbanos. Como resultado disso, a carga de doença causada por essas exposições recai muito sobre os moradores dessas áreas, em geral minorias sub-representadas, o que provavelmente contribui de maneira significativa para as disparidades observadas na prevalência e nos desfechos de algumas formas de doença pulmonar.

Maiores poluentes atmosféricos

- Monóxido de carbono.
- Óxidos de nitrogênio.
- Óxidos sulfúricos.
- Hidrocarbonetos.
- Material particulado.
- Oxidantes fotoquímicos.

Fumaça de cigarros

É um dos maiores poluentes na prática, porque é inalado pelos fumantes em concentrações muito maiores do que os poluentes atmosféricos. Ela inclui cerca de 4% de monóxido de carbono, o suficiente para elevar a carboxiemoglobina no fumante para até 10%, uma porcentagem suficiente para prejudicar o desempenho cognitivo e no exercício. A fumaça também contém o alcaloide altamente aditivo nicotina, o qual estimula o sistema nervoso autônomo, causando taquicardia, hipertensão e sudorese. Hidrocarbonetos aromáticos e outras substâncias, também chamadas de "alcatrão", parecem ser os responsáveis pelo alto risco de carcinoma brônquico em fumantes – um homem que fuma 35 cigarros por dia tem um risco 40 vezes maior do

---

*N. de R.T. A fração do material particulado que causa mais dano à saúde humana é a com diâmetro menor que 2,5 μ (PM2,5). Essas partículas chegam aos alvéolos, atravessam a barreira alvéolo-capilar e por meio do sangue atingem diferentes órgãos do corpo.

que um não fumante. Também são bem documentados os maiores riscos de bronquite crônica, enfisema, doença arterial coronariana e doença arterial periférica.

Os cigarros eletrônicos foram propostos como método alternativo para a oferta de nicotina sem os riscos do cigarro convencional. Ao se considerar a curta duração de sua disponibilidade comercial, os efeitos em longo prazo sobre a função pulmonar e o risco de câncer de pulmão ainda não estão claros, embora haja algumas evidências sugestivas de que os cigarros eletrônicos causem alterações semelhantes no equilíbrio proteases-antiproteases em comparação com o cigarro convencional, o que poderia predispor ao desenvolvimento de enfisema. O uso disseminado entre adolescentes se tornou um problema significativo de saúde pública, com preocupações sobre o risco de adição precoce à nicotina e sobre o potencial de conversão para o cigarro convencional.

Deposição de aerossóis no pulmão

O termo *aerossol* significa uma série de partículas que permanecem no ar por um tempo substancial. Muitos poluentes se comportam dessa forma, e a sua deposição pulmonar depende basicamente do seu tamanho. As propriedades dos aerossóis também são importantes no mecanismo de ação dos broncodilatadores inalados. São conhecidos três mecanismos de deposição.

Impactação

É a tendência das maiores partículas inspiradas em se depositar nas angulações do trato respiratório. Nesse caso, as partículas permanecem nas mucosas do nariz e da faringe (**Figura 7.2A**) e nas bifurcações das vias aéreas maiores. Uma vez que a partícula se choca com uma superfície úmida, mantém-se aprisionada. O nariz é muito eficiente em remover partículas maiores desse modo; quase todas as partículas superiores

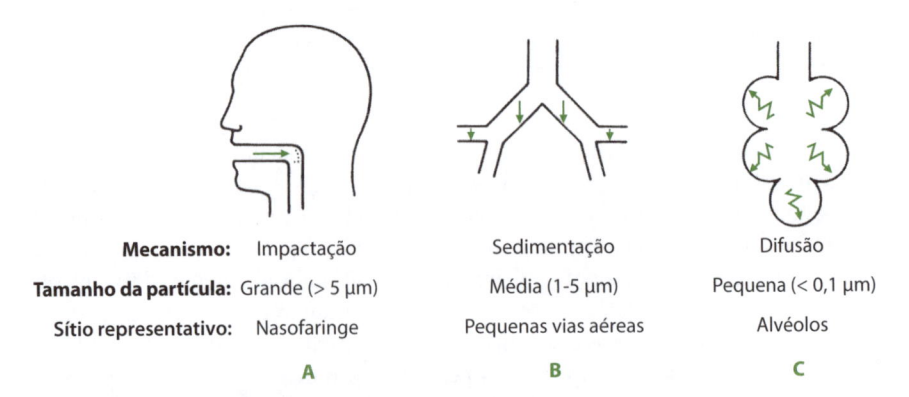

Mecanismo:	Impactação	Sedimentação	Difusão
Tamanho da partícula:	Grande (> 5 μm)	Média (1-5 μm)	Pequena (< 0,1 μm)
Sítio representativo:	Nasofaringe	Pequenas vias aéreas	Alvéolos
	A	B	C

Figura 7.2 Esquema de deposição de aerossóis no pulmão. A expressão *sítios representativos* não significa que esses sejam os únicos locais onde ocorrem essas formas de deposição. Por exemplo, a impactação também ocorre nos brônquios de tamanho médio, assim como a difusão pode acontecer nas grandes e pequenas vias aéreas. (Ver detalhes no texto.)

DOENÇAS AMBIENTAIS, OCUPACIONAIS, NEOPLÁSICAS E INFECCIOSAS 169

a 20 μm de diâmetro e aproximadamente 95% das com 5 μm são filtradas pelo nariz durante a respiração. A **Figura 7.3** mostra que, durante a respiração nasal, a maior parte da deposição de partículas acima de 3 μm de diâmetro ocorre na nasofaringe.

Sedimentação

É a deposição gradual de partículas em razão do seu peso (**Figura 7.2B**). Ela é particularmente importante para as partículas de tamanho médio (1-5 μm). A sedimentação ocorre basicamente nas vias aéreas menores, incluindo-se os bronquíolos terminais e respiratórios. A razão disso é que as dimensões dessas vias aéreas são pequenas e, portanto, as partículas têm uma distância mais curta para cair. Observe que as partículas, ao contrário dos gases, não são hábeis para se difundir dos bronquíolos respiratórios até os alvéolos, pois têm uma taxa de difusão muito pequena. (ver *Fisiologia respiratória de West: princípios básicos*, 11.ed., pp. 6-7).

Um exemplo desse fenômeno é o acúmulo de poeira ao redor dos bronquíolos terminais e respiratórios na fase inicial da pneumoconiose dos mineradores de carvão (**Figura 7.4**). Ainda que a retenção de poeira dependa tanto da deposição quanto da eliminação, e é possível que parte dessa poeira seja transportada aos alvéolos periféricos, a aparência é de um gráfico que nos lembra a vulnerabilidade dessa região pulmonar. Tem sido sugerido que algumas alterações precoces vistas na bronquite crônica e no enfisema são secundárias à deposição de poluentes atmosféricos nessas pequenas vias aéreas (incluindo partículas da fumaça de cigarro).

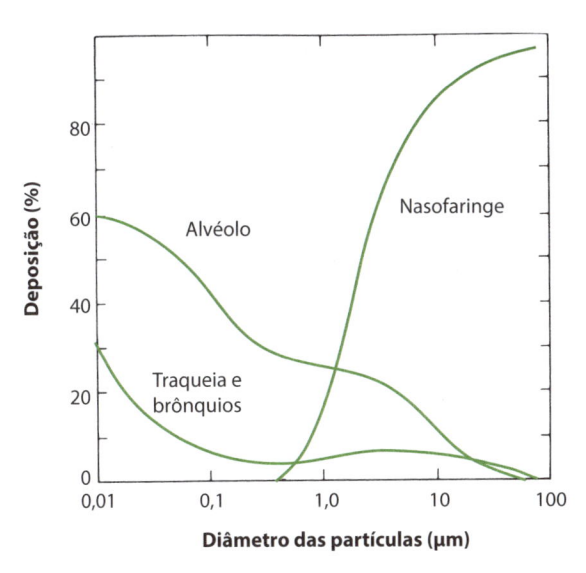

Figura 7.3 Sítios de deposição dos aerossóis. As partículas maiores permanecem na nasofaringe, mas parte das partículas pequenas pode penetrar nos alvéolos.

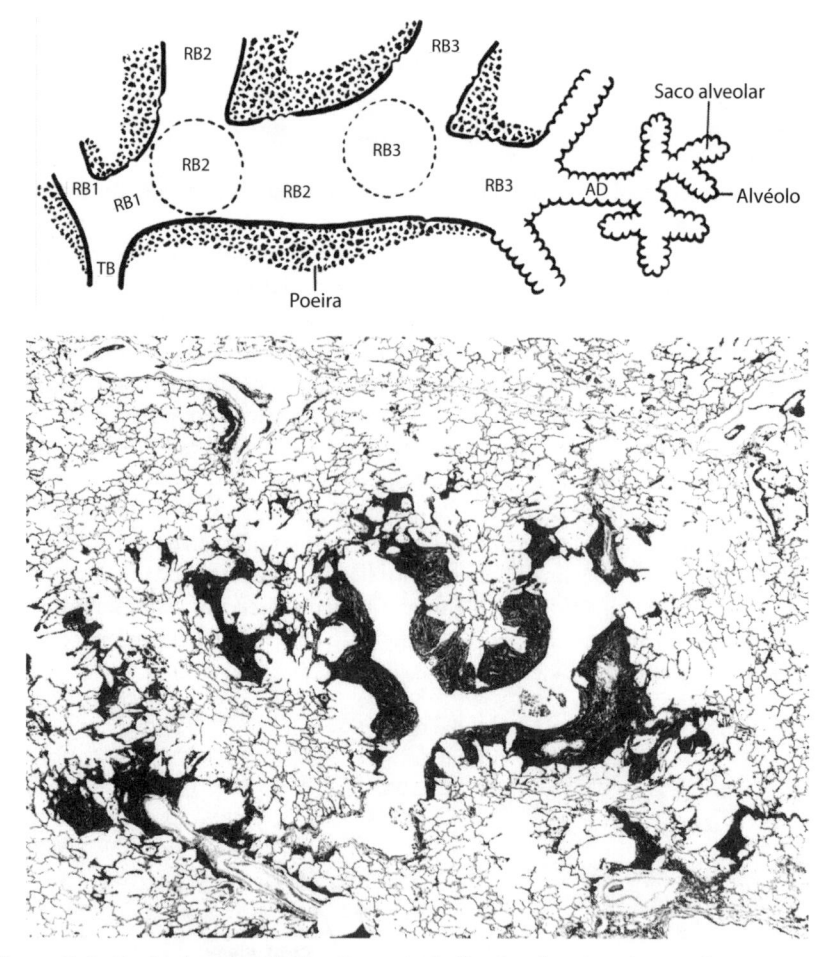

Figura 7.4 Corte de um pulmão de um trabalhador de mina de carvão mostrando acúmulo de poeira em torno dos bronquíolos respiratórios. Essas pequenas vias aéreas mostram algumas dilatações, algumas vezes chamadas de enfisema focal. (Reimpressa de Heppleston AG, Leopold JG. Chronic pulmonary emphysema: Anatomy and pathogenesis. Am J Med. 1961;31:279–291. Copyright © 1961 Elsevier. Com permissão.)

Difusão

É um movimento aleatório de partículas causado pelo seu bombardeamento contínuo por moléculas gasosas (**Figura 7.2C**). É significativo apenas com partículas muito pequenas (inferiores a 0,1 μm de diâmetro). A deposição por difusão se dá basicamente nas pequenas vias aéreas e nos alvéolos, onde as distâncias até as paredes são as menores. Contudo, alguma deposição por meio desse mecanismo também ocorre nas vias aéreas maiores.

DOENÇAS AMBIENTAIS, OCUPACIONAIS, NEOPLÁSICAS E INFECCIOSAS

Muitas partículas inaladas não são depositadas, sendo exaladas no próximo ciclo respiratório. Somente cerca de 30% das partículas com 0,5 μm de diâmetro permanecem no pulmão durante a respiração normal em repouso. Essas partículas são muito pequenas para se impactarem ou sedimentarem de forma expressiva e muito grandes para se difundirem de forma significativa. Como resultado disso, elas não se movem por difusão dos bronquíolos terminais e respiratórios para os alvéolos, que é a forma pela qual os gases normalmente se movem nessa região. Durante a inspiração, partículas pequenas podem se agregar ou absorver água, tornando-se maiores.

O padrão ventilatório afeta o volume de deposição dos aerossóis. Inspirações lentas e profundas aumentam a penetração pulmonar, elevando a quantidade de poeira depositada por sedimentação e difusão. O exercício eleva o fluxo aéreo, aumentando o depósito por impactação. Em geral, a deposição de poeira durante o exercício é proporcional à ventilação, o que é importante, por exemplo, em um trabalhador de minas.

Deposição e remoção de partículas inaladas

Deposição
- Impactação
- Sedimentação
- Difusão

Remoção
- Sistema mucociliar
- Macrófagos alveolares

Remoção de partículas depositadas

Felizmente, o pulmão é eficiente na remoção das partículas depositadas. Existem dois mecanismos diferentes de remoção: sistema mucociliar e macrófagos alveolares (**Figura 7.5**).

Sistema mucociliar

O muco é produzido por duas fontes:

1. Glândulas seromucosas situadas na profundidade das paredes brônquicas (ver **Figuras 4.6**, **4.7** e **7.6**). Há tanto células produtoras de muco quanto produtoras de secreção serosa. Existem ductos que levam o muco até a superfície das vias aéreas.
2. Células caliciformes, as quais fazem parte do epitélio brônquico.

A camada de muco com espessura de 5 a 10 μm auxilia de duas maneiras na remoção de materiais depositados. Primeiro, ela contém a imunoglobulina A (IgA), a qual é derivada de plasmócitos e tecido linfoide e atua como defesa importante contra proteínas estranhas, bactérias e vírus. Segundo, e talvez mais importante, é o movimento das duas camadas de muco em direção à via aérea alta (**Figura 7.6**). Os cílios se movimentam na parte profunda da camada sol, o que ajuda a mover a camada de gel superficial em direção cefálica. A camada de gel é relativamente tenaz e viscosa, o que auxilia no aprisionamento de partículas depositadas, enquan-

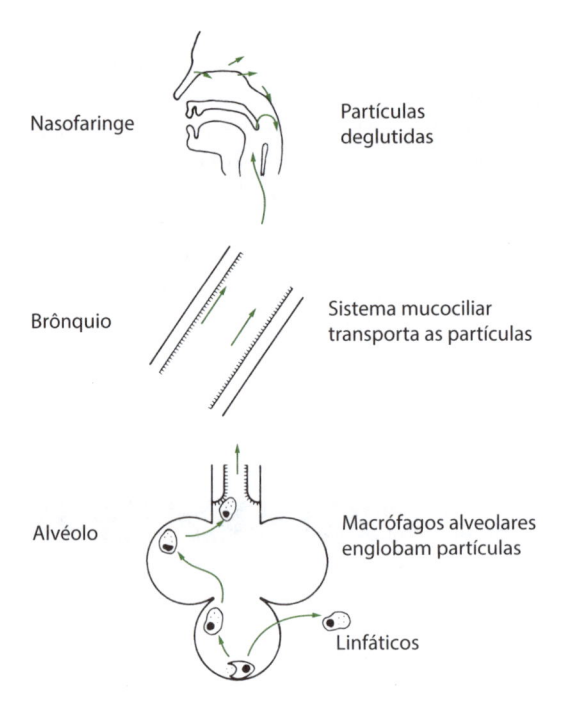

Figura 7.5 Remoção de partículas inaladas do pulmão. Partículas depositadas na superfície das vias aéreas são transportadas pelo movimento mucociliar e deglutidas. Partículas que atingem os alvéolos são englobadas pelos macrófagos, os quais migram até a superfície ciliar ou se movem pelos linfáticos.

to a camada sol mais profunda é menos viscosa e, assim, permite que os cílios se movimentem facilmente.

Os cílios têm 5 a 7 μm de comprimento e batem de forma sincronizada a uma frequência de 1.000 a 1.500 vezes por minuto. No movimento para frente, as pontas

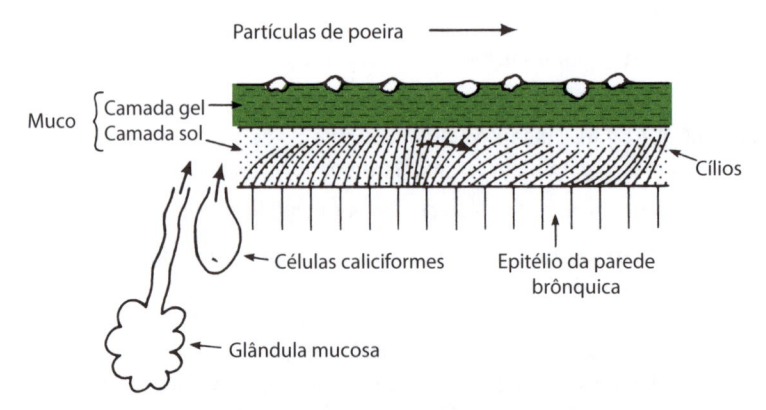

Figura 7.6 Movimento mucociliar anterógrado (em escala ascendente). A lâmina de muco consiste em uma camada de gel superficial que aprisiona partículas inaladas e uma camada sol mais profunda. O muco é propelido pelos cílios.

dos cílios entram em contato com a camada de gel, propelindo-a. Contudo, durante a recuperação do movimento, os cílios estão dobrados, mantendo-se dentro da camada sol, na qual a resistência é menor.

O muco se move cerca de 1 mm/min nas pequenas vias aéreas, mas tão rápido como 2 cm/min na traqueia, finalmente atingindo a faringe, onde as partículas são deglutidas. O processo de remoção brônquica em geral é completado em menos de 24 horas. Em ambientes muito empoeirados, a secreção mucosa pode aumentar muito, fazendo com que a expectoração ajude na remoção.

A retenção anormal de secreções ocorre em algumas doenças devido a anormalidades na função ciliar – vistas nas discinesias ciliares – ou devido a alterações na composição do muco – que ocorrem na fibrose cística e na asma –, de modo que ele não pode ser transportado facilmente pelos cílios.

A atividade normal do sistema mucociliar é também afetada por poluição e doenças. Os cílios aparentemente são paralisados pela inalação de gases tóxicos, como os óxidos sulfúricos e os óxidos de nitrogênio, e talvez pela fumaça do cigarro. O epitélio alveolar pode ser desnudado na inflamação aguda do trato respiratório, como após a infecção por *influenza*. Mudanças nas características do muco podem ocorrer em infecções, o que dificulta o transporte pelos cílios. Tampões de muco ocorrem na asma, mas o mecanismo não é conhecido. Por fim, em infecções crônicas, como as bronquiectasias e a bronquite crônica, o volume de secreções pode superar a capacidade do transporte ciliar.

Macrófagos alveolares

O sistema mucociliar termina próximo dos alvéolos, onde as partículas depositadas são engolfadas pelos macrófagos. Essas células ameboides movimentam-se em torno da superfície alveolar. Quando elas fagocitam partículas estranhas, migram para as pequenas vias aéreas, onde transferem-nas para o sistema mucociliar (**Figura 7.5**) ou deixam os pulmões através dos linfáticos e possivelmente também pelo sangue. Quando há muita poeira ou as partículas são tóxicas, alguns macrófagos migram através das paredes dos bronquíolos respiratórios e se desfazem das partículas nesse local. A **Figura 7.4** mostra o acúmulo de poeira em torno dos bronquíolos respiratórios de um trabalhador de mina de carvão. No caso de poeira tóxica, como a sílica, uma reação fibrótica localizada é estimulada nessa região.

Os macrófagos não só transportam bactérias para fora do pulmão, como as matam no local por meio de lisozimas. Assim, o alvéolo se torna rapidamente estéril, ainda que leve algum tempo para os organismos mortos serem eliminados do pulmão. Mecanismos imunes também são importantes na ação antibacteriana dos macrófagos. A atividade normal dos macrófagos pode ser reduzida por vários fatores, como fumaça de cigarro, gases oxidantes, como o ozônio, hipoxia alveolar, radiação, corticoterapia e ingesta alcoólica. Os macrófagos que englobam partículas de sílica com frequência são destruídos por essas toxinas.

Pneumoconiose dos trabalhadores de minas de carvão

A expressão *pneumoconiose* se refere à doença pulmonar parenquimatosa causada pela inalação de poeira inorgânica. Uma forma vista nos trabalhadores de minas de carvão é relacionada diretamente à quantidade de pó de carvão a qual o mineiro foi exposto.

Patologia

Devem ser diferenciadas as formas iniciais e tardias da doença. Na forma simples da pneumoconiose dos mineradores de carvão, podem ser vistas máculas de poeira de carvão (**Figura 7.7A**), bem como agregados de partículas de carvão ao redor de bronquíolos terminais e respiratórios, com alguma dilatação dessas pequenas vias aéreas (**Figura 7.4**). Na forma avançada, conhecida como fibrose maciça progressiva, são vistas massas condensadas de tecido fibroso preto infiltrado por poeira. Somente uma pequena fração dos mineiros expostos a grandes concentrações de poeira desenvolve fibrose maciça progressiva.

Características clínicas

A pneumoconiose dos mineradores de carvão simples causa pouca incapacidade a despeito do aspecto radiológico. São frequentes dispneia e tosse, porém dependem da história de tabagismo do minerador e provavelmente se devem a bronquite crônica e enfisema associados. Ao contrário, a fibrose maciça progressiva causa dispneia mais importante, podendo culminar em insuficiência respiratória.

Na pneumoconiose simples, a radiografia torácica mostra um infiltrado micronodular tênue, sendo reconhecidos vários estágios, conforme a densidade das consolidações. A fibrose maciça progressiva causa grandes consolidações irregulares cercadas por pulmão exageradamente radiolucente.

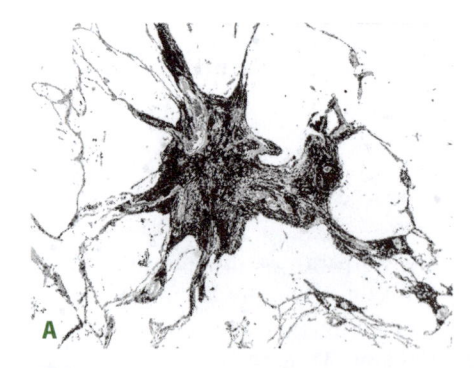

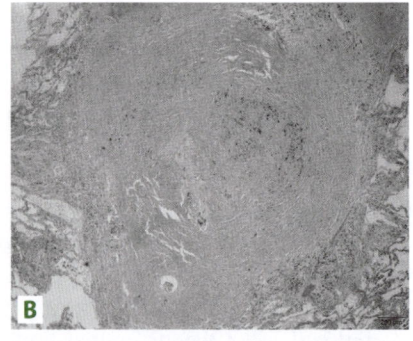

Figura 7.7 A. Mácula de poeira de carvão ao redor de enfisema em indivíduo com a forma simples da pneumoconiose dos mineradores de carvão. (Imagem cortesia de Victor Roggli, MD.) **B.** Nódulo silicótico em indivíduo com silicose. (Imagem cortesia do National Coal Workers' Autopsy study, Sidney Clingerman, BS and Ann F. Hubbs, DVM, PhD.)

Função pulmonar

A pneumoconiose simples causa pouco prejuízo funcional por si só. No entanto, algumas vezes, vê-se uma pequena redução no volume expiratório forçado, uma elevação do volume residual (VR) e uma queda da P_{O_2} arterial. Costuma ser difícil saber se essas alterações são causadas pela presença de bronquite crônica e enfisema associados ao tabagismo.

A fibrose maciça progressiva causa um padrão misto obstrutivo e restritivo. A distorção das vias aéreas produz alterações obstrutivas irreversíveis, ao passo que as grandes massas de tecido fibrótico reduzem o volume pulmonar utilizável. Podem ocorrer hipoxemia progressiva, *cor pulmonale* e insuficiência respiratória.

Silicose

É uma pneumoconiose causada por inalação de sílica (SiO_2) em trabalhadores de pedreiras, mineradores ou jateadores de areia. A poeira do carvão é praticamente inerte, ao passo que as partículas de sílica são tóxicas e provocam uma reação fibrótica grave no pulmão.

Patologia

Os nódulos silicóticos são compostos por círculos concêntricos de fibras de colágeno densas encontradas em torno dos bronquíolos respiratórios, no interior dos alvéolos e ao longo dos linfáticos (**Figura 7.7B**). As partículas de sílica podem ser vistas nos nódulos com o uso de microscopia polarizada.

Características clínicas

As formas leves da doença podem não causar sintomas, embora a doença avançada resulte em tosse e dispneia intensa, especialmente aos esforços. A radiografia na doença inicial mostra marcas nodulares finas, enquanto as formas mais graves demonstram estrias de tecido fibroso e fibrose maciça progressiva (**Figura 7.8**). A doença pode progredir mesmo após o fim da exposição à sílica. Além de um risco aumentado de câncer de pulmão, os pacientes com silicose têm risco aumentado de tuberculose e de infecções fúngicas e por micobactérias não tuberculosas.

Função pulmonar

As alterações são similares às vistas na pneumoconiose dos trabalhadores de minas de carvão, porém frequentemente mais graves. Na doença avançada, podem ocorrer fibrose intersticial generalizada com padrão restritivo, hipoxemia (particularmente durante o exercício) e redução da capacidade de difusão.

Doenças relacionadas à exposição ao asbesto

O asbesto é um mineral silicato fibroso encontrado em estado natural e utilizado em uma variedade de aplicações industriais, como isolantes térmicos, tubulações, telhados e lona de freios. As fibras de asbesto são longas e finas, e é possível que

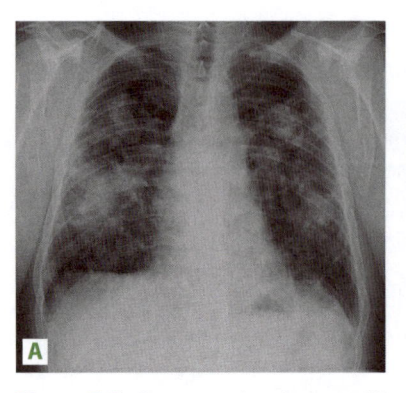

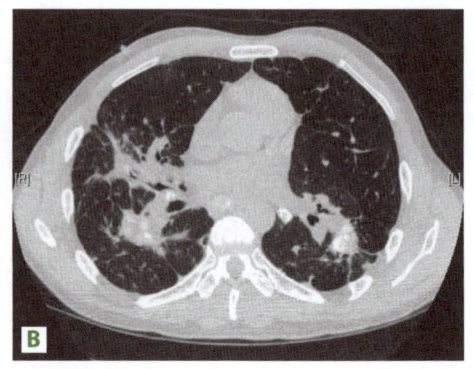

Figura 7.8 Imagem do tórax na fibrose maciça progressiva. A. Radiografia de tórax demonstrando opacidades esparsas e confluentes bilaterais. **B.** Corte de TC do tórax mostrando opacidades densas e esparsas bilaterais. As áreas brancas proeminentes dentro das opacidades representam calcificações.

as suas características aerodinâmicas facilitem a penetração profunda no pulmão. Quando elas estão dentro do órgão, são revestidas de material proteináceo. Quando expectoradas, são denominadas corpos de asbesto.

São conhecidos três perigos à saúde:

1. Fibrose pulmonar (asbestose): Ocorre gradualmente após exposição pesada, apresentando-se como dispneia progressiva (especialmente aos esforços), fraqueza, baqueteamento digital e crepitações finas basais. A radiografia de tórax demonstra opacidades reticulares basais, as quais lembram aquelas vistas na fibrose pulmonar idiopática. As duas podem ser diferenciadas pelo fato de que os pacientes com asbestose costumam apresentar placas de asbesto calcificadas. Na doença avançada, os testes de função pulmonar revelam um padrão restritivo típico com redução da capacidade vital e da complacência pulmonar. Uma queda da capacidade de difusão ocorre em uma fase relativamente precoce da doença.

2. Carcinoma brônquico: O risco é muito aumentado pelo tabagismo concomitante.

3. Doença pleural: Pode apresentar-se como placas ou espessamentos pleurais, os quais costumam ser inofensivos, derrames pleurais e mesotelioma maligno. O mesotelioma é um câncer agressivo que pode ocorrer até 40 anos após a exposição e está associado com restrição progressiva da movimentação torácica, dor torácica intensa e evolução clínica desfavorável e rápida, sem muita resposta ao tratamento.

Outras pneumoconioses

Várias outras poeiras podem causar pneumoconiose simples. Exemplos são o ferro e seus óxidos, os quais causam siderose com um padrão radiológico característico moteado. Antimônio e estanho são outras causas de pneumoconiose. A exposição ao berílio resulta em lesões granulomatosas do tipo agudo ou crônico com manifestações pulmonares, incluindo fibrose intersticial que lembra a sarcoidose. O estrito controle do berílio industrial reduziu muito a incidência dessa causa de pneumoconiose.*

Bissinose

Algumas poeiras orgânicas inaladas causam reação mais nas vias aéreas do que nos alvéolos. Um bom exemplo é a bissinose, consequente à exposição ao pó do algodão, em especial onde as fibras são inicialmente processadas, limpas e tecidas.

A patogênese não é conhecida em sua plenitude, mas parece que a inalação de alguns componentes ativos nas brácteas (folhas em torno da cápsula de algodão) causa a liberação de histamina por mastócitos no pulmão. O resultado é broncoespasmo, causando dispneia e sibilância. Um achado da doença é a piora da sintomatologia quando o trabalhador entra no moinho, em especial após um período de afastamento. Por essa razão, essa doença é algumas vezes chamada de "febre da segunda-feira". Os sintomas lembram aqueles da asma e incluem dispneia, sensação de opressão torácica, sibilos e tosse irritativa. Trabalhadores que têm bronquite crônica ou asma são mais suscetíveis.

Os testes de função pulmonar mostram um padrão obstrutivo com redução de volume expiratório forçado no primeiro segundo (VEF_1), capacidade vital forçada (CVF), volume expiratório forçado como porcentagem da capacidade vital forçada (VEF_1/CVF) e fluxo expiratório forçado ($FEF_{25\%-75\%}$). A resistência das vias aéreas e a desigualdade da ventilação estão aumentadas. É característica a piora gradual dessas alterações no transcorrer de um dia de trabalho, porém com recuperação parcial ou completa durante a noite ou no final de semana. Não há evidência de envolvimento parenquimatoso, e a radiografia torácica é normal. Contudo, estudos epidemiológicos mostram que a exposição diária por 20 anos ou mais causa redução permanente da função pulmonar do tipo encontrada na doença pulmonar obstrutiva crônica (DPOC).

Asma ocupacional

Várias ocupações expõem os indivíduos a poeiras orgânicas alergênicas, e alguns deles podem desenvolver hipersensibilidade. Isso ocorre em trabalhadores de moinho de farinha, sensíveis ao gorgulho-do-trigo,** trabalhadores da indústria da madeira expostos ao cedro-vermelho ocidental, pintores expostos à cola de acácia e trabalhadores que lidam com pelos e penas de animais. O diisocianato de tolueno

---

*N. de R.T. O quadro clínico-radiológico da beriliose assemelha-se ao da sarcoidose. Isso reforça a necessidade de uma anamnese detalhada sobre as exposições, já que a comprovação laboratorial ou histológica da presença do berílio não é amplamente disponível.

**N. de R.T. O gorgulho-do-trigo é um inseto (*Sitophilus gronuarium*) associado a pragas que atacam vários tipos de grãos (trigo, arroz, milho, etc.), causando prejuízo significativo em safras armazenadas.

é um caso especial, porque alguns indivíduos apresentam sensibilidade extrema a essa substância utilizada na manufatura de produtos de poliuretano. Da mesma forma que a bissinose, os sinais, sintomas e anormalidades da função pulmonar podem diminuir durante o tempo de afastamento de serviço.

▶ DOENÇAS NEOPLÁSICAS

Carcinoma brônquico

Este livro trata da função do pulmão doente e de como ela é refletida nos testes de função pulmonar. No caso de doenças neoplásicas, este não costuma ser um tópico importante, pois, com exceção da doença muito avançada, os efeitos do câncer de pulmão na função pulmonar geralmente são mínimos em comparação com as questões mais importantes de diagnóstico, estadiamento e tratamento. Assim, esta seção é relativamente breve, devendo ser consultados livros-texto de patologia ou medicina interna para detalhes adicionais sobre diagnóstico, estadiamento e manejo dessas doenças.

Apesar de ser uma doença em grande medida prevenível, o câncer de pulmão continua a apresentar uma incidência muito alta, permanecendo como a principal causa de mortalidade por câncer em homens e mulheres nos Estados Unidos.

Patogênese

Há ampla evidência de que o tabagismo seja um fator importante. Estudos epidemiológicos mostram que um indivíduo que fuma 20 cigarros por dia tem uma chance aproximadamente 20 vezes maior de morrer dessa doença do que um não fumante de mesma idade e do mesmo sexo. Além disso, o risco diminui drasticamente se o indivíduo parar de fumar.

Os agentes etiológicos específicos no fumo são incertos, mas muitas substâncias potencialmente carcinogênicas estão presentes, como hidrocarbonetos aromáticos, fenóis e radioisótopos. Muitas partículas do fumo são microscópicas e penetram no pulmão. Entretanto, o fato de muitos carcinomas broncogênicos acometerem os grandes brônquios sugere que a deposição por impactação e sedimentação desempenha um papel importante (**Figura 7.2**). Além disso, os brônquios de maior calibre são expostos a altas concentrações de produtos da fumaça do tabaco à medida que esses materiais são transportados pelo sistema mucociliar das vias aéreas periféricas. Fumantes passivos também têm um risco aumentado. Ainda é cedo para saber de que maneira os cigarros eletrônicos afetam o risco de câncer de pulmão.

São reconhecidos outros fatores etiológicos. Habitantes de zonas urbanas têm maior risco, sugerindo um papel da poluição atmosférica. Esse achado não é surpreendente considerando-se a variedade de irritantes crônicos da árvore respiratória existentes no ar de ambientes urbanos (**Figura 7.1**). Existem também fatores ocupacionais, especialmente a exposição a cromatos, níquel, arsênico, asbesto e gases radiativos.

Classificação

A maioria das neoplasias pulmonares fica em uma de duas categorias: carcinoma de pequenas células e não de pequenas células.

A. *Carcinomas de pequenas células.* Estas neoplasias contêm uma população homogênea de células similares a "grão de areia" que dão uma aparência característica. Elas são altamente malignas, e já costuma haver metástases no momento do diagnóstico. Esses tumores costumam se apresentar como grandes massas centrais, em raras vezes são periféricos e em geral não cavitam.

B. *Carcinomas não de pequenas células.* Estes são atualmente a forma mais comum de câncer de pulmão, incluindo vários subtipos.

   1. Os *adenocarcinomas* são o carcinoma não de pequenas células mais comum, com incidência crescente, sobretudo entre as mulheres. Eles costumam ocorrer na periferia do pulmão, mostram diferenciação glandular e geralmente produzem muco.

   2. Os *carcinomas epidermoides* têm aspecto microscópico característico, incluindo pontes intercelulares, ceratina e padrão celular em espirais ou ninhos. A maioria dos cânceres epidermoides surge nas vias aéreas proximais, mas podem ser vistas lesões periféricas. Algumas vezes, ocorre cavitação em lesões centrais ou periféricas.

   3. Os *carcinomas de grandes células* são cânceres epiteliais sem características glandulares ou epidermoides e, dessa forma, não podem ser classificados como adenocarcinomas ou carcinomas epidermoides. Eles são predominantemente periféricos e costumam demonstrar necrose.

   Carcinoma bronquioalveolar era um termo anteriormente usado para descrever um quarto tipo de carcinoma não de pequenas células caracterizado por localização periférica, citologia bem diferenciada, crescimento ao longo de septos alveolares e capacidade de disseminação através das vias aéreas ou dos linfáticos. As classificações mais recentes inserem esses tumores em uma de várias subcategorias dos adenocarcinomas, como o adenocarcinoma *in situ* ou o adenocarcinoma minimamente invasivo.

   Alguns tumores mostram heterogeneidade de tipos celulares, dificultando, assim, a classificação. Também há várias outras neoplasias pulmonares, incluindo os tumores carcinoides e os mesoteliomas, que não se encaixam nesse sistema de classificação.

Características clínicas e diagnóstico

Tosse não produtiva e hemoptise são sintomas iniciais comuns, enquanto a perda ponderal é um sinal de doença avançada. Os tumores que comprimem o nervo laríngeo recorrente esquerdo podem se apresentar com rouquidão, enquanto a dispneia é vista nas neoplasias que causam um derrame pleural grande ou uma obstrução brônquica. Dependendo do tamanho, da localização e da extensão do tumor, os pacientes podem ter exame físico normal ou linfadenopatia, além de sinais de colapso lobar, consolidação ou derrame pleural. A radiografia de tórax é útil para o diagnóstico, mas os carcinomas pequenos podem ser visíveis apenas na tomografia computadorizada (TC) de tórax ou na broncoscopia. Para facilitar o diagnóstico precoce, são usadas a biópsia guiada por TC, a mediastinoscopia e várias técnicas broncoscópicas, incluindo a ultrassonografia endobrônquica. A citologia de escarro pode ser útil em um número limitado de pacientes.

Função pulmonar

Embora a função pulmonar em geral seja normal na doença inicial, ela costuma estar comprometida na doença moderadamente avançada ou grave. Um derrame pleural grande causa um defeito restritivo, assim como um colapso lobar por obstrução brônquica completa. A obstrução parcial de um brônquio grande deve causar um padrão obstrutivo. A obstrução pode ser causada por um tumor na luz da via aérea ou pela compressão por uma massa ou linfadenopatia externa à via aérea. Algumas vezes, o movimento do pulmão no lado afetado é atrasado em relação ao do pulmão normal, e o ar pode movimentar-se entre o lobo normal e o obstruído (ver *Fisiologia respiratória de West: princípios básicos*, 11.ed., pp. 204-205). Esse ciclo é conhecido como "pêndulo de ar". A obstrução completa de um brônquio-fonte costuma gerar um padrão restritivo com VEF_1 baixo, CVF baixa e relação VEF_1/CVF normal.

Embora as anormalidades da função pulmonar não sejam uma característica proeminente de muitas neoplasias pulmonares, a avaliação da função pulmonar ainda é importante no manejo de alguns pacientes. Quando os tumores são passíveis de ressecção cirúrgica, os pacientes são submetidos a testes de função pulmonar para determinar se podem tolerar o procedimento cirúrgico planejado ou se necessitam de uma ressecção menos extensa.*

▶ DOENÇAS INFECCIOSAS

As doenças infecciosas são muito importantes na pneumologia. Contudo, além da hipoxemia, elas não costumam causar padrões específicos de redução funcional pulmonar, e os testes de função pulmonar são de pouco valor na avaliação desses doentes.** Como este livro trata da função do pulmão doente e de sua mensuração usando testes de função pulmonar, as doenças infecciosas não são consideradas com mais detalhes. Deve-se consultar um livro-texto de medicina interna ou patologia para detalhes adicionais.

---

* N. de R.T. Os principais objetivos dos testes de função pulmonar em pacientes com câncer de pulmão são o diagnóstico de outra pneumopatia concomitante (p. ex., DPOC, já que o principal fator de risco – tabagismo – é o mesmo) e a avaliação funcional de candidatos ao tratamento cirúrgico (aqueles com $VEF_1 < 1$ L normalmente não têm condições para o procedimento).

** N. de R.T. Pacientes com doenças respiratórias infecciosas em geral não devem fazer testes de função respiratória, tendo em vista o risco de contaminação dos equipamentos, embora sejam disponíveis filtros descartáveis para algumas situações.

Pneumonia

Esse termo significa a inflamação do parênquima pulmonar com preenchimento alveolar por exsudato. Embora se deva mais comumente a infecções causadas por bactérias como *Streptococcus pneumoniae* ou *Legionella pneumophila*, ela também pode ser vista com infecções por vírus, incluindo *influenza* e SARS-CoV-2 ou fungos (discutido adiante).

Patologia

Os alvéolos estão cheios de células, em especial os leucócitos polimorfonucleares. A resolução ocorre com a restauração da morfologia normal. Entretanto, a supuração pode causar necrose tecidual e consequente abscesso pulmonar. Formas especiais de pneumonia são as que se seguem à aspiração de secreções orais e óleo animal ou mineral (pneumonia lipoídica).

Características clínicas

Dependem muito do germe envolvido, da idade do paciente e de sua condição geral. As características habituais da pneumonia bacteriana incluem mal-estar, febre e tosse que costuma ser produtiva de escarro purulento. A dor pleurítica ocorre quando a pneumonia se estende até a margem pulmonar, atingindo a superfície pleural. O exame físico revela taquipneia superficial, taquicardia e, às vezes, cianose. Em geral, há sinais de consolidação, e a radiografia torácica mostra opacificação (**Figura 7.9**). Isso pode envolver um lobo inteiro (pneumonia lobar), mas a distribuição frequentemente é irregular e centrada ao redor das vias aéreas (broncopneumonia). As pneumonias virais tendem a causar opacidades bilaterais difusas em vez de consolidação focal. Podem ocorrer derrames parapneumônicos em resposta à pneumonia e, em alguns casos, eles podem ser infectados, uma situação chamada de empiema. O exame e a cultura do escarro costumam identificar o microrganismo causador, embora algumas causas comuns de pneumonia, como *Legionella* e micoplasma, não cresçam prontamente nos meios de cultura de rotina. Em alguns casos, são usados testes para antígenos urinários a fim de identificar determinadas espécies de *Streptococcus* e *Legionella*.

Função pulmonar

Como a região pneumônica não é ventilada, há *shunt* e hipoxemia. A gravidade da hipoxemia varia conforme a quantidade de pulmão afetado pela pneumonia e do fluxo sanguíneo local, o qual pode ser muito reduzido pela própria doença ou por vasoconstrição hipóxica. Quando a pneumonia é complicada pela síndrome da angústia respiratória aguda (SARA), pode haver hipoxemia grave e redução da complacência. Não costuma ocorrer retenção de dióxido de carbono na pneumonia devido ao aumento da ventilação nas áreas não afetadas do pulmão, embora a movimentação torácica possa estar restrita pela dor pleural ou por derrame pleural.

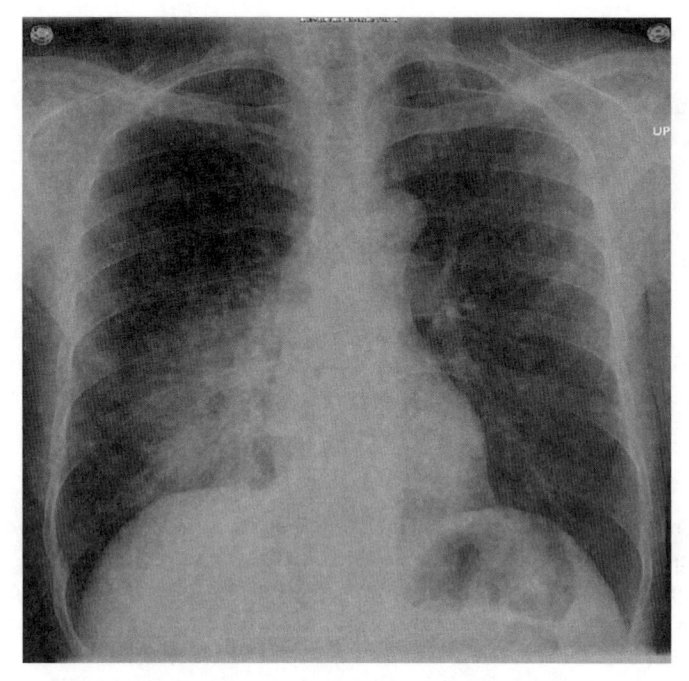

Figura 7.9 Radiografia de tórax de paciente com pneumonia. Há uma opacidade na zona inferior direita do pulmão.

Tuberculose

A tuberculose (TB) pulmonar se manifesta de muitas formas. A doença avançada é muito menos comum atualmente em muitas partes do mundo devido a melhorias na saúde pública e à maior disponibilidade de fármacos antituberculose, embora a doença ainda seja comum em lugares da África subsaariana, particularmente em pessoas infectadas pelo vírus da imunodeficiência humana (HIV, do inglês *human immunodeficiency virus*).* No entanto, ainda são vistos casos em países de alta renda devido à maior facilidade para viagens e à maior frequência de imigração a partir de áreas endêmicas para a TB.

Na infecção inicial, a chamada TB primária, a maioria das pessoas permanece assintomática, embora algumas desenvolvam febre, opacidades parenquimatosas e linfadenopatia hilar. Também podem ser vistos derrames pleurais isolados. Independente de os pacientes apresentarem sintomas, após o controle da infecção primária os bacilos costumam permanecer no paciente, contidos dentro de granulomas. Essa situação, chamada de TB latente, pode ser identificada por uma resposta de hipersensibilidade ao teste cutâneo para TB ou por meio de exames que detectam a liberação de interferon-γ a partir de linfócitos estimulados por antígenos da TB.

---

* N. de R.T. No Brasil, a tuberculose é muito frequente em pacientes com Aids.

Se a imunidade celular estiver preservada, a maioria dos pacientes nunca desenvolve doença ativa novamente. Os indivíduos com defeitos na imunidade celular devido, por exemplo, à infecção pelo HIV ou ao uso de medicamentos imunossupressores podem desenvolver reativação da TB, o que costuma se apresentar com início subagudo de dispneia, tosse produtiva, hemoptise e sintomas constitucionais, junto com opacidades, fibrose e cavitação em lobos superiores. A fibrose extensa pode levar ao comprometimento restritivo da função pulmonar.

Embora tratamentos efetivos para a TB estejam prontamente disponíveis, o surgimento de cepas do bacilo resistentes a múltiplos fármacos e extremamente resistentes aos fármacos (TB-MDR e TB-XDR, respectivamente) ainda é um problema preocupante.

Infecções fúngicas

As infecções fúngicas, incluindo histoplasmose, coccidioidomicose e blastomicose, podem causar pneumonia. Como os microrganismos são endêmicos em determinadas regiões, a infecção geralmente só é vista em pessoas que moram ou viajam para as regiões associadas a eles, como o San Joaquin Valley, na Califórnia, e outras áreas no sudoeste dos Estados Unidos, onde a coccidioidomicose é vista. Muitas infecções são assintomáticas, embora possa ser vista a doença grave em grandes exposições ou em pessoas imunocomprometidas. As espécies de *Cryptococcus* também podem causar pneumonia tanto em pessoas imunocompetentes como em imunossuprimidas.

Envolvimento pulmonar no HIV

O HIV frequentemente envolve o pulmão, com o risco e o tipo de infecção variando em função do grau de imunossupressão. Podem ocorrer tuberculose e pneumonia bacteriana com qualquer grau de imunossupressão, embora as infecções por *Pneumocystis jirovecii*, *Mycobacterium avium-intracellulare* e citomegalovírus ocorram quando a contagem de CD4+ cai abaixo de determinado limiar. O sarcoma de Kaposi pode acometer o pulmão. Quando pacientes de grupos de alto risco, como as pessoas que usam drogas injetáveis ou que fazem sexo frequentemente sem proteção, apresentam esses problemas pulmonares, eles devem ser avaliados para HIV.

▶ DOENÇAS SUPURATIVAS

Bronquiectasias

Essa doença se caracteriza por dilatação brônquica permanente e supuração local. Ela resulta de infecção e inflamação crônica e, em alguns casos, de comprometimento da depuração da via aérea, podendo ser vista em conjunto com vários problemas, incluindo pneumonia recorrente, deficiências imunes, como a hipogamaglobulinemia, discinesias ciliares ou oclusão da via aérea, por exemplo, por retenção de corpo estranho ou compressão extrínseca crônica.

Patologia

A mucosa dos brônquios afetados apresenta perda do epitélio ciliar, metaplasia escamosa e infiltrado inflamatório. Pus está presente no lúmen brônquico durante as exacerbações agudas. Nos estágios avançados, o pulmão circundante mostra fibrose e alterações inflamatórias crônicas.

Características clínicas

A característica principal é uma tosse produtiva crônica com quantidade copiosa de escarro amarelo ou verde, o que pode ser exacerbado por infecções do trato respiratório superior. Os pacientes podem apresentar halitose e ser propensos a hemoptise maciça devido à hipertrofia da circulação brônquica. Estertores crepitantes são auscultados e há baqueteamento digital nos casos graves. A radiografia de tórax mostra aumento das marcas parenquimatosas e vias aéreas dilatadas com paredes espessadas. As vias aéreas dilatadas são facilmente vistas na TC de tórax (**Figura 7.10**).

Função pulmonar

A doença leve não causa alteração funcional. Nos casos mais avançados, há redução do VEF_1 e da CVF causada pelas alterações inflamatórias crônicas, como a fibrose. Medições com isótopos radioativos mostram redução da ventilação e da perfusão nas áreas afetadas, mas pode haver um suprimento arterial muito aumentado para o tecido doente. Pode ocorrer hipoxemia consequente à preservação do fluxo sanguíneo para áreas não ventiladas.

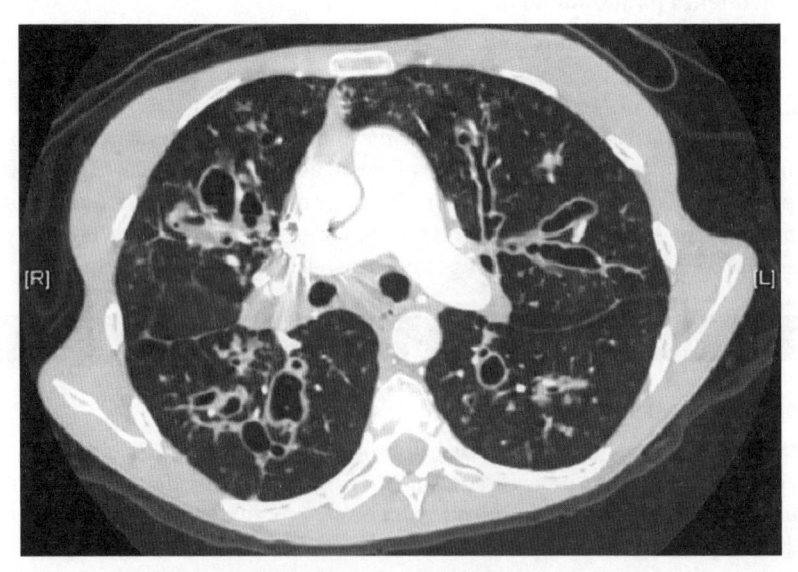

Figura 7.10 **TC de tórax demonstrando dilatação** e espessamento das vias aéreas em paciente com bronquiectasia devido à fibrose cística.

Fibrose cística

A fibrose cística (FC) é causada pela perda de função do regulador transmembrana da fibrose cística (CFTR, do inglês *cystic fibrosis transmembrane regulator*), uma proteína transmembrana que está presente em vários tipos de células e tecidos. Embora o pulmão seja o órgão primariamente afetado, a FC também afeta fígado, pâncreas, gônadas e outros órgãos.

Patogênese

Embora a mutação ΔF508 seja a mais comum, há várias mutações que afetam o CFTR. Elas se manifestam de várias maneiras, incluindo por meio da produção ausente ou defeituosa da proteína ou por anormalidades em seus dobramento, regulação ou transporte na membrana celular. O resultado de todos esses defeitos são graus variados de comprometimento do transporte de sódio e cloreto, o que leva ao prejuízo da depuração mucosa ou à oclusão de vias aéreas ou ductos. Nos pulmões, a redução do efluxo de sódio pelo epitélio respiratório reduz a hidratação da camada de muco periciliar, o que prejudica a depuração mucociliar e predispõe a infecções. A via aérea se torna inevitavelmente colonizada por bactérias patogênicas, incluindo *Staphylococcus aureus*, *Pseudomonas aeruginosa* e *Burkholderia cepacia*.

Pode ocorrer atrofia do tecido pancreático e dilatação dos ductos pancreáticos, levando à insuficiência exócrina e endócrina. A primeira compromete a absorção de vitaminas lipossolúveis, causando desnutrição, enquanto a segunda provoca diabetes melito. As secreções espessas e a inflamação crônica nos pequenos ductos biliares podem causar hipertensão portal e cirrose. A maioria dos pacientes homens é infértil devido à azoospermia obstrutiva pela ausência ou atrofia de estruturas do trato reprodutivo masculino.

Características clínicas

Alguns pacientes apresentam características da doença ao nascimento ou na primeira infância, como íleo meconial, infecções recorrentes ou crescimento mais lento do que o esperado. As apresentações menos graves relacionadas a mutações menos comuns podem não ocorrer até o final da infância ou início da vida adulta. Os sintomas respiratórios incluem tosse produtiva de escarro espesso e copioso, infecções respiratórias frequentes e diminuição da tolerância ao exercício. A hemoptise de grande volume ocorre em alguns pacientes devido a sangramento de vias aéreas com bronquiectasia supridas por uma circulação brônquica hipertrofiada. Baqueteamento digital é um achado comum. A ausculta revela roncos e estertores difusos. A radiografia é alterada no início da doença, mostrando áreas de consolidação, fibrose e mudanças císticas. Muitos casos são atualmente detectados pelo rastreamento neonatal para elevação do nível sérico de tripsinogênio imunorreativo ou pela análise do DNA para variantes CFTR. O diagnóstico é confirmado pelo achado de elevação dos níveis de cloreto no suor, mutações genéticas específicas ou anormalidades na diferença de potencial nasal.

Por muitos anos, a morte invariavelmente ocorria antes da idade adulta; no entanto, com a melhora no tratamento focado na depuração das secreções, a terapia antibiótica supressiva e novas classes de medicamentos que têm como alvo defeitos moleculares específicos em CFTR, a sobrevida média é atualmente de mais de 45 anos de idade.

Função pulmonar

Uma distribuição da ventilação anormal e um gradiente alveoloarterial de P_{O_2} aumentado são alterações precoces. Alguns pesquisadores relatam que testes de função das pequenas vias aéreas, como o fluxo a baixos volumes pulmonares, podem detectar doença mínima. Há reduções do VEF_1 e do $FEF_{25-75\%}$ que não respondem a broncodilatadores. O VR e a CRF são elevados, podendo refletir a perda da retração elástica. A tolerância aos esforços diminui à medida que a doença progride e, nos estágios finais, os pacientes manifestam um padrão misto obstrutivo-restritivo nos testes de função pulmonar.

CONCEITOS-CHAVE

1. Os poluentes atmosféricos mais importantes são o monóxido de carbono, os óxidos de nitrogênio, os óxidos sulfúricos, os hidrocarbonetos, as partículas e os oxidantes fotoquímicos.
2. A maioria dos poluentes é aerossol e se deposita no pulmão por impactação, sedimentação ou difusão.
3. Os poluentes depositados são removidos pelo sistema mucociliar nas vias aéreas e pelos macrófagos nos alvéolos.
4. A pneumoconiose dos trabalhadores de minas de carvão e a silicose são resultantes da exposição por muitos anos à poeira do carvão e à sílica, respectivamente. Em suas formas leves, elas causam dispneia e tosse junto com lesões micronodulares na radiografia de tórax, enquanto a doença mais grave leva à dispneia intensa e à limitação dos esforços, a opacidades radiológicas mais extensas e, em alguns casos, à insuficiência respiratória progressiva.
5. Outras pneumoconioses incluem as doenças relacionadas ao asbesto e a beriliose. A bissinose causada pela poeira orgânica do algodão e a asma ocupacional são exemplos de doenças centradas na via aérea causadas por poeiras orgânicas inaladas.
6. As doenças pulmonares infecciosas, incluindo a pneumonia bacteriana e viral, as infecções fúngicas e a tuberculose, são fonte importante de morbidade e mortalidade nos países de renda alta e baixa.
7. O carcinoma brônquico é em grande medida causado pelo tabagismo, sendo a causa mais comum de morte relacionada a câncer nos Estados Unidos. O prognóstico varia conforme o tipo e o estágio do câncer.
8. A fibrose cística é causada por uma anormalidade genética do regulador transmembrana da fibrose cística, a qual causa muco anormal, bronquiectasias e comprometimento da função pulmonar.

DOENÇAS AMBIENTAIS, OCUPACIONAIS, NEOPLÁSICAS E INFECCIOSAS

CASO CLÍNICO

Um homem de 19 anos consulta na emergência após tossir uma grande quantidade de sangue. Durante uma avaliação com seu pediatra, aos 5 anos de idade, para infecções recorrentes sinusais e respiratórias, foi concluído que ele apresentava elevação do cloreto no suor e duas mutações genéticas associadas com fibrose cística. Ele recebia tratamento apropriado há vários anos, mas após sair da escola e ir morar sozinho, ele parou de usar os medicamentos e de realizar regularmente as técnicas de depuração da via aérea. Ele afirma que a respiração tem piorado nos últimos 6 meses e que tem tosse produtiva diariamente, com grande quantidade de escarro amarelo espesso. Ao exame, ele está afebril, mas taquipneico. Apresenta roncos pulmonares difusos, fase expiratória prolongada e baqueteamento digital. A radiografia de tórax é obtida e mostra o seguinte:

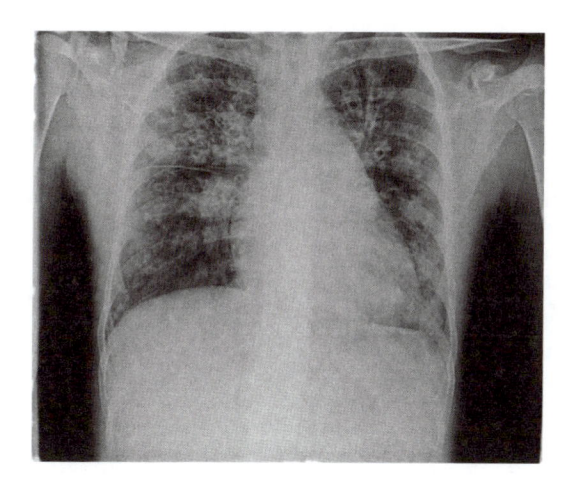

Questões

- Qual é a base fisiopatológica da doença?
- O que são as estruturas tubulares vistas nas zonas pulmonares médio-superiores na radiografia de tórax?
- Que alterações na função pulmonar você esperaria encontrar em testes detalhados da função pulmonar?
- Por que as técnicas de depuração das vias aéreas são importantes para a saúde desse paciente em longo prazo?
- Por que ele está tossindo grandes quantidades de sangue?

TESTE SEU CONHECIMENTO

Para cada questão, escolha a melhor resposta.

1. Um homem de 70 anos sem história de tabagismo consulta com dispneia progressiva e tosse não produtiva há 8 meses. Ele trabalhou muitos anos na área de isolamento em estaleiros. Ao exame, ele apresenta taquipneia com volumes pequenos e estertores crepitantes finos nas bases pulmonares. A radiografia de tórax revela opacidades reticulares basais e placas pleurais calcificadas. A espirometria mostra VEF_1 de 65% do previsto, CVF de 69% do previsto e VEF_1/CVF de 0,83. Qual dos seguintes é o diagnóstico mais provável?

   A. Asbestose
   B. Beriliose
   C. Doença pulmonar obstrutiva crônica
   D. Pneumoconiose dos trabalhadores de minas de carvão
   E. Silicose

2. Uma mulher de 24 anos com história de 5 anos de uso de drogas injetáveis, mas sem outro problema clínico prévio, é avaliada por dispneia progressiva e tosse seca ao longo de duas semanas. Ao exame, ela está taquipneica, e a saturação de oxigênio é de 85% em ar ambiente. As veias cervicais não estão túrgidas, o exame cardíaco é normal e ela apresenta roncos difusos à ausculta. Após a radiografia de tórax revelar opacidades bilaterais difusas, uma amostra de escarro é obtida e mostra evidências de pneumonia por *Pneumocystis jirovecii*. Qual dos seguintes é o próximo exame diagnóstico mais apropriado?

   A. Ecocardiografia
   B. Teste para anticorpos contra o HIV
   C. Espirometria
   D. Teste de cloreto no suor
   E. Teste cutâneo para tuberculose

3. Um acidente ocorre em uma fábrica de papel. Como parte da resposta a emergências, um engenheiro de serviços ambientais mede o tamanho (observado pelo diâmetro) e a quantidade de partículas liberadas na área da fábrica ocupada pelos trabalhadores no momento do acidente, chegando ao histograma de frequência mostrado a seguir:

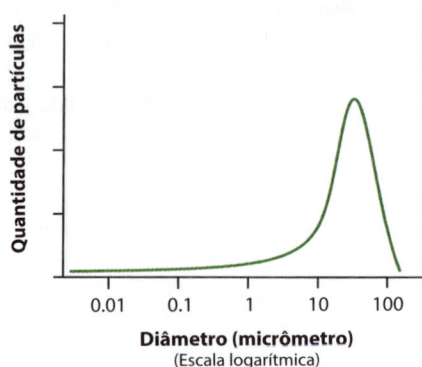

Em que porção do trato respiratório dos trabalhadores que estavam na área da fábrica no momento do acidente as partículas tinham mais chances de se depositar?

A. Espaço alveolar
B. Brônquios
C. Nariz e nasofaringe
D. Bronquíolos respiratórios
E. Bronquíolos terminais

4. Um homem de 46 anos é avaliado na emergência por febre há 2 dias, dispneia progressiva e tosse produtiva de escarro ferruginoso. A saturação de oxigênio no momento da apresentação é de 88% em ar ambiente, enquanto sua pressão arterial é de 115/78 mmHg. O estado mental é normal, mas ele apresenta taquipneia, macicez à percussão e redução de ruídos respiratórios na base pulmonar direita. A pele está quente e não há mosqueamento. A radiografia de tórax demonstra uma opacidade focal no lobo inferior direito. Qual das seguintes é a causa mais provável da hipoxemia desse paciente?

A. Redução do débito cardíaco
B. Comprometimento da difusão
C. Hipoventilação
D. Vasoconstrição hipóxica
E. *Shunt*

5. Uma menina de 12 anos é encaminhada à pneumologia infantil para avaliação de infecções recorrentes do trato respiratório. A mãe salienta que ela apresentou múltiplos episódios de pneumonia e infecção sinusal nos últimos 10 anos. Mesmo entre essas infecções ela costuma apresentar tosse produtiva com escarro espesso. Seu peso está no percentil 20 para a idade e, ao exame, ela apresenta sibilos expiratórios esparsos. Uma radiografia de tórax é realizada e mostra múltiplas vias aéreas dilatadas com paredes espessadas. É realizada uma testagem genética, a qual mostra que ela é homozigota para a mutação ΔF508. Qual dos seguintes defeitos do sistema imune ou da função da via aérea provavelmente é responsável pelos problemas observados na paciente?

A. Redução da atividade do complemento
B. Redução do efluxo de sódio a partir do epitélio respiratório
C. Comprometimento da função de células B
D. Comprometimento da fagocitose de neutrófilos
E. Aumento da hiper-reatividade brônquica

6. Um trabalhador da construção civil de 55 anos chega à emergência após uma exposição no trabalho a um gás pouco solúvel, mas potencialmente tóxico. Qual localização do trato respiratório seria o local da maior deposição das moléculas do gás?

A. Vias nasais
B. Orofaringe posterior
C. Traqueia
D. Brônquio-fonte
E. Bronquíolos respiratórios

7. Um homem de 51 anos é avaliado por dispneia progressiva aos esforços e tosse crônica produtiva ao longo de 9 meses. Ele é ex-fumante e trabalhou durante 30 anos com jatos de areia antes de se aposentar, há 2 anos, devido a uma dor lombar crônica. Ao exame, ele está um pouco taquipneico e tem estertores crepitantes teleinspiratórios esparsos na ausculta pulmonar. Os testes de função pulmonar revelam relação VEF_1/CVF de 0,65, capacidade pulmonar total de 68% do previsto e capacidade de difusão do monóxido de carbono de 55% do previsto. Uma radiografia de tórax é realizada e é mostrada a seguir.

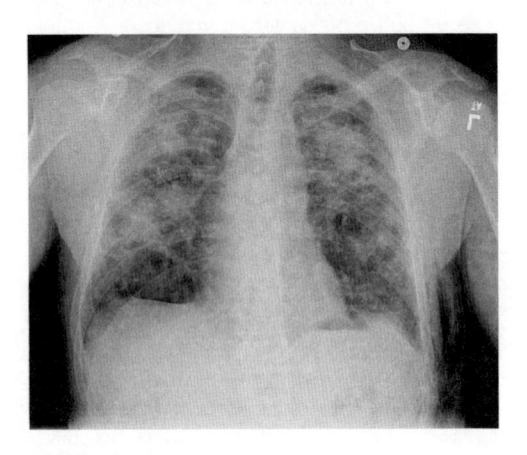

Para qual dos seguintes o paciente está sob risco aumentado em comparação a indivíduos saudáveis?

A. Malformação arteriovenosa
B. Legionelose
C. Pneumonia pneumocócica
D. Tromboembolismo venoso
E. Tuberculose

8. Uma mulher de 67 anos com história de tabagismo de 30 maços-ano consulta para avaliação de hemoptise. Ela refere tossir quantidades de sangue do tamanho de uma moeda e observa dispneia progressiva aos esforços e perda ponderal de 5 kg nos últimos 2 meses. Uma TC de tórax é realizada e não mostra evidências de opacidades pulmonares ou enfisema, mas revela uma possível massa no brônquio-fonte direito. Ela é encaminhada para a broncoscopia, a qual demonstra uma lesão endobrônquica causando estreitamento de 50% do diâmetro da via aérea. Qual dos seguintes você esperaria encontrar nos testes de função pulmonar dessa paciente?

A. Redução do volume de fechamento
B. Redução da relação VEF_1/CVF
C. Redução do volume residual
D. Redução da capacidade pulmonar total
E. Aumento da capacidade de difusão do monóxido de carbono

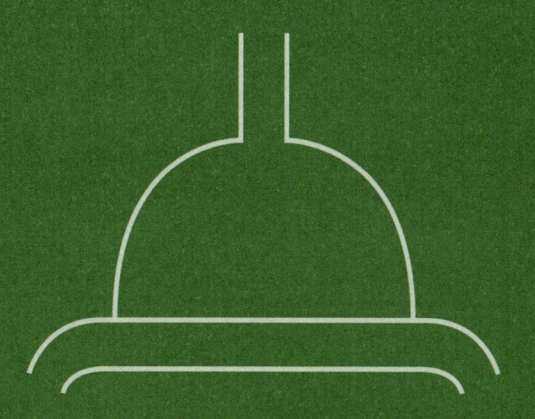

PARTE 3
Função na insuficiência respiratória

8. **Insuficiência respiratória**
9. **Oxigenoterapia**
10. **Ventilação mecânica**

A insuficiência respiratória é causada por muitos tipos de doença pulmonar aguda ou crônica. A Parte III é dedicada aos princípios fisiológicos da insuficiência respiratória e às principais formas de tratamento: oxigenoterapia e ventilação mecânica.

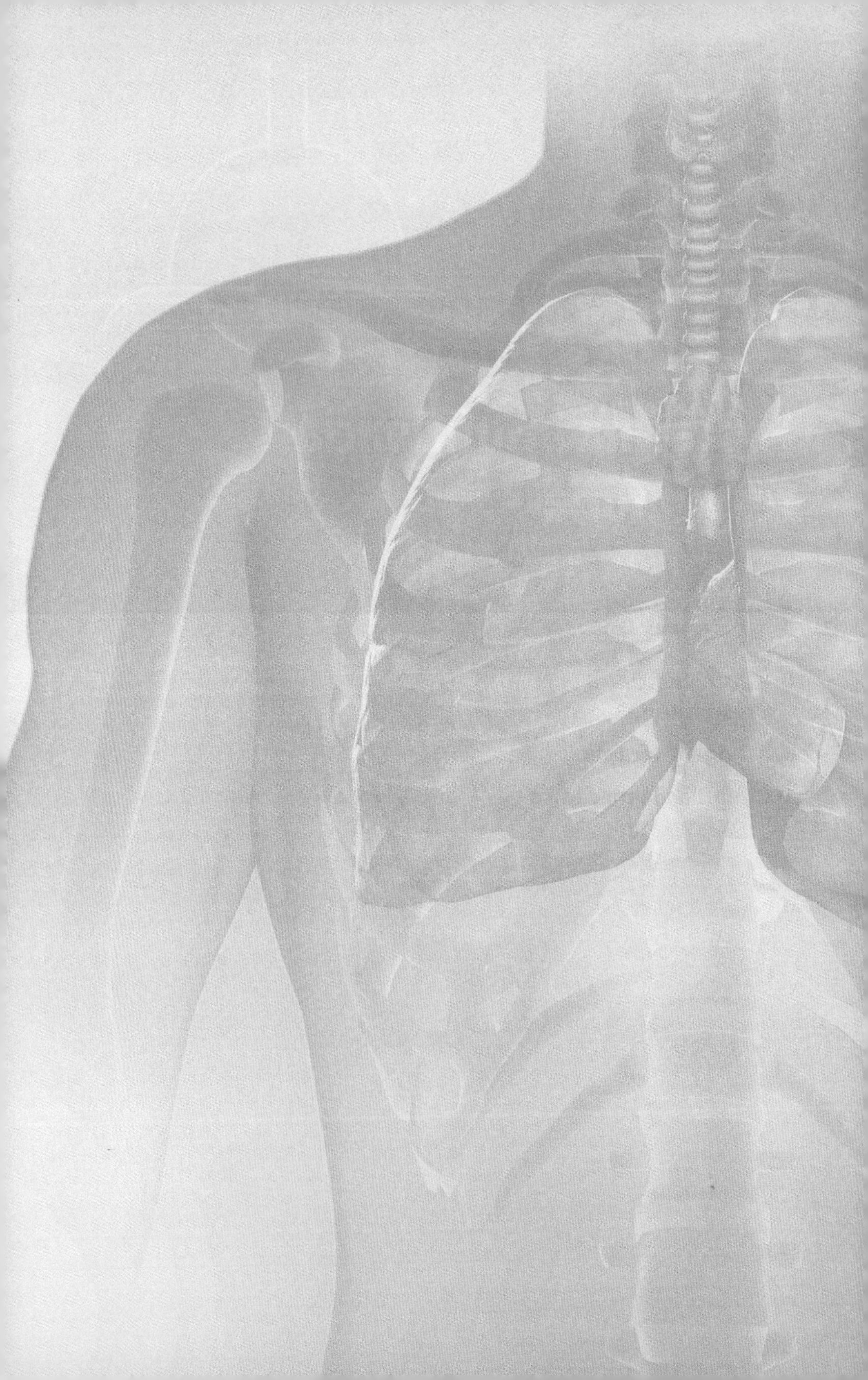

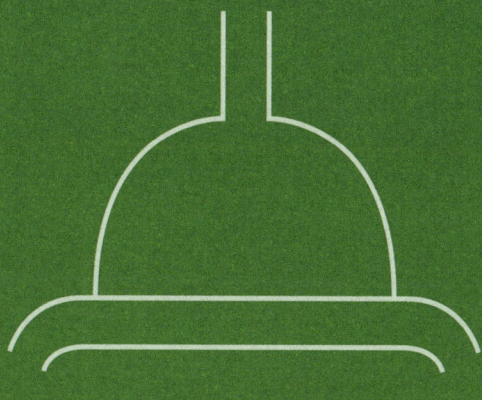

Insuficiência respiratória

8

- ▶ **Tipos de insuficiência respiratória**
  - Insuficiência respiratória aguda
  - Insuficiência respiratória crônica
  - Insuficiência respiratória crônica agudizada
- ▶ **Função pulmonar na insuficiência respiratória**
  - Hipoxemia
    - Causas de hipoxemia
    - Efeitos da hipoxemia
    - Hipoxia tecidual
  - Hipercapnia
    - Causas de hipercapnia
    - Efeitos da hipercapnia
  - Equilíbrio ácido-básico
  - Resistência das vias aéreas
  - Complacência
  - Função neuromuscular
    - Fadiga diafragmática
    - Fraqueza adquirida
- ▶ **Síndromes de angústia respiratória**
  - Síndrome da angústia respiratória aguda
    - Patologia
    - Patogênese
    - Características clínicas
    - Função pulmonar
  - Síndrome da angústia respiratória neonatal
- ▶ **Manejo da insuficiência respiratória aguda**
  - Hipoxemia
  - Hipercapnia
  - Resistência das vias aéreas
  - Complacência
  - Oferta de oxigênio

A insuficiência respiratória ocorre quando os pulmões falham em oxigenar o sangue arterial de maneira adequada e/ou falham em impedir a retenção de CO_2. Este pode ser um processo agudo ou crônico. Embora uma P_{O_2} abaixo de 60 mmHg ou uma P_{CO_2} acima de 50 mmHg sejam geralmente citadas como evidência de insuficiência respiratória, não existe limiar absoluto para esses valores. Em vez disso, a determinação sobre se o paciente está ou não em insuficiência respiratória depende não apenas da P_{O_2} e da P_{CO_2}, mas de vários fatores clínicos. Ao final deste capítulo, o leitor deverá ser capaz de:

- Descrever as diferenças entre insuficiência respiratória aguda, crônica e crônica agudizada, além de identificar as doenças associadas com cada entidade.
- Descrever as causas e os efeitos da hipoxemia e da hipercapnia em pacientes com insuficiência respiratória.
- Descrever as anormalidades da função pulmonar na insuficiência respiratória, incluindo alterações do equilíbrio ácido-básico, resistência, complacência e função neuromuscular.
- Descrever as características patológicas e clínicas, além das anormalidades da função pulmonar, nas síndromes da angústia respiratória aguda e neonatal.
- Delinear os princípios terapêuticos básicos para a insuficiência respiratória e como eles se relacionam com as anormalidades na função pulmonar.

▶ TIPOS DE INSUFICIÊNCIA RESPIRATÓRIA

Insuficiência respiratória é um termo amplo que abrange muitas entidades, as quais podem ser agrupadas em uma de três categorias gerais.

Insuficiência respiratória aguda

Essa categoria inclui os processos que evoluem para insuficiência respiratória em curto período, desde alguns minutos até vários dias. Os exemplos incluem infecções, como as pneumonias bacterianas ou virais graves, as exacerbações da asma, a embolia pulmonar e a exposição a substâncias tóxicas, como o gás clorino ou os óxidos de nitrogênio. Embora muitos casos de insuficiência respiratória aguda sejam primariamente problemas de oxigenação (insuficiência respiratória hipoxêmica aguda), outros processos agudos são distúrbios de comprometimento da ventilação (insuficiência respiratória hipercápnica aguda), como o que ocorre após *overdose* de opiáceos ou em distúrbios neuromusculares agudos, como a síndrome de Guillain-Barré e o botulismo.

Insuficiência respiratória crônica

Essa categoria inclui as doenças em que os problemas de oxigenação e/ou ventilação persistem por meses ou anos. Os melhores exemplos incluem aquelas pessoas com hipoxemia crônica e/ou retenção de CO_2 devido à doença pulmonar obstrutiva crônica (DPOC) grave e aquelas com insuficiência respiratória hipoxêmica crônica devido à fibrose pulmonar idiopática. O último grupo pode desenvolver insuficiência respiratória crônica nos estágios avançados da doença. A insuficiência respiratória crônica também pode ser vista em pessoas com obesidade mórbida grave e naquelas com condições neuromusculares crônicas, como a distrofia muscular de Duchenne, a síndrome pós-poliomielite e a esclerose lateral amiotrófica. Esses pacientes, em geral, conseguem realizar atividade física limitada apesar da P_{O_2} baixa e da P_{CO_2} elevada.

Insuficiência respiratória crônica agudizada

Isso se refere a uma piora aguda dos sintomas e da função pulmonar em pessoas com doença cardiopulmonar de longa data. É um problema importante e comum em pessoas com DPOC, fibrose cística, insuficiência cardíaca e fibrose pulmonar idiopática. Sob condições habituais, esses pacientes vivem em um estado de função pulmonar estável ou com lento declínio, apresentando reserva fisiológica limitada. Em resposta a infecções do trato respiratório ou a outros eventos nem sempre identificados, eles podem experimentar piora marcada da relação ventilação-perfusão ou da mecânica pulmonar – o que, devido à reserva limitada da função pulmonar, rapidamente evolui para piora da hipoxemia, da ventilação e/ou do trabalho respiratório.

▶ FUNÇÃO PULMONAR NA INSUFICIÊNCIA RESPIRATÓRIA

Várias alterações na função pulmonar podem ser vistas em pessoas com insuficiência respiratória, e a mistura e a magnitude específicas das alterações variam de caso a caso de acordo com a causa da insuficiência respiratória e a rapidez do início do quadro.

Hipoxemia

Hipoxemia é um achado comum na maioria das formas de insuficiência respiratória. Embora sinais como cianose, taquicardia e alteração do estado mental forneçam indícios da sua presença, a maioria dos pacientes é inicialmente identificada como estando hipoxêmica pelo achado de baixa saturação de oxigênio na oximetria de pulso. Após a identificação da hipoxemia dessa maneira, a mensuração da P_{O_2} por gasometria é útil para determinar seu grau e avaliar a causa subjacente.

Causas de hipoxemia

Qualquer um dos quatro mecanismos de hipoxemia (hipoventilação, redução da capacidade de difusão, *shunt* e desequilíbrio entre ventilação-perfusão) pode contribuir para a hipoxemia grave da insuficiência respiratória. Contudo, a causa mais importante é o desequilíbrio entre ventilação-perfusão (incluindo o fluxo sanguíneo através de pulmão não ventilado). Esse mecanismo é o maior responsável pela hipoxemia encontrada na insuficiência respiratória causada pelas doenças obstrutivas, pelas doenças vasculares e pela síndrome da angústia respiratória aguda (SARA), também denominada síndrome do desconforto respiratório agudo (SDRA).

Efeitos da hipoxemia

A hipoxemia leve produz poucas alterações fisiológicas. Deve ser lembrado que a saturação de oxigênio arterial permanece em torno de 90% quando a P_{O_2} é de apenas 60 mmHg e o pH é normal (ver **Figura 2.1**). As únicas alterações são uma discreta queda no desempenho intelectual, uma diminuição na acuidade visual e uma leve hiperventilação.

Quando a P_{O_2} arterial cai rapidamente abaixo de 40 a 50 mmHg, podem ser vistos efeitos deletérios em vários sistemas orgânicos, com a extensão dos problemas variando conforme a idade e a condição de saúde subjacente da pessoa acometida. O sistema nervoso central (SNC) é especialmente vulnerável, e o paciente com frequência apresenta cefaleia, sonolência ou alteração do estado mental. A hipoxemia aguda profunda pode causar convulsões, hemorragias retinianas e lesão cerebral isquêmica. Taquicardia e hipertensão leve costumam ser vistas, parcialmente devido à liberação de catecolaminas, mas, nos casos graves, os pacientes podem desenvolver bradicardia e hipotensão e mesmo evoluir para uma parada cardíaca. A função renal é reduzida, e podem ocorrer retenção de sódio e proteinúria. Também pode ser vista a hipertensão pulmonar.

Hipoxia tecidual

Embora a P_{O_2} arterial seja uma preocupação relevante na insuficiência respiratória, a questão mais importante é se a oferta de oxigênio aos tecidos é suficiente para satisfazer às necessidades metabólicas e evitar a hipoxia tecidual. Além da P_{O_2}, a oferta de oxigênio é uma função de múltiplos fatores, incluindo a capacidade de oxigenação do sangue, a afinidade do oxigênio pela hemoglobina, o débito cardíaco e a distribuição do fluxo sanguíneo. As pessoas com P_{O_2} baixa ainda conseguem manter a oferta de oxigênio adequada e evitar a hipoxia tecidual se tiverem uma função cardíaca e nível de hemoglobina normais. Da mesma forma, pode ocorrer hipoxia tecidual mesmo quando a P_{O_2} arterial é normal se houver comprometimento grave da função cardíaca ou se a pessoa sofrer perda sanguínea significativa.

Os tecidos apresentam grande variação na sua vulnerabilidade à hipoxia. Aqueles em maior risco são o SNC e o miocárdio. A interrupção do fluxo sanguíneo para o córtex cerebral causa perda funcional em 4 a 6 segundos, perda da consciência em 10 a 20 segundos e alterações irreversíveis em 3 a 5 minutos.

Se a P_{O_2} tecidual cair abaixo de um limite crítico, a oxidação aeróbica é interrompida, e a glicólise anaeróbica se torna predominante, causando a formação e a liberação de grandes quantidades de ácido láctico. O nível de P_{O_2} em que isso ocorre não é conhecido de forma precisa e é provável que varie entre os tecidos. Entretanto, há evidências de que a P_{O_2} intracelular crítica esteja em torno de 1 a 3 mmHg na região da mitocôndria. A glicólise anaeróbica é um método relativamente ineficiente de se obter energia a partir da glicose. No entanto, desempenha um papel crítico na manutenção da viabilidade tecidual em insuficiência respiratória. Grandes quantidades de ácido láctico são formadas e liberadas para o sangue, causando acidose metabólica. Se a oxigenação tecidual melhorar, o ácido láctico pode ser reconvertido à glicose ou utilizado diretamente como fonte energética. A maior parte dessa reconversão ocorre no fígado.

Hipercapnia

Causas de hipercapnia

Pode ocorrer retenção de CO_2 na insuficiência respiratória como resultado de hipoventilação e desequilíbrio entre ventilação-perfusão. A hipoventilação é a causa de insuficiência respiratória em doenças neuromusculares, como a esclerose lateral amiotrófica, o botulismo, a síndrome de Guillain-Barré e a poliomielite, ou por *overdose* de opiáceos e anormalidades da parede torácica, como a cifoescoliose grave (ver **Figura 2.3** e **Tabela 2.1**). O desequilíbrio entre ventilação-perfusão é a causa na DPOC grave e na doença pulmonar parenquimatosa de longa data. Apesar da presença de anormalidade grave na ventilação-perfusão, alguns pacientes ainda apresentam P_{CO_2} arterial normal ou baixa devido a elevações na ventilação, o que facilita a eliminação de CO_2.

Uma causa importante de hipercapnia progressiva em alguns pacientes é o uso imprudente da oxigenoterapia. Isso pode acontecer por duas razões. Primeiro, muitos pacientes com DPOC grave apresentam retenção crônica de CO_2 e hipoxemia. Como as respostas ventilatórias ao CO_2 são reduzidas nesses indivíduos devido a alterações compensatórias no equilíbrio ácido-básico no sangue e no líquido cerebrospinal (LCS), a hipoxemia oferece um estímulo adicional à ventilação acima de seu *drive* respiratório basal. A aplicação excessiva de oxigênio suplementar e elevações exageradas da P_{O_2} arterial abolem a resposta ventilatória hipóxica, levando a uma queda na ventilação-minuto. Segundo, ao elevar a P_{O_2} alveolar com o oxigênio suplementar, há uma liberação da vasoconstrição hipóxica nas áreas pulmonares pouco ventiladas. Isso, por sua vez, causa aumento do fluxo sanguíneo para as regiões pouco ventiladas, o que piora o desequilíbrio entre ventilação-perfusão e promove a retenção de CO_2. Esse processo de hipercapnia progressiva com a administração de oxigênio suplementar também pode ser visto em pessoas com a síndrome de obesidade e hipoventilação.

Efeitos da hipercapnia

O aumento da P_{CO_2} tem múltiplos efeitos, incluindo a elevação do fluxo sanguíneo cerebral e da pressão intracraniana, o aumento da estimulação de quimiorreceptores centrais e periféricos, a potencialização da vasoconstrição pulmonar hipóxica, a broncodilatação das vias aéreas distais e o desvio para a direita da curva de dissociação da hemoglobina-oxigênio (efeito de Bohr). Um dos efeitos mais importantes clinicamente é a alteração do estado mental em resposta à hipercapnia aguda grave, um fenômeno algumas vezes chamado de narcose carbônica. O *drive* respiratório e a ventilação-minuto inicialmente aumentam após elevações na P_{CO_2} arterial, mas se essas respostas não corrigirem o problema e a P_{CO_2} aumentar ainda mais, a pessoa pode desenvolver nível reduzido de consciência. Outros efeitos clínicos incluem agitação, tremor, fala arrastada, *asterixis* (ou flapping*).

Equilíbrio ácido-básico

Como as várias formas de insuficiência respiratória ocorrem ao longo de períodos variáveis de tempo e estão associadas a graus diferentes de hipoxemia e retenção de CO_2, podem ser vistas várias anormalidades ácido-básicas. Para entender essas alterações, podemos começar examinando a **Figura 8.1**, a qual mostra um diagrama O_2-CO_2 (ver *Fisiologia respiratória de West: princípios básicos*, 11.ed., pp. 199-203) com a linha para um quociente respiratório de 0,8.

A *hipoventilação* pura levando à insuficiência respiratória move a P_{O_2} e a P_{CO_2} arteriais na direção indicada pela seta A. Nessas situações, o gradiente alveoloarterial de P_{O_2} é normal. Se essa alteração for aguda, como pode ser visto na *overdose* de opiáceos ou nas fases iniciais da síndrome de Guillain-Barré (ver **Figuras 2.2** e **2.3**), a gasometria arterial demonstrará uma acidose respiratória aguda. Se a hipoventilação persistir por vários dias ou mais, como é visto na distrofia muscular, por exemplo, a compensação renal elevará o bicarbonato sérico, o que aumenta o pH em direção ao normal. Esse padrão é chamado de acidose respiratória compensada.

Um grave *desequilíbrio ventilação-perfusão* está associado com gradiente alveolo--arterial de P_{O_2} aumentado. A maioria dos casos tem relação com o movimento ao longo das linhas C ou D. Desde que não haja hipoxia tecidual, nem acidose láctica, a primeira não está associada com alterações no equilíbrio ácido-básico porque a P_{CO_2} está inalterada, enquanto a última causa uma alcalose respiratória. Problemas agudos como pneumonia ou SARA causam alcalose respiratória aguda, enquanto

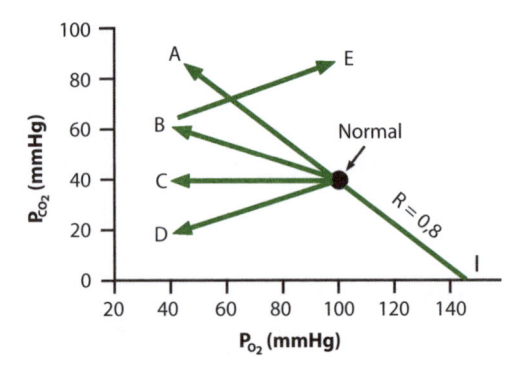

Figura 8.1 Padrões arteriais de P_{O_2} e P_{CO_2} em diferentes tipos de insuficiência respiratória. Observe que a P_{CO_2} pode ser alta, como na hipoventilação pura (*linha A*), ou baixa, como na SARA (*linha D*). (Ver detalhes no texto.)

---

*N. de R.T. *Asterixis* ou *flapping* é um sinal clínico que se caracteriza por tremor bilateral de extremidades, similar ao bater de asas de um pássaro, quando os braços são mantidos estendidos. Ocorre na hipercapnia e na insuficiência hepática.

problemas mais crônicos, como a fibrose pulmonar idiopática, são marcados por alterações compensatórias no bicarbonato sérico e redução no pH em direção ao normal. Quando a ventilação alveolar não for adequada para manter uma P_{CO_2} arterial normal, o movimento ocorre ao longo da linha B. Esse padrão é frequentemente visto na DPOC muito grave ou nos estágios muito avançados da fibrose pulmonar idiopática, casos em que os pacientes manifestam uma acidose respiratória compensada.

Conforme citado antes, os pacientes com doença pulmonar crônica grave e acidose respiratória compensada algumas vezes desenvolvem exacerbação de sua doença, levando ao aumento adicional da P_{CO_2} acima de seu valor basal típico. Isso fará com que o pH caia abaixo do normal até que passe um tempo suficiente para a compensação renal adicional. A administração excessiva de oxigênio suplementar a um paciente com DPOC e retenção de CO_2 melhorará a P_{O_2}, mas, conforme observado antes, pode aumentar a P_{CO_2} devido a reduções da ventilação e alterações no equilíbrio ventilação-perfusão em razão da redução da vasoconstrição pulmonar hipóxica. Isso corresponde a um movimento de B para E na **Figura 8.1** e estaria associado com piora da acidemia.

A acidemia vista em muitos casos de insuficiência respiratória também pode piorar se a retenção de CO_2 for acompanhada por hipoxemia grave e hipoxia tecidual, o que, conforme observado, pode levar à liberação de ácido láctico e à acidose metabólica. Isso pode ser exacerbado por fatores que comprometem a perfusão de órgãos-alvo, como o choque ou a redução do retorno venoso devido a aumento da pressão intratorácica durante a ventilação mecânica.

Resistência das vias aéreas

Em pacientes com DPOC e asma, com frequência, a insuficiência respiratória é precipitada por elevação na resistência das vias aéreas. Isso pode ocorrer devido a uma combinação de aumento de secreções e broncospasmo após uma infecção viral do trato respiratório ou uma exposição ao ar frio ou poluído. O aumento da resistência das vias aéreas também é muito importante em pacientes com edema pulmonar devido a uma combinação de fluido do edema nas vias aéreas, broncoconstrição reflexa por estimulação de receptores irritativos na parede das vias aéreas e envolvimento da região peribrônquica pelo edema intersticial (ver **Figura 6.5**).

Complacência

Problemas que envolvem o parênquima pulmonar, além dos que envolvem abdome, parede torácica e espaço pleural, podem reduzir a complacência do sistema respiratório. Essas alterações podem ocorrer agudamente, como é o caso do edema pulmonar e da SARA, ou mais cronicamente, como na fibrose pulmonar idiopática. Quando isso acontece, há necessidade de maior alteração na pressão para alcançar um determinado volume corrente e manter a ventilação adequada. Isso exige maior trabalho respiratório, o que pode ser difícil de sustentar dependendo da gravidade do problema e da reserva cardiopulmonar subjacente do indivíduo. As reduções no volume corrente podem ser compensadas aumentando-se a frequência respiratória, mas o trabalho respiratório ainda permanece elevado devido às maiores necessidades ventilatórias resultantes da maior fração de espaço morto.

Função neuromuscular

As alterações na função neuromuscular podem ser causa ou consequência da insuficiência respiratória. Sob uma perspectiva causal, a insuficiência respiratória pode ocorrer quando os centros respiratórios do tronco encefálico são deprimidos por drogas, como os opiáceos e os benzodiazepínicos, ou por problemas que afetam (a) os nervos periféricos, como na esclerose lateral amiotrófica e na síndrome de Guillain-Barré, (b) a junção neuromuscular, como na miastenia grave e na intoxicação por anticolinesterásicos, e (c) os próprios músculos, como na distrofia muscular (ver **Figura 2.3** e **Tabela 2.1**). As anormalidades da parede torácica, como a cifoescoliose e a síndrome do tórax flutuante após trauma torácico, também podem causar insuficiência respiratória.

Fadiga diafragmática

Além desses problemas neuromusculares primários, a fadiga do diafragma é outro fator que contribui para a hipoventilação na insuficiência respiratória. A fadiga pode ser definida como a perda da força contrátil após o trabalho realizado. Pode ser medida diretamente pela pressão transdiafragmática a partir de uma contração máxima ou, de maneira indireta, pelo tempo de relaxamento muscular ou pelo eletromiograma, embora nenhuma das técnicas seja comumente usada à beira do leito. O diafragma é um músculo esquelético estriado inervado pelos nervos frênicos e, embora seja predominantemente composto de fibras oxidativas de contração lenta e fibras glicolíticas oxidativas de contração rápida, as quais são relativamente resistentes à fadiga, esta pode ocorrer se o trabalho respiratório for muito aumentado por um período prolongado. Os lactentes têm menos fibras resistentes à fadiga em comparação com os adultos, o que os predispõe ao início mais rápido de insuficiência respiratória em casos de doença respiratória aguda.

Há evidências de que alguns pacientes com DPOC grave possam trabalhar continuamente muito próximos do nível de fadiga e que são colocados nesse ponto por uma exacerbação infecciosa. Isso causará hipoventilação, hipercapnia e hipoxemia grave. Como a hipercapnia reduz a contratilidade diafragmática e a hipoxemia grave acelera o início da fadiga, um círculo vicioso é criado. Essa situação pode ser limitada mediante redução do trabalho respiratório por meio de tratamento do broncospasmo, controle do processo infeccioso e uso cauteloso da oxigenoterapia. Embora a administração de metilxantinas possa melhorar a contratilidade diafragmática e aliviar a broncoconstrição reversível, elas não são mais amplamente usadas na prática clínica. No longo prazo, a força de contração pode ser aumentada por meio de programas de reabilitação pulmonar.

Fraqueza adquirida

Os pacientes com insuficiência respiratória que exigem ventilação mecânica invasiva durante muitos dias ou semanas podem desenvolver polineuropatia e/ou miopatia, o que leva à fraqueza do diafragma e de outros músculos respiratórios. O mecanismo exato para esse problema, geralmente chamado de fraqueza adquirida na unidade de terapia intensiva (UTI), não está claro, mas pode estar relacionado a um aumento do estado catabólico na doença crítica, a alterações musculares estruturais, a alterações microcirculatórias, à disfunção mitocondrial e à disfunção de canais iônicos da membrana de nervos e músculos. Como resultado, mesmo com a resolução do problema primário que levou à insuficiência respiratória, as pessoas afetadas podem não conseguir sustentar uma ventilação adequada sozinhas, tendo dificuldade de sobreviver fora da ventilação mecânica.

▶ SÍNDROME DE ANGÚSTIA RESPIRATÓRIA

Há duas formas de insuficiência respiratória hipoxêmica aguda grave que merecem atenção especial, uma vista em crianças, adolescentes e adultos após vários tipos de lesões, e outra vista especificamente em neonatos após parto prematuro.

Síndrome da angústia respiratória aguda

Anteriormente chamada de síndrome da angústia respiratória do adulto, ela ocorre como resultado de uma variedade de lesões que são intrínsecas aos pulmões, como pneumonia ou aspiração, ou extrínsecas a eles, como em trauma, queimaduras, sepse extrapulmonar e pancreatite.

Patologia

As alterações precoces são o edema intersticial e o alveolar. Nos alvéolos, há hemorragia, restos celulares e líquido proteináceo, podendo ser vistas membranas hialinas. Há atelectasias heterogêneas (**Figura 8.2**). Tardiamente, podem ocorrer hiperplasia e organização. O epitélio alveolar lesado se torna recoberto por células epiteliais alveolares tipo II, e ocorre infiltração celular na parede do alvéolo. Em algumas ocasiões, desenvolve-se fibrose intersticial, porém pode haver cicatrização completa.

Patogênese

A patogênese permanece pouco compreendida e envolve muitos fatores. Como resultado da lesão inicial, são liberadas citocinas inflamatórias, incluindo várias interleucinas e fator de necrose tumoral, levando ao recrutamento e à ativação de neutrófilos. Esses neutrófilos subsequentemente liberam espécies reativas de oxigênio, proteases e citocinas que causam dano nas células epiteliais alveolares tipo I e nas células endoteliais capilares. Isso gera comprometimento da função do surfactante e aumento da permeabilidade capilar, o que, por sua vez, causa atelectasia e preenchimento dos alvéolos e do interstício por fluido proteináceo.

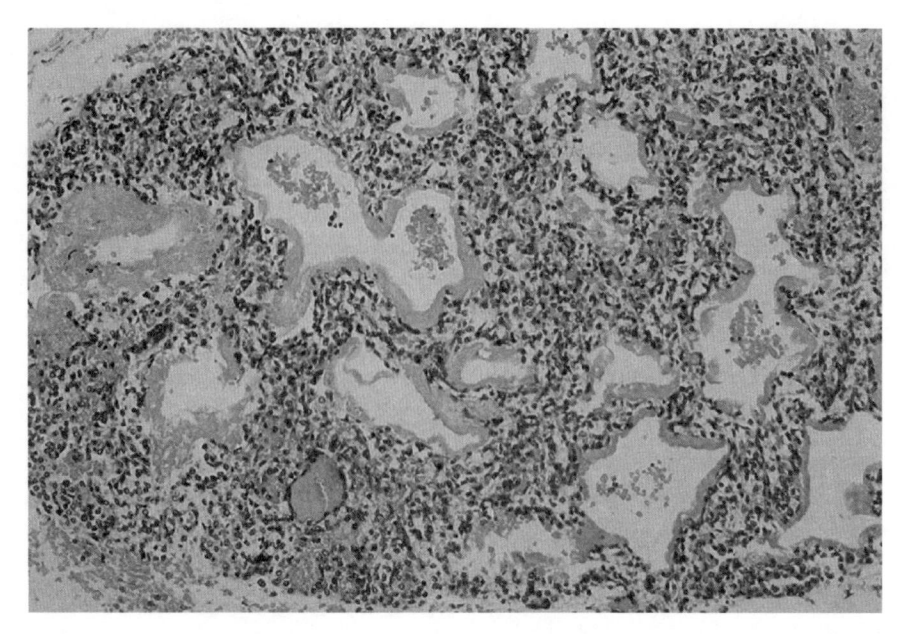

Figura 8.2 Alterações histológicas encontradas na SARA em autópsias.
Há atelectasias esparsas, edema, membranas hialinas e hemorragia nos alvéolos, além de células inflamatórias nas paredes alveolares. (Imagem cortesia de Edward Klatt, MD.)

Características clínicas

A SARA pode ocorrer a qualquer momento desde algumas horas até 7 dias após a lesão inicial. O início costuma ser antecipado por hipoxemia progressiva e aumento da necessidade de oxigênio, quando então a radiografia de tórax mostra opacidades alveolares bilaterais, como na **Figura 8.3**. Os pacientes em geral apresentam trabalho respiratório marcadamente aumentado devido à hipoxemia grave e à redução da complacência, além de estertores crepitantes difusos ao exame pulmonar. A ventilação mecânica invasiva é frequentemente necessária para dar suporte à oxigenação e à ventilação, embora alguns pacientes possam ser manejados com métodos não invasivos. Embora a gravidade da hipoxemia possa ser avaliada medindo-se o gradiente alveoloarterial de P_{O_2}, na prática clínica isso costuma ser feito calculando-se a relação entre a P_{O_2} arterial e a fração de oxigênio inspirada, a chamada relação Pa_{O_2}/F_IO_2, ou P/F. O diagnóstico de SARA exige uma relação P/F abaixo de 300. Quanto menor o valor, pior é o desequilíbrio entre ventilação-perfusão.

Função pulmonar

O pulmão se torna muito enrijecido, necessitando de pressões de distensão elevadas para ser insuflado. Além dessa redução de complacência, há uma significativa queda da capacidade residual funcional (CRF). O edema e o exsudato alveolar exacerbam as forças de tensão superficial, aumentando a retração elástica. Como mostrado no Capítulo 6 (ver **Figura 6.3**), há redução volumétrica do alvéolo edemaciado. O edema intersticial também contribui para a rigidez anormal dos pulmões.

> ### Síndrome da angústia respiratória aguda (SARA)
>
> - Resultado de várias lesões, como trauma e infecção.
> - Edema e exsudato alveolares com opacificações radiológicas.
> - Hipoxemia grave.
> - Complacência pulmonar reduzida.
> - Típica necessidade de ventilação mecânica.

Como se poderia esperar a partir da histologia pulmonar e do aspecto radiológico (**Figuras 8.2** e **8.3**), há acentuado desequilíbrio entre ventilação-perfusão, com boa parte do fluxo sanguíneo passando por alvéolos não ventilados. Essa fração pode atingir 50% ou mais. A **Figura 8.4** mostra alguns resultados obtidos com o método de eliminação dos múltiplos gases inertes em um homem de 44 anos com insuficiência respiratória e em ventilação mecânica após acidente automobilístico. Observe a presença de fluxo sanguíneo em unidades com relações ventilação-perfusão reduzidas e 8% de *shunt* (compare com a distribuição normal na **Figura 2.9**). A **Figura 8.4** também mostra

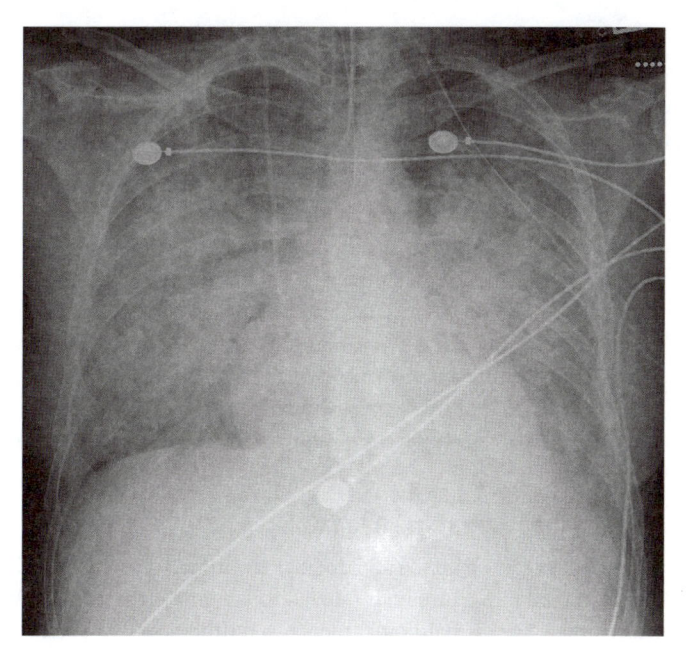

Figura 8.3 Radiografia de tórax demonstrando as opacidades alveolares bilaterais típicas na síndrome da angústia respiratória aguda.

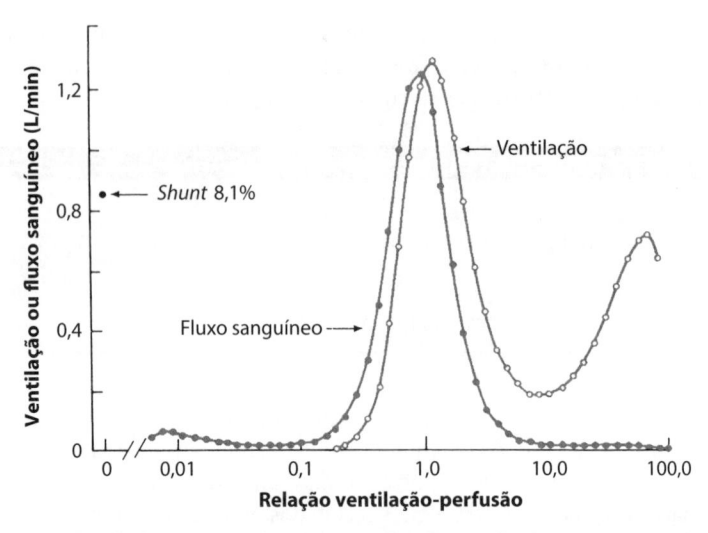

Figura 8.4 Distribuição das relações ventilação-perfusão em um paciente que desenvolveu SARA após um acidente automobilístico. Observe o *shunt* de 8% e o fluxo sanguíneo para unidades com relações ventilação-perfusão reduzidas. Além disso, há alguma ventilação para unidades com $\dot{V}_A/\dot{Q}$ elevadas, resultante das altas pressões de via aérea geradas pela ventilação mecânica (compare com a **Figura 10.4**).

um excesso de ventilação para unidades com relações ventilação-perfusão elevadas. Uma razão para isso são as pressões de via aérea muito elevadas geradas pela ventilação mecânica, o que reduz o fluxo sanguíneo para alguns alvéolos (compare com a **Figura 10.4**).

O desequilíbrio entre ventilação-perfusão e o *shunt* causam hipoxemia profunda, a qual só pode ser corrigida com elevadas concentrações de oxigênio inspirado e com aumento da pressão positiva no final da expiração (discutida no Capítulo 10). Nos casos muito graves, outras intervenções podem ser feitas para manter uma P_{O_2} arterial adequada, como a inalação de vasodilatadores pulmonares, a ventilação em posição prona, o bloqueio neuromuscular e a oxigenação por membrana extracorpórea.

A P_{CO_2} arterial varia muito conforme o indivíduo. Alguns pacientes têm P_{CO_2} baixa ou normal apesar de grave desequilíbrio entre ventilação-perfusão e de *shunt*, enquanto outros desenvolvem hipercapnia devido a um aumento significativo no espaço morto fisiológico.

Síndrome da angústia respiratória neonatal

Essa síndrome também é chamada de doença da membrana hialina do recém-nascido ou síndrome da angústia respiratória do lactente e apresenta vários achados em comum com a SARA. Patologicamente, o pulmão mostra edema hemorrágico, atelectasias heterogêneas e membranas hialinas causadas por líquido proteináceo e restos celulares no interior dos alvéolos. Fisiologicamente, há hipoxemia grave, tanto por desequilíbrio entre ventilação-perfusão como por fluxo sanguíneo através de regiões não ventiladas. Um *shunt* direita-esquerda através de um forame oval patente pode exacerbar a hipoxemia. A radiografia de tórax em geral mostra opacidades alveolares bilaterais (**Figura 8.5**).

A principal causa dessa condição é a ausência de surfactante pulmonar. O surfactante é normalmente produzido pelas células epiteliais alveolares tipo II (ver **Figura 5.2**), iniciando por volta da vigésima semana de gestação, embora quantidades suficientes não estejam presentes até muito mais tarde na gestação. Além de não terem quantidades suficientes de surfactantes, os lactentes nascidos prematuramente têm comprometimento da função do surfactante devido a diferenças na composição de lipídeos e proteínas em comparação com o surfactante de lactentes a termo. A capacidade de o lactente secretar surfactante pode ser estimada medindo-se a relação lecitina/esfingomielina no líquido amniótico. A maturação do sistema de síntese do surfactante pode ser acelerada pela administração de corticosteroides às gestantes previstas para darem à luz antes de 34 semanas de gestação.

O tratamento inclui a administração de surfactantes exógenos e a pressão positiva contínua nasal nas vias aéreas ou a ventilação mecânica invasiva, dependendo da gravidade do problema. Também costumam ser usadas altas concentrações de oxigênio inspirado e de pressão expiratória final positiva (PEEP, do inglês *positive end-expiratory pressure*). Devido a alterações nos últimos estágios do desenvolvimento pulmonar, alguns sobreviventes da síndrome da angústia respiratória neonatal desenvolvem displasia broncopulmonar, uma doença crônica marcada por redução no tamanho e no número dos alvéolos e persistente necessidade de oxigênio suplementar.

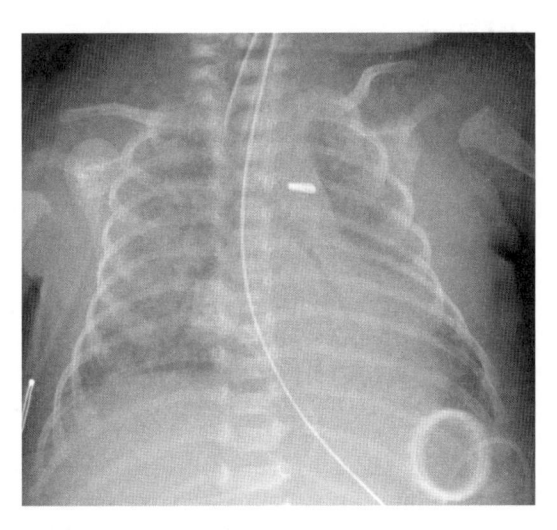

Figura 8.5 **Radiografia mostrando as alterações típicas da síndrome da angústia respiratória neonatal em um lactente nascido prematuramente.** (Imagem cortesia de Jeffrey Otjen, MD.)

▶ MANEJO DA INSUFICIÊNCIA RESPIRATÓRIA AGUDA

Há dois componentes principais no manejo da insuficiência respiratória aguda: (1) o tratamento do problema subjacente, por exemplo, administrando antibióticos a um paciente com pneumonia ou colocando um tubo no espaço intrapleural (drenagem torácica) em um paciente com um grande pneumotórax, e (2) a correção dos defeitos na função pulmonar. O primeiro componente varia conforme a doença e já foi abordado nas discussões de várias condições nos capítulos anteriores. O segundo é considerado com mais detalhes adiante.

Hipoxemia

A hipoxemia é abordada pela administração de oxigênio suplementar através dos meios invasivos e não invasivos descritos em detalhes nos Capítulos 9 e 10. O método apropriado e, em particular, a decisão sobre quando iniciar a ventilação mecânica invasiva variam conforme a gravidade da doença do paciente.

Hipercapnia

Embora os pacientes com hipoventilação causada por *overdose* possam ser prontamente tratados com agentes de reversão, como a naloxona, a maioria dos pacientes com hipercapnia aguda ou crônica agudizada exige suporte ventilatório mecânico. Isso pode ser realizado por métodos não invasivos, como uma máscara bem adaptada, ou de forma invasiva com um tubo endotraqueal. Essas intervenções são discutidas em detalhes no Capítulo 10.

Resistência das vias aéreas

Quando a resistência das vias aéreas é alta devido ao aumento das secreções na via aérea, o tratamento visa melhorar a sua eliminação. Como a melhor forma de eliminar as secreções retidas é a tosse, pode ser útil o trabalho contínuo com fisioterapeutas, enfermeiros e médicos estimulando a tosse e exercícios de respiração profunda. A manutenção de hidratação adequada e a umidificação do oxigênio suplementar impedem que as secreções fiquem muito viscosas e auxiliam na sua eliminação. Embora os fármacos como a N-acetilcisteína em aerossol para liquefazer o escarro sejam de pouco valor na maioria dos pacientes, a nebulização com solução salina hipertônica e a inalação de DNAase são úteis em pacientes com bronquiectasias. A fisioterapia respiratória e a drenagem postural são úteis em pacientes selecionados, enquanto os pacientes com comprometimento da tosse por fraqueza neuromuscular se beneficiam com o uso de dispositivos mecânicos de insuflação-exsuflação.

A broncoconstrição é abordada pela administração de broncodilatadores inalatórios, incluindo salbutamol e ipratrópio. Corticosteroides também são administrados na asma e em exacerbações de DPOC para reduzir a inflamação subjacente que contribui para a patologia da via aérea. Por fim, podem ser usados diuréticos para aliviar o edema intersticial e o comprometimento peribrônquico que contribuem para o aumento da resistência em alguns pacientes com exacerbações de insuficiência cardíaca.

Complacência

Conforme observado antes, a complacência pode estar reduzida devido a problemas envolvendo o parênquima pulmonar, a parede torácica, o espaço pleural e o abdome. Em alguns casos, como na pneumonia grave ou na SARA, a complacência só melhora à medida que a doença melhora. Em outros casos, como em pacientes com edema pulmonar e/ou grandes derrames pleurais, intervenções como a diurese ou toracocentese podem levar a melhoras mais rápidas na complacência e a subsequentes reduções no trabalho respiratório. A drenagem de volume significativo de ascite ou a descompressão intestinal em paciente com íleo grave algumas vezes é usada para abordar problemas de complacência relacionados com a distensão abdominal.

Oferta de oxigênio

Em casos de hipoxemia, a oferta tecidual de oxigênio depende muito da função cardíaca e da capacidade de transporte de oxigênio. Por essa razão, o tratamento do paciente com insuficiência respiratória algumas vezes exige intervenções para dar suporte à função cardíaca ou para melhorar a concentração de hemoglobina. O comprometimento da função cardíaca pode ser abordado por vários meios, incluindo inotrópicos como a dobutamina, diuréticos e dispositivos de suporte circulatório mecânicos. Os vasodilatadores pulmonares podem diminuir a pressão arterial pulmonar e melhorar a função cardíaca direita em pacientes com hipertensão arterial pulmonar, mas devem ser evitados em pacientes com hipertensão pulmonar secundária a doenças pulmonares parenquimatosas, como a DPOC e a fibrose pulmonar idiopática, em razão do risco de piora do desequilíbrio ventilação-perfusão. Os pacientes que apresentam baixo volume sistólico devido à depleção do volume intravascular se beneficiam com a administração de líquidos, enquanto aqueles com anemia podem necessitar de transfusões de hemácias.

CONCEITOS-CHAVE

1. A insuficiência respiratória é a condição na qual o pulmão falha em oxigenar o sangue adequadamente ou em evitar hipercapnia.
2. A hipoxemia é causada por hipoventilação, comprometimento da difusão, *shunt* e desequilíbrio entre ventilação-perfusão, enquanto a hipercapnia se deve à hipoventilação e ao desequilíbrio entre ventilação-perfusão.
3. A hipoxemia grave causa muitas alterações, como do estado mental, taquicardia, acidose láctica e proteinúria. A hipercapnia aumenta o fluxo cerebral sanguíneo, podendo causar cefaleia, confusão mental e nível de consciência reduzido.

208 FISIOPATOLOGIA PULMONAR

4. As anormalidades no equilíbrio ácido-básico e nas trocas gasosas em casos de insuficiência respiratória variam conforme a doença causadora e a cronicidade do problema.
5. A síndrome da angústia respiratória aguda e a síndrome da angústia respiratória neonatal são formas de insuficiência respiratória grave caracterizadas por hipoxemia grave, baixa complacência pulmonar e membranas hialinas na histologia pulmonar.
6. O manejo da insuficiência respiratória envolve o tratamento da causa subjacente e a abordagem dos comprometimentos subjacentes da função pulmonar por meio do suporte da oxigenação e da ventilação, da redução da resistência das vias aéreas e da melhora da complacência e da oferta de oxigênio.

CASO CLÍNICO

Uma mulher de 38 anos com história de uso crônico e pesado de álcool é internada na UTI com pancreatite necrosante. No momento da admissão, a saturação de oxigênio é de 97% em ar ambiente, a pressão arterial é de 89/67 mmHg, e a radiografia de tórax não mostra opacidades focais. Após a internação, ela recebe vários litros de fluidos para manter uma pressão arterial média adequada. Quatro horas depois, ela se queixa de dispneia, e a saturação de oxigênio é de apenas 90% em ar ambiente. Apesar de receber oxigênio por cânula nasal, a saturação de oxigênio continua a diminuir e a paciente tem piora da dispneia. Devido à piora da condição clínica, ela é intubada e passa a receber ventilação mecânica invasiva. A radiografia de tórax realizada após a intubação mostra opacidades bilaterais difusas (mostrada a seguir). Uma ecocardiografia mostra uma função ventricular esquerda normal. A gasometria arterial realizada em oxigênio a 100% mostra pH de 7,45, P_{CO_2} de 35 mmHg, P_{O_2} de 66 mmHg e HCO_3^- de 22 mmol/L.

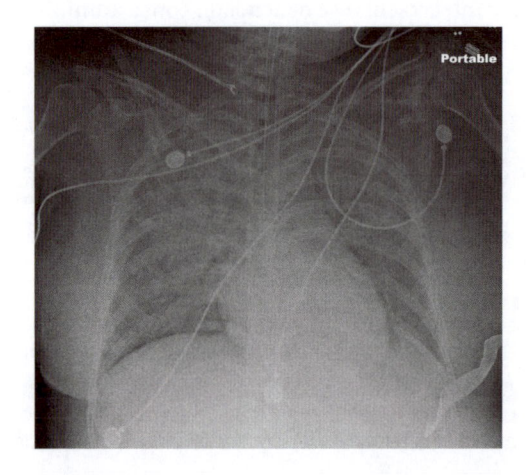

Questões

- Em comparação com o momento da internação, que mudanças você esperaria encontrar na complacência do sistema respiratório da paciente?
- Que alterações você esperaria encontrar na capacidade residual funcional?
- Qual é a mais provável causa da hipoxemia?
- Por que a P_{CO_2} está baixa apesar da gravidade da insuficiência respiratória?

? TESTE SEU CONHECIMENTO

Para cada questão, escolha a melhor resposta.

1. Um homem de 71 anos consulta na emergência por exacerbação de sua conhecida doença pulmonar obstrutiva crônica grave com retenção de CO_2. Após a chegada, ele recebe oxigênio por cânula nasal de alto fluxo com F_IO_2 de 1,0. As gasometrias coletadas antes e depois dessa intervenção são mostradas na tabela a seguir.

F_IO_2	P_{O_2} arterial (mmHg)	P_{CO_2} arterial (mmHg)
0,21	50	50
1,0	450	80

Qual das seguintes é a mais provável causa para a alteração observada na P_{CO_2}?
   A. Efeito de Bohr
   B. Redução do débito cardíaco
   C. Redução da vasoconstrição pulmonar hipóxica
   D. Aumento de resistência de via aérea
   E. Redução da concentração de 2,3-difosfoglicerato

2. Uma mulher de 58 anos com DPOC grave devido ao tabagismo de longa data consulta na emergência por piora da dispneia e cefaleia durante uma infecção respiratória. Ao exame, ela está confusa e inquieta, apresentando *flapping* e sibilos expiratórios difusos. Qual dos seguintes você mais provavelmente encontraria na gasometria arterial dessa paciente no momento da chegada para a avaliação?

   A. pH elevado com alcalose metabólica primária
   B. pH elevado com alcalose respiratória primária
   C. pH baixo com acidose metabólica primária
   D. pH baixo com acidose respiratória primária
   E. Equilíbrio ácido-básico normal

3. Um dia após a hospitalização por lesões sofridas em colisão de motocicleta, um homem de 41 anos desenvolve hipoxemia progressiva. Ele é intubado e recebe ventilação mecânica invasiva, durante a qual apresenta relação Pa_{O_2}/F_IO_2 de 105. Uma radiografia de tórax realizada após a intubação revela opacidades bilaterais difusas, enquanto uma ecocardiografia demonstra função sistólica do ventrículo esquerdo normal. Qual das seguintes alterações na função pulmonar é mais provável nesse paciente?

A. Redução da retração elástica pulmonar
B. Aumento de resistência de via aérea
C. Aumento do fluxo sanguíneo para áreas de baixa $\dot{V}_A/\dot{Q}$ alveolar
D. Capacidade residual funcional aumentada
E. Complacência pulmonar aumentada

4. Logo após nascer, com 31 semanas de gestação, uma menina apresenta batimento de asa de nariz, retrações intercostais e hipoxemia à oximetria de pulso. Após uma radiografia de tórax mostrar opacidades alveolares bilaterais, ela passa a receber pressão positiva contínua nas vias aéreas por via nasal. Qual dos seguintes medicamentos deve ser administrado para acelerar a resolução da insuficiência respiratória?

A. Digoxina
B. Furosemida
C. Salbutamol inalatório
D. Ipratrópio inalatório
E. Surfactante inalatório

5. Um homem de 62 anos com DPOC muito grave (VEF_1 ~28% do previsto) apresenta aumento da tosse, dispneia e produção de escarro após uma infecção viral de vias aéreas altas. Ao exame, a S_PO_2 é de 81% em ar ambiente, e ele apresenta fase expiratória prolongada com sibilos difusos à expiração. Qual das seguintes alterações você esperaria encontrar na atual situação clínica do paciente?

A. Redução de resistência de via aérea
B. Redução do gradiente alveoloarterial de P_{O_2}
C. Redução da P_{CO_2} arterial
D. Aumento do pH arterial
E. Aumento do desequilíbrio ventilação-perfusão

6. Uma mulher de 69 anos procura o hospital com dispneia progressiva há 2 dias e apresenta saturação de oxigênio de 81% em ar ambiente. Ela está afebril e confusa, demonstrando uso da musculatura acessória, estertores crepitantes bilaterais ao exame pulmonar, deslocamento lateral do ponto de máxima impulsão cardíaca, edema mole de extremidades inferiores e extremidades distais frias e mosqueadas. Os exames laboratoriais demonstram contagem de leucócitos de 9×10^3 células/µL (normal: 4-10 células/µL), concentração de hemoglobina de 12,8 g/dL (normal: 13-15 g/dL), lactato de 4,5 mmol/L (normal: menos de 2 mmol/L) e P_{CO_2} arterial de 33 mmHg. A ecocardiografia mostra um ventrículo esquerdo dilatado e hipocinético com fração de ejeção de 41%. A radiografia de tórax é mostrada a seguir.

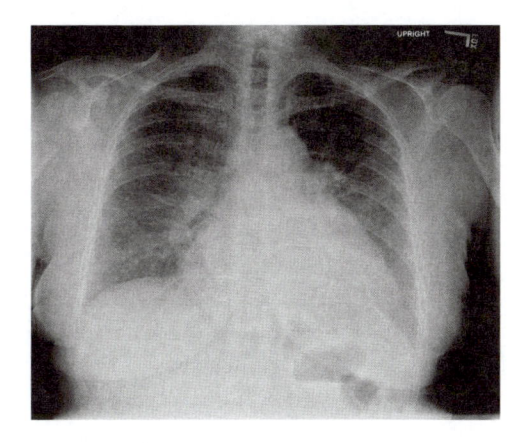

Além de oxigênio suplementar, qual das seguintes intervenções está indicada para tratamento da insuficiência respiratória dessa paciente?

A. Antibióticos
B. Infusão de dobutamina
C. Surfactante inalatório
D. Ventilação por pressão positiva não invasiva
E. Transfusão de hemácias

7. Um homem de 32 anos é encontrado não responsivo em casa com um frasco vazio de morfina a seu lado. Ele é levado à emergência, onde apresenta respiração superficial com frequência de 6 respirações por minuto e saturação de oxigênio de 85% em ar ambiente. A radiografia de tórax não mostra opacidades focais, cardiomegalia ou derrames. A gasometria é obtida em ar ambiente e é mostrada na tabela a seguir:

pH	P_{CO_2} arterial (mmHg)	P_{O_2} arterial (mmHg)	Bicarbonato (mEq/L)
7,23	67	56	26

Qual(is) das seguintes é(são) a(s) causa(s) primária(s) da hipoxemia nesse caso?

A. Redução da difusão
B. Hipoventilação
C. *Shunt*
D. Desequilíbrio entre ventilação-perfusão
E. Hipoventilação e desigualdade de perfusão

8. Uma mulher de 39 anos consulta na emergência com 3 dias de febre, dispneia e tosse produtiva progressivas. Ao exame, ela apresenta saturação de oxigênio de 82% em ar ambiente, macicez à percussão e redução de sons respiratórios em base pulmonar direita. Os exames laboratoriais mostram leucocitose, e a radiografia de tórax demonstra uma opacidade focal no lobo médio e inferior direito sem derrame ou cardiomegalia. A figura a seguir mostra um diagrama O_2-CO_2 para uma pessoa ao nível do mar com relação de troca gasosa de 0,8. Para qual dos pontos (A-E) você esperaria que essa paciente passasse a partir do ponto normal como resultado de sua apresentação clínica?

212 FISIOPATOLOGIA PULMONAR

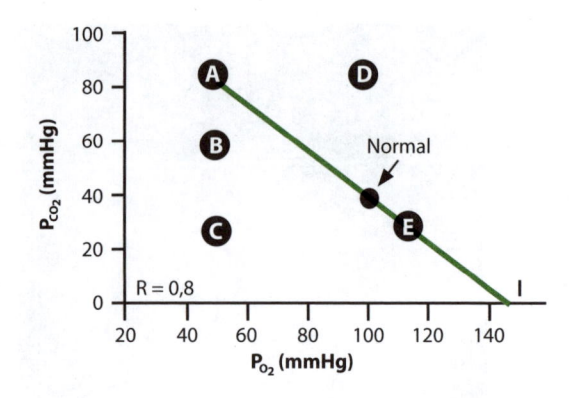

A. Ponto A
B. Ponto B
C. Ponto C
D. Ponto D
E. Ponto E

Oxigenoterapia

9

- ▶ Melhora da oxigenação após a administração de oxigênio
  - Impacto do oxigênio adicional
  - Resposta dos vários tipos de hipoxemia
    - Hipoventilação
    - Redução da difusão
    - Desequilíbrio entre ventilação-perfusão
    - *Shunt*
  - Outros fatores na oxigenoterapia
- ▶ Métodos de administração do oxigênio
  - Cânulas nasais
  - Máscaras
  - Sistemas de alto fluxo
  - Oxigênio transtraqueal
  - Tendas
  - Ventiladores
  - Oxigenação por membrana extracorpórea
  - Oxigenoterapia hiperbárica
  - Oxigenoterapia domiciliar e portátil
- ▶ Monitoramento da resposta à oxigenoterapia
- ▶ Riscos da oxigenoterapia
  - Hipercapnia
  - Toxicidade pelo oxigênio
  - Atelectasias
    - Após oclusão de via aérea
    - Instabilidade de unidades com baixa relação ventilação-perfusão
  - Retinopatia da prematuridade

A oxigenoterapia desempenha um papel fundamental no tratamento da hipoxemia, especialmente na insuficiência respiratória. Entretanto, os pacientes apresentam variabilidade considerável na sua resposta ao oxigênio, e vários riscos são associados à sua administração. É necessário um conhecimento claro dos princípios fisiológicos envolvidos a fim de maximizar sua utilidade e minimizar as complicações. Ao final deste capítulo, o leitor deverá ser capaz de:

- Descrever a relação entre a causa subjacente da hipoxemia e a resposta à administração de oxigênio suplementar.
- Identificar os fatores que afetam a oferta de oxigênio e o conteúdo de oxigênio do sangue venoso misto.
- Descrever os métodos primários da administração de oxigênio suplementar.
- Explicar o mecanismo pelo qual o excesso de oxigênio suplementar pode piorar a hipercapnia.
- Descrever o efeito da administração de oxigênio sobre as unidades pulmonares com baixa relação ventilação-perfusão.

▶ MELHORA DA OXIGENAÇÃO APÓS A ADMINISTRAÇÃO DE OXIGÊNIO

Impacto do oxigênio adicional

Às vezes, a extensão pela qual a P_{O_2} arterial pode se elevar com a administração de oxigênio a 100% não é valorizada. Suponha que um paciente jovem esteja hipoventilando devido a uma intoxicação por opiáceos e apresente uma P_{O_2} arterial de 50 mmHg e uma P_{CO_2} arterial de 80 mmHg (ver **Figura 2.2**). Se esse paciente for colocado em ventilação mecânica com F_IO_2 de 100%, a P_{O_2} arterial pode ultrapassar 550 mmHg, um aumento superior a 10 vezes (**Figura 9.1**). Poucos fármacos podem melhorar a composição dos gases arteriais de forma tão intensa e tão fácil.

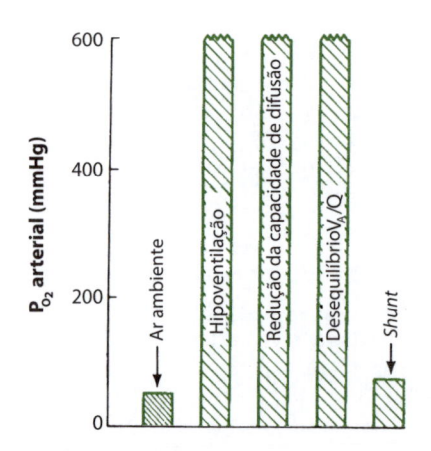

Figura 9.1 Resposta da P_{O_2} arterial a 100% de oxigênio inspirado, conforme o mecanismo de hipoxemia. Assume-se uma P_{O_2} arterial de 50 mmHg em ar ambiente. Observe o aumento drástico em todas as situações, exceto no *shunt*, embora mesmo neste haja uma melhora aceitável.

Resposta dos vários tipos de hipoxemia

A resposta à oxigenoterapia é dependente do mecanismo de hipoxemia.

Hipoventilação

A elevação da P_{O_2} alveolar pode ser prevista a partir da equação dos gases alveolares se a ventilação, a taxa metabólica e, portanto, a P_{CO_2} alveolar permanecerem inalteradas:

$$P_{A_{O_2}} = P_{I_{O_2}} - \frac{P_{A_{CO_2}}}{R} + F \qquad \text{(Eq. 9.1)}$$

onde F é um pequeno fator de correção.

Assumindo-se que não haja mudança na P_{CO_2} alveolar e no quociente respiratório e negligenciando-se o fator de correção, a equação mostra que a P_{O_2} alveolar se eleva em paralelo com o valor inspirado. Portanto, mudando-se do ambiente para somente 30% de oxigênio, pode-se aumentar a P_{O_2} alveolar em cerca de 60 mmHg. Na prática, a P_{O_2} arterial é sempre inferior à P_{O_2} alveolar devido à pequena quantidade de mistura venosa.* Contudo, a hipoxemia causada pela hipoventilação raras vezes é grave e é facilmente corrigida por um pequeno aumento da fração inspirada de oxigênio. Embora o oxigênio seja muito efetivo nesses casos, a abordagem da causa subjacente da hipoventilação é uma intervenção igualmente importante.

Redução da difusão

A hipoxemia causada por esse mecanismo também é corrigida, com facilidade, pela administração de oxigênio. A razão para isso se torna clara se observarmos a dinâmica de consumo de oxigênio ao longo dos capilares pulmonares (ver **Figura 2.4**). A taxa de passagem do oxigênio através da membrana alveolocapilar é proporcional à diferença de P_{O_2} entre o gás alveolar e o sangue capilar. (ver Fisiologia respiratória de West: princípios básicos, 11.ed., p. 32). Essa diferença está em torno de 60 mmHg no início dos capilares. Se aumentarmos a concentração de oxigênio para apenas 30%, a P_{O_2} alveolar se elevará em 60 mmHg, duplicando, assim, a taxa de transferência no início dos capilares. Isso melhorará a oxigenação sanguínea no fim dos capilares. Portanto, uma elevação modesta na concentração inspirada de oxigênio, na maioria das vezes, corrige a hipoxemia.

Desequilíbrio entre ventilação-perfusão

A administração de oxigênio costuma ser muito efetiva para melhorar a P_{O_2} arterial também nessa situação. Contudo, o grau de elevação da P_{O_2} depende do padrão do desequilíbrio entre ventilação-perfusão e da concentração de oxigênio inspirado. A administração de oxigênio a 100% aumenta bastante a P_{O_2} arterial, porque cada

---

*N. de R.T. *Shunt* fisiológico que "contamina" o sangue arterial nos pulmões com sangue venoso proveniente, sobretudo, das veias de Tebésio.

unidade pulmonar ventilada elimina o seu nitrogênio. Quando isso ocorre, a P_{O_2} alveolar é fornecida pela fórmula $P_{O_2} = P_B - P_{H_2O} - P_{CO_2}$. Como a P_{CO_2} normalmente é inferior a 50 mmHg, essa equação prediz uma P_{O_2} alveolar acima de 600 mmHg, mesmo em unidades pulmonares com relações ventilação-perfusão muito baixas.

Contudo, duas precauções também devem ser levadas em conta. Primeiro, algumas regiões podem ser tão pouco ventiladas que possivelmente levarão vários minutos para eliminar o seu nitrogênio. Além disso, essas regiões podem continuar recebendo nitrogênio, pois esse gás é eliminado de modo gradual dos tecidos periféricos por meio do sangue venoso. Como consequência, a P_{O_2} arterial pode demorar tanto para atingir o seu nível final que, na prática, ele nunca é atingido. Segundo, a administração de oxigênio pode resultar no desenvolvimento de áreas não ventiladas (**Figura 9.5**), o que limita a elevação na P_{O_2} arterial (**Figura 9.3**).

Quando concentrações intermediárias de oxigênio são administradas, a elevação na P_{O_2} arterial é determinada pelo padrão do desequilíbrio entre ventilação-perfusão, em particular pelas unidades com relações ventilação-perfusão baixas e fluxo sanguíneo significativo. A **Figura 9.2** mostra a resposta na P_{O_2} arterial de modelos pulmonares com várias distribuições ventilação-perfusão após a inspira-

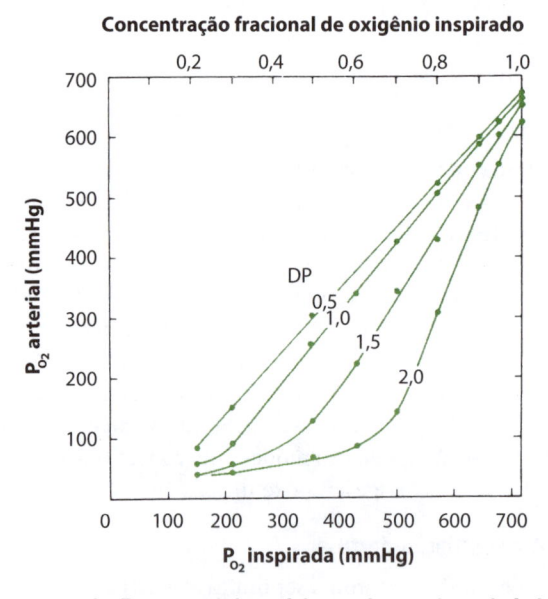

Figura 9.2 **Resposta da P_{O_2} arterial a vários valores de oxigênio inspirado em distribuições ventilação-perfusão teóricas.** DP é o desvio-padrão da distribuição logarítmica normal. Observe que, em uma distribuição ampla (DP = 2), a P_{O_2} arterial permanece baixa, mesmo com oxigênio a 60%. (Republicada com permissão de Springer, from West JB, Wagner PD. Pulmonary gas exchange. In: West JB. ed. *Bioengineering Aspects of the Lung*. New York, NY: Marcel Dekker; 1977; permissão concedida via Copyright Clearance Center, Inc.)

ção de diferentes concentrações de oxigênio. Observe que, a uma concentração de 60% e na distribuição com dois desvios-padrão, a P_{O_2} arterial se elevou de 40 para apenas 90 mmHg. Essa elevação modesta pode ser atribuída aos efeitos produzidos pelas unidades com relações ventilação-perfusão inferiores a 0,01. No exemplo mostrado, a administração de oxigênio a 60% a um alvéolo com relação ventilação-perfusão de 0,006 produz uma P_{O_2} no capilar final de somente 60 mmHg. Contudo, observe que, aumentando a concentração de oxigênio para 90%, a P_{O_2} arterial dessa última distribuição atingiu quase 500 mmHg.

A **Figura 9.2** assume que o padrão do desequilíbrio entre ventilação-perfusão permaneceu constante com a elevação do oxigênio inspirado. Contudo, a melhora da hipoxia alveolar em regiões pouco ventiladas reverte a vasoconstrição pulmonar hipóxica, aumentando o fluxo sanguíneo dessas unidades. Assim, a elevação na P_{O_2} arterial será menor. Observe também que, se as unidades com relações ventilação-perfusão baixas colapsarem a altas frações inspiradas de oxigênio (**Figura 9.5**), a elevação da P_{O_2} arterial será menor.

Shunt

Este é o único mecanismo de hipoxemia no qual a P_{O_2} arterial permanece abaixo do que seria esperado com F_IO_2 a 100%. Isso ocorre porque o sangue que passa pelo alvéolo não ventilado (*shunt*) não captura o oxigênio oferecido, mantendo-se com baixa concentração de oxigênio e, como consequência, reduzindo a P_{O_2} arterial. Essa redução é especialmente marcante devido ao aspecto quase plano da curva de dissociação a níveis altos de P_{O_2} (ver **Figura 2.6**).

Contudo, deve ser salientado que, mesmo em pacientes com *shunt*, há elevação da P_{O_2} arterial com a administração de oxigênio a 100%. Isso se deve ao oxigênio dissolvido, que pode ser significativo a uma alta P_{O_2} alveolar. Por exemplo, um aumento da P_{O_2} alveolar de 100 para 600 mmHg eleva o oxigênio dissolvido no san-

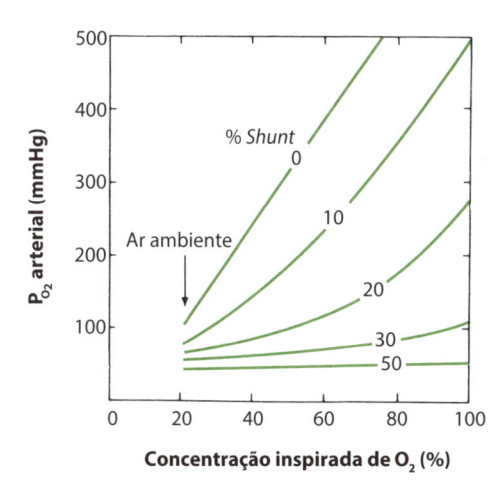

Figura 9.3 Resposta da P_{O_2} arterial ao aumento das concentrações inspiradas de oxigênio em um pulmão com várias intensidades de *shunt*. Observe que a P_{O_2} permanece muito abaixo do normal a 100% de oxigênio. No entanto, há elevações úteis na oxigenação mesmo com *shunt* grave. (Esse diagrama mostra somente os valores típicos; mudanças no débito cardíaco, consumo de oxigênio, etc., afetam a posição das linhas.)

gue do final do capilar de 0,3 para 1,8 mL de O_2/100 mL de sangue. Esse aumento de 1,5 pode ser comparado com o gradiente arteriovenoso na concentração de oxigênio de aproximadamente 5 mL/100 mL.

Quando a hipoxemia é causada por *shunt*, a mudança na P_{O_2} após aumentos na concentração de oxigênio inspirado varia conforme a porcentagem ou fração do *shunt* (Figura 9.3). O gráfico é traçado para um consumo de oxigênio de 300 mL/min e um débito cardíaco de 6 L/min; variações nesses e em outros valores alteram as posições das linhas. Nesse exemplo, se um paciente com *shunt* de 20% e P_{O_2} arterial de 55 mmHg em ar ambiente recebe oxigênio a 100%, a Po_2 arterial aumentará para 275 mmHg. No entanto, se o paciente apresentar *shunt* de 30%, a P_{O_2} aumentará para apenas 110 mmHg com a administração da mesma fração de oxigênio. Ainda assim, dependendo da situação clínica, mesmo esse aumento menor pode elevar a concentração de oxigênio o suficiente para auxiliar na oferta de oxigênio aos tecidos.

Outros fatores na oxigenoterapia

Ainda que a P_{O_2} arterial seja uma medida conveniente do grau de oxigenação sanguínea, outros fatores são importantes para a oferta de oxigênio tecidual. Esses fatores são a concentração de hemoglobina, a posição da curva de dissociação do oxigênio, o débito cardíaco e a distribuição do sangue para a periferia.

Tanto uma queda da concentração de hemoglobina quanto uma queda do débito cardíaco reduzem a quantidade de oxigênio por unidade de tempo ("fluxo de oxigênio") direcionada para os tecidos. O fluxo pode ser expresso como o produto do débito cardíaco pelo conteúdo arterial de oxigênio: $\dot{Q} \times Ca_{O_2}$.

A difusão de oxigênio dos capilares periféricos para a mitocôndria nas células teciduais depende da P_{O_2} capilar. Um índice útil é a P_{O_2} do sangue venoso misto, que reflete a P_{O_2} tecidual média. Um novo arranjo da equação de Fick é o seguinte:

$$C\bar{v}_{O_2} = Ca_{O_2} - \frac{\dot{V}_{O_2}}{\dot{Q}}$$

(Eq. 9.2)

Essa equação mostra que o conteúdo de oxigênio (e, portanto, a P_{O_2}) do sangue venoso misto cairá se houver redução do conteúdo arterial de oxigênio ou do débito cardíaco (assumindo-se um consumo de oxigênio constante).

A relação entre o conteúdo de oxigênio e a P_{O_2} venosa mista depende da posição na curva de dissociação do oxigênio (ver Figura 2.1). Se a curva está deslocada para a direita por um aumento da temperatura, como na febre, ou por um aumento da concentração de 2,3-difosfoglicerato (DPG), como na hipoxemia crônica, a P_{O_2} é alta para uma dada concentração, favorecendo a difusão do oxigênio para a mitocôndria. Do contrário, se a P_{CO_2} é baixa e o pH é alto, como na alcalose respiratória, ou se a concentração de 2,3-DPG é baixa por politransfusão de sangue estocado, a curva se desloca para a esquerda, reduzindo a liberação de oxigênio para os tecidos.

Por último, logicamente, a distribuição do débito cardíaco desempenha um papel importante na oxigenação tecidual. Por exemplo, um paciente cardiopata isquêmico é candidato a ter regiões miocárdicas hipóxicas, apesar de outros fatores envolvidos na oxigenação tecidual.

Fatores importantes na oferta tecidual de oxigênio

- P_{O_2} arterial.
- Concentração de hemoglobina.
- Débito cardíaco.
- Difusão do capilar à mitocôndria (p. ex., número de capilares abertos).
- Afinidade do oxigênio pela hemoglobina.
- Fluxo sanguíneo local.

▶ MÉTODOS DE ADMINISTRAÇÃO DO OXIGÊNIO

O oxigênio pode ser administrado de várias maneiras. O método apropriado varia conforme o paciente com base no cenário clínico (p. ex., domiciliar *vs.* hospitalar) e na gravidade da doença.

Cânulas nasais

As cânulas nasais (óculos nasais) consistem em um cateter com duas extremidades inseridas nas narinas. O oxigênio é administrado a taxas de 1 a 6 L/min, gerando uma concentração de oxigênio inspirado de aproximadamente 25 a 35%. Quanto mais alto for o fluxo inspiratório do paciente, menor será a concentração final. Quando são usados altos fluxos, o gás costuma ser umidificado para evitar o desconforto do paciente e a formação de crostas de secreções na mucosa nasal.

A principal vantagem das cânulas é que o paciente não sofre o desconforto da máscara, podendo falar, comer e tocar a própria face. Além disso, elas podem ser usadas de forma contínua por períodos prolongados, uma questão importante já que muitos pacientes com doença pulmonar grave recebem oxigênio cronicamente por cânula nasal. Suas desvantagens são as baixas concentrações de oxigênio disponíveis e a imprevisibilidade da concentração, sobretudo quando o paciente respira com alto fluxo inspiratório e predominantemente pela boca. Essa imprevisibilidade pode ser minimizada usando-se um sistema de administração de altos fluxos de oxigênio (ver adiante).

Máscaras

As máscaras apresentam vários formatos. Máscaras plásticas simples colocadas sobre o nariz e a boca permitem concentrações de oxigênio inspirado de até 60% a fluxos de 10 a 15 L/min. No entanto, alguns pacientes relatam sensação de claustrofobia com o uso dessas máscaras. Grandes aberturas nas laterais da máscara permitem a saída de CO_2, de forma a não contribuir com sua retenção.

As máscaras de Venturi são projetadas para oferecer concentrações específicas de oxigênio com base no efeito Venturi. Assim, como o oxigênio entra na máscara através de um orifício estreito, também o ar entra através de um fluxo constante por orifícios laterais cujos diâmetros podem ser ajustados para obter a concentração desejada de oxigênio. Quanto menor o diâmetro das aberturas, menor é a quantidade de ar ambiente na mistura de gás e maior é a concentração de oxigênio inspirado. Há máscaras que teoricamente oferecem concentrações de oxigênio inspirado entre 24% e 50%, mas a concentração real varia significativamente conforme o paciente, devido a vazamentos de ar ao redor da máscara e a variações nas taxas de fluxo inspiratório.

As máscaras não reinalantes são projetadas para oferecer altas concentrações de oxigênio inspirado, chegando a quase 80 a 100%. O oxigênio é oferecido a uma taxa de fluxo de 10 a 15 L/min a uma bolsa-reservatório que fica acoplada à máscara. Com a inalação, o paciente puxa o ar rico em oxigênio desse reservatório para dentro de seu trato respiratório. O ar exalado escapa através de válvulas unidirecionais na lateral da máscara projetadas para evitar a inalação de ar ambiente e a reinalação do ar exalado. Como nas máscaras simples e de Venturi, vazamentos de ar e variações no fluxo inspiratório afetam a concentração de oxigênio inspirado oferecida.

Sistemas de alto fluxo

Atualmente, existem sistemas para uso hospitalar que oferecem oxigênio a taxas muito altas através de máscara facial ou cânula nasal. Ao administrar o gás a taxas de até 60 L/min, os sistemas limitam a entrada de ar ambiente que causa imprevisibilidade das concentrações de oxigênio inspirado nos sistemas descritos anteriormente. Também acredita-se que os sistemas de cânula nasal de alto fluxo tenham o benefício adicional de melhorar a eficiência ventilatória por eliminar o espaço morto na via aérea alta e gerar algum grau de pressão expiratória final positiva (PEEP, do inglês *positive end-expiratory pressure*). Em pacientes bem selecionados com insuficiência respiratória hipoxêmica aguda, o uso desses sistemas pode eliminar a necessidade de ventilação mecânica invasiva.

Oxigênio transtraqueal

Nesse caso, o oxigênio pode ser administrado por meio de um microcateter inserido na parede anterior da traqueia, com a extremidade repousando logo acima da carina. Embora esta seja uma maneira eficiente de administrar oxigênio, particularmente em pacientes que recebem oxigenoterapia de longo prazo, seu uso clínico tem sido bastante diminuído devido a melhorias nos sistemas de oxigenoterapia portáteis usados por pacientes com doença pulmonar crônica.

Tendas

Na atualidade, esse método é utilizado apenas para crianças, pois estas não toleram as máscaras. Concentrações de oxigênio de até 50% podem ser atingidas, embora haja risco de incêndio.

Ventiladores

É possível obter controle completo da composição dos gases inspirados em pacientes ventilados mecanicamente por meio de um tubo endotraqueal ou uma cânula de traqueostomia. Há risco teórico de toxicidade pelo oxigênio se elevadas concentrações forem administradas por mais do que alguns dias (ver adiante). Deve-se utilizar a menor concentração de oxigênio que produza uma P_{O_2} arterial aceitável. Esse nível é difícil de definir, mas para a maioria dos pacientes que recebem ventilação mecânica invasiva, um valor de 60 mmHg costuma ser o objetivo. Também se pode aplicar níveis aumentados de PEEP para melhorar a oxigenação em pacientes que recebem ventilação mecânica invasiva. Este tópico é discutido em detalhes no Capítulo 10.

Oxigenação por membrana extracorpórea

Em pacientes com insuficiência respiratória muito grave, o *shunt* e o desequilíbrio entre ventilação-perfusão podem ser tão graves a ponto de não se conseguir obter uma oxigenação adequada apesar do uso de ventilação mecânica com altas concentrações de oxigênio inspirado e PEEP. Uma abordagem nessas situações é oxigenar o sangue fora do paciente, colocando-o em oxigenação por membrana extracorpórea (ECMO, do inglês *extracorporeal membrane oxygenation*). Na ECMO venovenosa (VV), o sangue é removido por meio de uma cânula colocada em uma grande veia (geralmente, a veia femoral), passa através de um oxigenador de membrana com o auxílio de uma bomba centrífuga e, depois, retorna ao paciente através de uma cânula em outra grande veia (geralmente, a veia cava superior). Além de oxigenar o sangue, a ECMO VV facilita a remoção de CO_2 e as alterações nos parâmetros do ventilador que permitem ao pulmão lesado descansar e se recuperar.

Oxigenoterapia hiperbárica

Se 100% de oxigênio for administrado a uma pressão de 3 atmosferas, a P_{O_2} inspirada superará os 2.000 mmHg. Nessas condições, há aumento significativo na concentração arterial de oxigênio, em grande parte devido ao oxigênio dissolvido. Por exemplo, se a P_{O_2} arterial é 2.000 mmHg, o oxigênio em solução é de cerca de 6 mL/100 mL de sangue. Em teoria, isso é suficiente para fornecer toda a diferença arteriovenosa de 5 mL/100 mL, de tal forma que a hemoglobina venosa mista pode permanecer totalmente saturada.

A oxigenoterapia hiperbárica tem usos limitados e raras vezes é indicada no tratamento da insuficiência respiratória. Contudo, tem sido utilizada no tratamento da intoxicação por monóxido de carbono grave, quando a maior parte da hemoglobina está indisponível para carrear o oxigênio, tornando o oxigênio dissolvido fundamental. Além disso, a alta P_{O_2} acelera a dissociação do monóxido de carbono da hemoglobina. Crises anêmicas graves em pacientes que recusam transfusões de sangue são algumas vezes tratadas da mesma maneira. A oxigenoterapia hiperbárica também é utilizada no tratamento da doença descompressiva grave, das gangrenas gasosas de úlceras cutâneas refratárias e como adjuvante à radioterapia, pois a alta P_{O_2} tecidual aumenta a radiossensibilidade de tumores relativamente avasculares.

A utilização da oxigenoterapia hiperbárica exige equipamento especial e pessoal altamente treinado. Na prática, enche-se a câmara com ar, sendo que o oxigênio é administrado por meio de uma máscara especial para assegurar que o paciente receba oxigênio puro. Esse procedimento também reduz o risco de incêndio. Deve-se tomar cuidado para evitar uma P_{O_2} excessivamente elevada, o que pode provocar convulsões.

Oxigenoterapia domiciliar e portátil

Alguns pacientes se tornam tão incapacitados devido à doença pulmonar crônica grave que apresentam dificuldade para realizar qualquer atividade física a menos que recebam oxigênio suplementar. Tais pacientes se beneficiam muito do uso de suprimento de oxigênio domiciliar. O oxigênio pode ser administrado com o uso de um cilindro grande ou de um concentrador de oxigênio, o qual extrai o oxigênio do ar usando um tipo de peneira molecular. A maioria dos pacientes usa equipamentos de oxigênio portáteis com oxigênio líquido ou concentrador de oxigênio para facilitar as saídas de casa.

Os pacientes que mais se beneficiam do oxigênio portátil são os que têm tolerância limitada ao exercício pelo surgimento de dispneia. O aumento da concentração de oxigênio inspirado pode elevar muito o nível de exercício para uma dada ventilação, permitindo que esses pacientes sejam muito mais ativos.

Foi demonstrado que um baixo fluxo de oxigênio administrado continuamente pode reduzir o grau de hipertensão pulmonar e melhorar o prognóstico de alguns pacientes com doença pulmonar obstrutiva crônica (DPOC) avançada. Ainda que esse tratamento seja caro, avanços tecnológicos na forma de fornecer o oxigênio têm tornado essa alternativa cada vez mais viável para muitos pacientes.

▶ MONITORAMENTO DA RESPOSTA À OXIGENOTERAPIA

A resposta à oxigenoterapia pode ser avaliada observando-se alterações no estado clínico do paciente, como a melhora no estado mental, na cianose, no esforço respiratório e na dispneia. Um método mais preciso é obter uma gasometria arterial que oferece uma avaliação direta da P_{O_2} e da saturação de oxigênio, além da informação sobre a ventilação e o equilíbrio ácido-básico. Como pode ser difícil obter o sangue arterial com a frequência necessária, com exceção dos pacientes de unidade de terapia intensiva (UTI), o método mais comum para monitoramento da hipoxemia e avaliação da resposta à oxigenoterapia é a oximetria de pulso.

Os oxímetros operam com base no princípio de que a hemoglobina transmite luz de maneira diferente, dependendo do seu grau de oxigenação. Dois comprimentos de onda são projetados através da pele do dedo ou do lóbulo da orelha até um detector que mede a intensidade da luz transmitida em cada comprimento de onda. O dispositivo então utiliza um algoritmo interno para converter o sinal em uma estimativa da saturação de oxigênio arterial. Há necessidade de um fluxo de sangue forte e pulsátil para medidas acuradas, pois isso permite que o oxímetro diferencie a luz transmitida pela hemoglobina no sangue arterial daquela transmitida pelo sangue venoso e por outros elementos teciduais. A acurácia de um oxímetro não é tão boa como a cooximetria realizada em uma gasometria arterial, mas sua conveniência o torna valioso na prática clínica.

▶ RISCOS DA OXIGENOTERAPIA

Hipercapnia

As razões para o desenvolvimento de hipercapnia consequente à oxigenoterapia em pacientes com DPOC grave ou síndrome de obesidade-hipoventilação foram discutidas com brevidade no Capítulo 8. Um fator crítico para o estímulo ventilatório desses pacientes com grande trabalho respiratório é a estimulação hipóxica dos seus quimiorreceptores periféricos. Se esta é eliminada pela correção da hipoxemia, a ventilação pode cair rapidamente, causando hipercapnia grave. O alívio da vaso-constrição hipóxica pulmonar e as mudanças no equilíbrio entre ventilação-perfusão também são importantes.

Em pacientes com hipercapnia, o uso intermitente ou a cessação abrupta da oxigenoterapia pode causar hipoxemia grave. A explicação é que, se a hipercapnia for atribuída à administração de O_2 e se ela é abruptamente interrompida, isso faz a próxima hipoxemia ser mais grave do que a anterior à oxigenoterapia. A razão é o aumento da P_{CO_2} alveolar, como pode ser visto na equação dos gases alveolares:

$$P_{A_{O_2}} = P_{I_{O_2}} - \frac{P_{A_{CO_2}}}{R} + F \quad \text{(Eq. 9.3)}$$

Isso mostra que qualquer aumento na P_{CO_2} alveolar reduzirá a P_{O_2} alveolar e, portanto, a P_{O_2} arterial. Além disso, a alta P_{CO_2} permanece por vários minutos, porque os estoques corporais desse gás são tão grandes, que o excesso é eliminado muito lentamente. Portanto, a hipoxemia pode ser grave e prolongada.

Para evitar esse problema, os pacientes com retenção crônica de CO_2 devem receber oxigênio contínuo em concentração suficientemente baixa para manter uma saturação de oxigênio de 88 a 94%, com monitoramento da ventilação usando o CO_2 expiratório final ou a gasometria arterial. A curva de dissociação do oxigênio (ver **Figura 2.1**) deve ser levada em conta para nos lembrar de que uma elevação na P_{O_2} de 30 para 50 mmHg (sob pH normal) representa um aumento superior a 25% na saturação da hemoglobina!

Toxicidade pelo oxigênio

Estudos em animais têm mostrado que altas concentrações de oxigênio por longo tempo lesam o pulmão. Estudos em macacos expostos a 100% de oxigênio por

2 dias mostram que algumas das alterações mais precoces ocorrem nas células endoteliais dos capilares, as quais se tornam edemaciadas. Ocorrem alterações nas junções intercelulares endoteliais, causando aumento da permeabilidade capilar e levando a edemas intersticial e alveolar. Além disso, o epitélio alveolar pode descamar e ser recoberto por células epiteliais tipo II. Mais tarde, ocorre organização e fibrose intersticial.

A extensão em que essas alterações ocorrem em seres humanos é difícil de determinar, mas pessoas normais relatam desconforto subesternal após respirarem oxigênio a 100% por 24 horas. Em pacientes ventilados mecanicamente com oxigênio a 100% por 36 horas, ocorre uma queda progressiva da P_{O_2} arterial, quando comparados a um grupo-controle ventilado apenas com ar. Estudos clínicos recentes também sugeriram que os desfechos clínicos são piores nos pacientes cuja P_{O_2} arterial é mantida em nível muito elevado por períodos excessivos.

Os riscos do uso de altas concentrações de oxigênio inspirado por cânula nasal de alto fluxo ou ventilação mecânica devem ser ponderados contra a necessidade de manter uma oxigenação arterial adequada em pacientes com insuficiência respiratória hipoxêmica grave. Por essa razão, a prática geral é usar a menor concentração de oxigênio inspirado necessária para manter uma P_{O_2} arterial adequada.

Atelectasias

Após oclusão de via aérea

Se um paciente está respirando ar ambiente e a via aérea é totalmente obstruída, por exemplo, por secreções retidas, pode ocorrer atelectasia de absorção do pulmão distal à obstrução. Isso se deve ao fato de que a soma das pressões parciais no sangue venoso misto é bem inferior à atmosférica, de forma que o gás aprisionado é absorvido de maneira gradual (ver *Fisiologia respiratória de West: princípios básicos*, 11.ed., pp. 180-181). Contudo, o processo é relativamente lento, necessitando de muitas horas ou mesmo dias.

No entanto, se o paciente está respirando a altas concentrações de oxigênio, a velocidade da atelectasia de absorção é muito acelerada. Isso ocorre porque há uma quantidade relativamente baixa de nitrogênio no alvéolo, e esse gás em geral retarda o processo absortivo em função da sua baixa solubilidade. Substituir o nitrogênio por qualquer outro gás que seja rapidamente absorvível também predispõe ao colapso. Um exemplo é o óxido nitroso utilizado durante anestesia. No pulmão normal, a ventilação colateral pode retardar ou prevenir as atelectasias, pois fornece uma rota alternativa para que o gás penetre na região obstruída (ver **Figura 1.11C**).

Atelectasias de absorção são comuns em pacientes com insuficiência respiratória, porque eles com frequência têm secreções excessivas ou restos celulares nas suas vias aéreas e porque em geral são tratados com altas concentrações de oxigênio. Além disso, os canais por meio dos quais a ventilação colateral costuma ocorrer podem estar obstruídos pela doença. O colapso é comum nas regiões pulmonares dependentes, pois as secreções se acumulam predominantemente nessas áreas e as vias aéreas e os alvéolos aí localizados já são menos expandidos (ver **Figura 3.3**). A hipoxemia ocorrerá dependendo do grau de perfusão do pulmão atelectasiado, embora a vasoconstrição hipóxica pulmonar possa limitar parte desse processo.

Instabilidade de unidades com baixa relação ventilação-perfusão

Tem sido mostrado que unidades com baixa relação ventilação-perfusão podem tornar-se instáveis e colapsar com a inalação de misturas com altas frações de oxigênio. Um exemplo é mostrado na **Figura 9.4**, na qual se veem as distribuições ventilação-perfusão em um paciente ventilando ar ambiente e, após 30 minutos, respirando oxigênio a 100%. Esse paciente apresentava insuficiência respiratória após um acidente automobilístico (ver **Figura 8.4**). Observe que, em ar ambiente, houve quantidades apreciáveis de fluxo sanguíneo para unidades pulmonares com baixas relações ventilação-perfusão, somado a um *shunt* de 8%. Após a oxigenoterapia, o fluxo sanguíneo para as unidades com baixas relações ventilação-perfusão não foi evidente, mas o *shunt* aumentou para cerca de 16%. A explicação mais provável para essa mudança é que as regiões pouco ventiladas se tornaram não ventiladas.

A **Figura 9.5** mostra o mecanismo envolvido. Há quatro unidades pulmonares hipotéticas, todas com baixas relações ventilação-perfusão ($\dot{V}_A/\dot{Q}$) inspiradas sob oxigênio a 80%. Em A, a ventilação inspirada (alveolar) é de 49,4 unidades, mas a ventilação

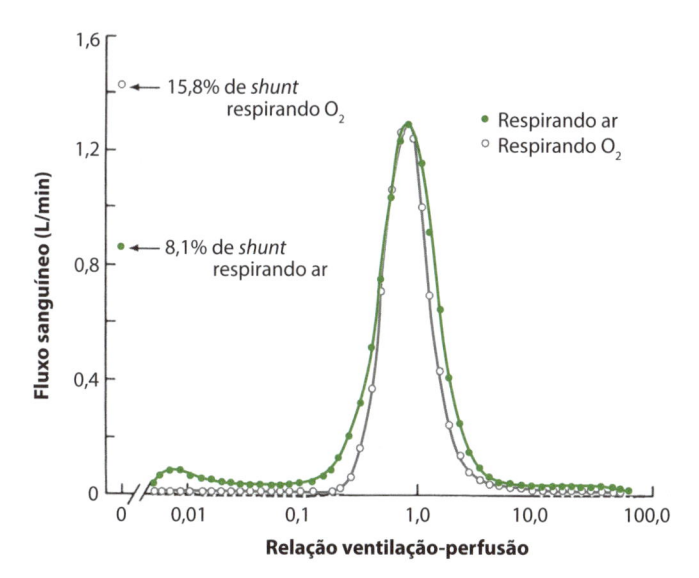

Figura 9.4 Conversão de unidades com baixas relações ventilação-perfusão para *shunt*, durante respiração com oxigênio. Este paciente tinha insuficiência respiratória após um acidente automobilístico. Durante respiração em ar ambiente, houve um fluxo sanguíneo apreciável para unidades com baixas relações ventilação-perfusão. Após 30 minutos respirando oxigênio a 100%, o fluxo sanguíneo para essas unidades não foi evidente, mas o *shunt* duplicou.

expirada é de somente 2,5 unidades (os valores reais dependem do fluxo sanguíneo). A razão para tão pouco gás ser expirado é o alto consumo sanguíneo. Em B, em que a ventilação inspirada é levemente reduzida para 44 unidades (fluxo igual ao anterior), não há ventilação expirada, porque todo o gás inspirado é absorvido pelo sangue. Pode dizer-se que essa unidade apresenta uma relação ventilação-perfusão "crítica".

Nas **Figuras 9.5C e D**, a ventilação inspirada foi ainda mais reduzida, tornando-se inferior ao gás que entra no sangue. Essa situação é instável. Nessas circunstâncias, ou o gás é inspirado das unidades próximas na fase expiratória da respiração, como em C, ou a unidade colapsará de modo gradual, como em D. A última situação é mais provável, se a unidade estiver pouco ventilada, em função do fechamento cíclico da via aérea. Isso provavelmente é comum nas regiões pulmonares dependentes de pacientes com síndrome da angústia respiratória aguda (SARA) devido à extrema redução da capacidade residual funcional (CRF). A chance da ocorrência de atelectasias aumenta rapidamente quando a concentração de oxigênio inspirado atinge 100%.

O desenvolvimento de *shunts* durante respiração enriquecida com oxigênio é uma razão adicional para evitar, quando possível, altas concentrações desse gás no tratamento de pacientes com insuficiência respiratória. Além disso, o *shunt* medido a 100% de oxigênio (ver **Figura 2.6**) nesses pacientes pode superestimar de forma significativa o *shunt* que está presente sob ar ambiente.

Retinopatia da prematuridade

Se lactentes prematuros com síndrome da angústia respiratória neonatal são tratados com altas concentrações de oxigênio, eles podem desenvolver fibrose atrás da lente ocular, levando ao descolamento de retina e à cegueira. Anteriormente cha-

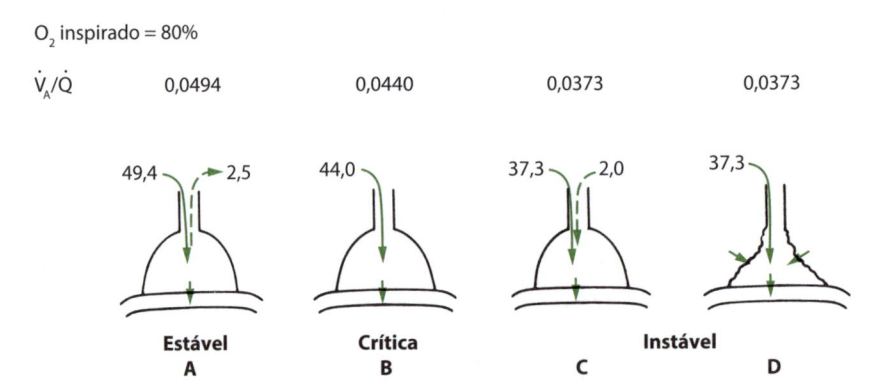

Figura 9.5 Mecanismo do colapso das unidades pulmonares com baixas relações ventilação-perfusão inspiradas ($\dot{V}_A/\dot{Q}$) quando misturas com altas frações de oxigênio são inaladas. **A.** A ventilação expirada é muito pequena porque grande parte do gás inspirado é consumida pelo sangue. **B.** Não há ventilação expirada porque toda a ventilação é consumida pelo sangue. **C, D.** Mais gás é removido da unidade pulmonar do que é inspirado, levando à instabilidade.

mado de fibroplasia retrolenticular, esse problema pode ser prevenido evitando-se uma P_{O_2} arterial excessivamente alta e outros fatores de risco estabelecidos.

CONCEITOS-CHAVE

1. A oxigenoterapia é extremamente valiosa no tratamento de muitos pacientes com doenças pulmonares, podendo aumentar muito a P_{O_2} arterial.
2. A resposta da P_{O_2} arterial ao oxigênio inalado varia de forma considerável, dependendo da causa da hipoxemia. Pacientes com grandes *shunts* não respondem bem, ainda que algum pequeno aumento da P_{O_2} arterial possa ser útil.
3. Vários métodos para oxigenoterapia estão disponíveis. Cânulas nasais são valiosas no tratamento a longo prazo de pacientes com DPOC. As concentrações de oxigênio inspirado mais elevadas são obtidas com intubação e ventilação mecânica.
4. Os riscos da oxigenoterapia incluem a toxicidade pelo oxigênio, a hipercapnia, as atelectasias e a retinopatia da prematuridade.

CASO CLÍNICO

Um homem de 41 anos consulta com febre há 2 dias, tosse produtiva e dispneia progressiva. Ao exame, ele está febril, com esforço respiratório, e apresenta S_pO_2 de 80% em ar ambiente. O exame do tórax demonstra macicez à percussão e redução de ruídos respiratórios na base do pulmão esquerdo. Uma radiografia de tórax mostra grande opacidade densa envolvendo todo o lobo inferior esquerdo. Os exames laboratoriais mostram contagem de leucócitos de 15×10^3 células/μL (normal: de $4\text{-}10 \times 10^3$ células/μL) e hemoglobina de 7 g/dL (normal: de 13-15 g/dL). A gasometria arterial no momento da apresentação mostra P_{CO_2} de 34 mmHg e P_{O_2} de 55 mmHg. Após a saturação de oxigênio não melhorar com oxigênio por cânula nasal, nem com máscara não reinalante, o paciente foi intubado e colocado em ventilação mecânica com F_IO_2 de 1,0. A gasometria arterial realizada após a intubação demonstra uma P_{O_2} de 62 mmHg.

Questões

- Como explicar a alteração observada na P_{O_2} após o início da ventilação mecânica?
- Que efeito terá a febre na oferta tecidual de oxigênio?
- Que alteração você esperaria encontrar no conteúdo de oxigênio do sangue venoso misto em comparação com o estado de saúde normal?
- Que intervenções além da ventilação mecânica com alta concentração de oxigênio inspirado podem ser consideradas para melhorar a oferta de oxigênio tecidual?

TESTE SEU CONHECIMENTO

Para cada questão, escolha a melhor resposta.

1. Uma mulher previamente saudável é levada à emergência após uma *overdose* de opiáceos que causou hipoventilação grave. Se ela receber oxigênio suplementar com F_IO_2 de 0,5 e não houver alteração na P_{CO_2} arterial, em quanto se esperaria que aumentasse a P_{O_2} arterial (em mmHg)?

    A. 25
    B. 50
    C. 75
    D. 100
    E. 200

2. Um paciente com cardiopatia congênita e *shunt* da direita para esquerda de 20% do débito cardíaco apresenta P_{O_2} arterial de 60 mmHg em ar ambiente. Se você fosse administrar oxigênio suplementar com F_IO_2 de 1,0, qual das respostas a seguir você esperaria encontrar na P_{O_2} arterial?

    A. Redução de 10 mmHg
    B. Aumento de menos do que 10 mmHg
    C. Aumento de mais do que 10 mmHg
    D. Aumento para 570 mmHg
    E. Nenhuma alteração

3. Após ser retirado de uma casa em chamas, um homem de 32 anos é levado à emergência, onde a cooximetria realizada em amostra de gasometria arterial em ar ambiente revela um nível de carboxi-hemoglobina de 25% (normal: < 1%). Qual dos seguintes você esperaria encontrar como resultado desse achado?

    A. Redução de P_{50} para a hemoglobina
    B. Redução da concentração de 2,3-DPG nas hemácias
    C. Aumento do pH arterial
    D. Aumento do conteúdo de oxigênio arterial
    E. Aumento da P_{O_2} venosa mista

4. Um paciente com pulmões normais, mas com anemia grave, é colocado em uma câmara hiperbárica sob a pressão total de 3 atmosferas, respirando oxigênio a 100% por meio de uma caixa de válvulas. Você esperaria que o oxigênio dissolvido no sangue arterial (em mL O_2/100 mL de sangue) aumentasse para:

    A. 2
    B. 4
    C. 6
    D. 10
    E. 15

5. Um homem de 77 anos com DPOC muito grave é hospitalizado com exacerbação da doença. Após ser colocado em oxigênio a 6 L/min por cânula nasal, a S_pO_2 aumenta de 80% em ar ambiente para 99%. Duas horas depois, observa-se que

ele está sonolento, e a gasometria arterial revela que a P_{CO_2} arterial aumentou de 48 mmHg na internação para 79 mmHg. Qual das afirmações a seguir explica melhor a alteração observada na P_{CO_2} arterial?

A. Redução da estimulação da ventilação pelos quimiorreceptores periféricos
B. Melhora do equilíbrio ventilação-perfusão
C. Aumento do pH arterial
D. Aumento da formação de grupos carbamino nas cadeias de hemoglobina
E. Desvio para a direita na curva de dissociação da hemoglobina-oxigênio

6. A distribuição das relações de ventilação-perfusão para um paciente com insuficiência respiratória é mostrada na figura a seguir. O gráfico da esquerda mostra as relações quando o paciente respira ar ambiente, enquanto o gráfico da direita mostra as relações após 90 minutos respirando gás com fração inspirada de oxigênio (F_IO_2) de 1,0.

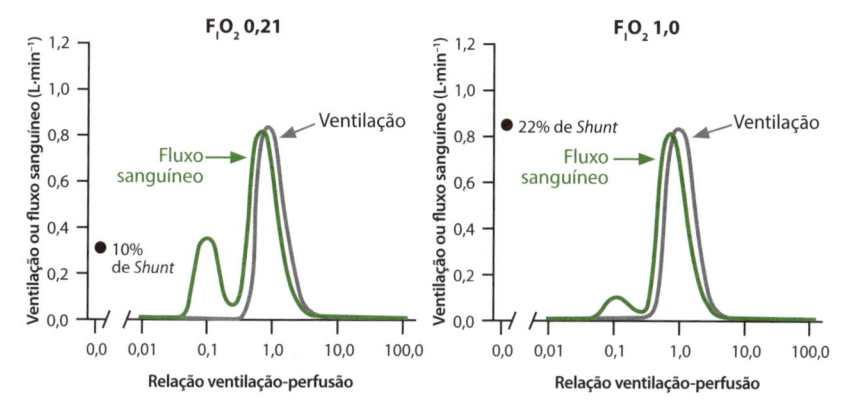

Qual das opções melhor explica a alteração observada nas relações de distribuição da ventilação-perfusão após respirar ar com F_IO_2 de 1,0?

A. Edema alveolar por toxicidade pelo oxigênio
B. Remoção mais rápida do gás alveolar pelo sangue do que a reposição pela ventilação
C. Inativação do surfactante
D. Oclusão de pequenas vias aéreas por acúmulo de edema intersticial
E. Inflamação e contração da musculatura lisa nas pequenas vias aéreas

7. Um paciente consulta na emergência e precisa ser intubado com início de ventilação mecânica invasiva por insuficiência respiratória aguda grave. As gasometrias arteriais obtidas antes e depois da intubação são mostradas na tabela a seguir.

Momento	F_IO_2	P_{CO_2} arterial (mmHg)	P_{O_2} arterial (mmHg)
Pré-intubação	0,21	32	62
Pós-intubação	1,0	34	100

Com base nesses dados, qual das seguintes é a causa mais provável da hipoxemia nesse paciente?

A. Redução da difusão
B. Hipoventilação
C. *Shunt*
D. Desequilíbrio entre ventilação-perfusão

8. Um cateter cardíaco direito é instalado em uma mulher de 70 anos internada na UTI por edema pulmonar após uma exacerbação de insuficiência cardíaca com fração de ejeção reduzida. Ela recebe oxigênio suplementar por cânula nasal de alto fluxo. O débito cardíaco, a P_{O_2} arterial e a concentração de hemoglobina são medidos antes (momento 1) e depois (momento 2) da administração do inotrópico dobutamina. Os resultados são mostrados na tabela a seguir.

Momento	Débito cardíaco (L/min)	P_{O_2} arterial (mmHg)	Hemoglobina (g/dL)
1	2,4	62	12,1
2	3,6	69	12,0

Qual dos seguintes você esperaria encontrar no momento 2 em comparação com o momento 1?

A. Redução da taxa de difusão de oxigênio dos capilares para a mitocôndria
B. Redução do pH plasmático
C. Redução do consumo de oxigênio tecidual ($\dot{V}O_2$).
D. Aumento da concentração de oxigênio venoso misto
E. Acidose láctica

9. Uma mulher de 52 anos consulta na emergência por apresentar, há 2 dias, tosse produtiva, febre e dispneia progressiva. Na avaliação, a saturação de oxigênio é de 80% em ar ambiente e ela está usando a musculatura acessória da respiração, parece ter uma elevada taxa de fluxo inspiratório e apresenta redução de ruídos respiratórios e macicez à percussão na base pulmonar direita. Qual dos sistemas de administração de oxigênio a seguir tem mais chances de fornecer a fração de oxigênio inspirado pretendida nessa situação?

A. Cânula nasal de alto fluxo
B. Máscara não reinalante
C. Máscara facial simples
D. Cânula nasal padrão
E. Máscara de Venturi

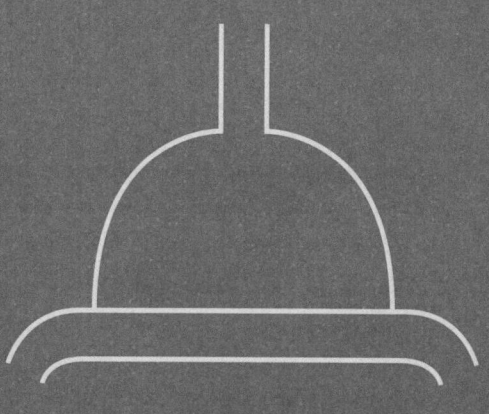

Ventilação mecânica

10

- ▶ Métodos de ventilação mecânica
  - Ventilação mecânica invasiva
  - Ventilação mecânica não invasiva
  - Ventiladores por pressão negativa (tipo tanque)
- ▶ Quando iniciar a ventilação mecânica
- ▶ Modos de ventilação mecânica
  - Volume controlado
  - Pressão controlada
  - Pressão de suporte
  - Pressão positiva contínua nas vias aéreas
  - Ventilação de alta frequência
- ▶ Pressão expiratória final positiva
- ▶ Efeitos fisiológicos da ventilação mecânica
  - Redução da P_{CO_2} arterial
  - Aumento na P_{O_2} arterial
  - Efeitos sobre o retorno venoso
  - Outros riscos

A ventilação mecânica é frequentemente usada para melhorar a oxigenação e a ventilação em pacientes com várias causas de insuficiência respiratória. Ela é um procedimento técnico e complexo, e esta discussão será limitada aos princípios fisiológicos da sua utilização, seus benefícios e seus riscos. Ao final deste capítulo, o leitor deverá ser capaz de:

- Descrever os princípios operacionais dos modos básicos de ventilação mecânica.
- Descrever os benefícios e riscos da pressão expiratória final positiva (PEEP, do inglês *positive end-expiratory pressure*).
- Prever os efeitos das mudanças nos parâmetros ventilatórios sobre a fração de espaço morto.
- Descrever os efeitos da ventilação mecânica sobre os capilares pulmonares, o retorno venoso e a oferta de oxigênio.
- Listar os riscos da ventilação mecânica.

▶ MÉTODOS DE VENTILAÇÃO MECÂNICA

A ventilação mecânica pode ser oferecida aos pacientes por vários meios.*

Ventilação mecânica invasiva

Muitos pacientes com insuficiência respiratória aguda recebem suporte por ventilação mecânica invasiva, na qual o ventilador é conectado à via aérea alta por meio de um tubo endotraqueal ou, menos comumente, de uma traqueostomia. Esta costuma ser colocada após o paciente ficar intubado por um período prolongado, mas ocasionalmente é colocada no início da insuficiência respiratória, quando a via aérea alta está comprometida, por exemplo, por anafilaxia ou tumor laríngeo. Os tubos endotraqueais podem ser inseridos pelo nariz ou pela boca. Os tubos endotraqueais e de traqueostomia têm um balonete inflável próximo à sua extremidade distal para selar a via aérea. Com ambos os tubos, os pulmões são insuflados pela administração de pressão positiva nas vias aéreas (**Figura 10.1**).

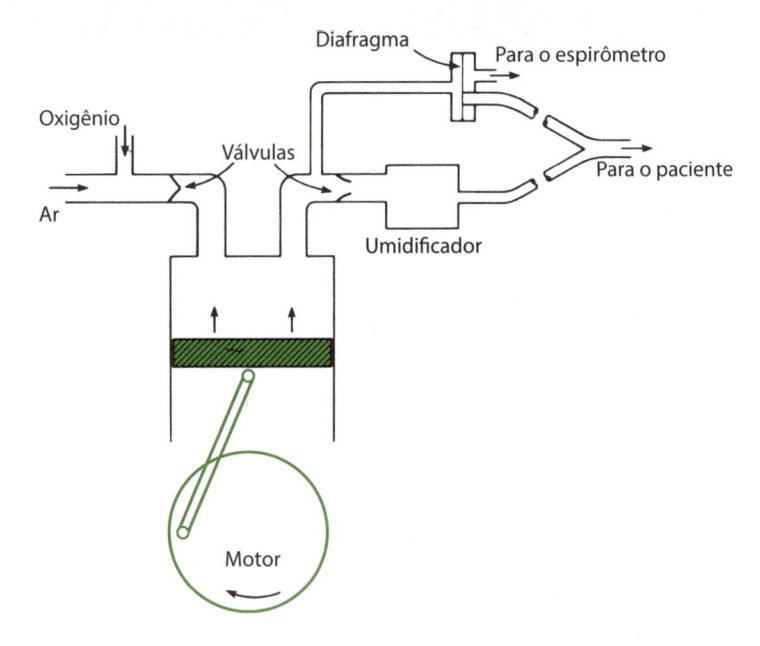

Figura 10.1 Exemplo de ventilação com volume constante (esquemático). Na prática, a força e a frequência podem ser reguladas. Durante a fase expiratória, quando o pistão desce, o diafragma é deslocado para a esquerda pela redução de pressão no cilindro, permitindo ao paciente exalar por meio do espirômetro.

---

*N. de R.T. Atualmente, os respiradores modernos combinam os vários tipos de respiradores, isto é, têm modos ciclados a pressão, a volume e assistido no mesmo equipamento.

Ventilação mecânica não invasiva

A pressão positiva também pode ser aplicada na via aérea usando uma máscara bem adaptada ao redor do nariz e da boca do paciente. A forma não invasiva de suporte é cada vez mais usada em cuidados intensivos, particularmente para pacientes com insuficiência respiratória devido à síndrome de obesidade-hipoventilação ou a exacerbações agudas de doença pulmonar obstrutiva crônica (DPOC). De fato, neste último caso, ela é preferida em relação à ventilação mecânica invasiva como método inicial de suporte ventilatório em pacientes com a mecânica gravemente comprometida. No entanto, não é uma forma efetiva de suporte para pacientes com insuficiência respiratória hipoxêmica grave devido à pneumonia ou à síndrome da angústia respiratória aguda (SARA), sendo geralmente evitada em pacientes que não conseguem proteger a via aérea, naqueles com excesso de secreção respiratória e em quem apresente alto risco de aspiração.

Ventiladores por pressão negativa (tipo tanque)

Ao contrário dos métodos descritos anteriormente, os respiradores tipo tanque oferecem pressão negativa (inferior à atmosférica) externamente ao tórax e ao resto do corpo, excluindo a cabeça. Consistem em uma caixa rígida (pulmão de ferro) conectada a uma bomba de grande volume e baixa pressão que controla o ciclo respiratório. A caixa, em geral, tem uma porta na sua porção média, a qual pode ser aberta para permitir os cuidados de enfermagem.

Os respiradores tipo tanque não são mais utilizados no tratamento da insuficiência respiratória aguda porque limitam o acesso ao paciente e são grandes e inconvenientes. Foram muito empregados em pacientes com poliomielite bulbar, ainda sendo, por vezes, utilizados em pacientes com doenças neuromusculares crônicas que necessitam de ventilação mecânica por meses ou anos. Uma modificação dos respiradores tipo tanque é a couraça, a qual é colocada sobre o tórax e o abdome e também gera pressão negativa. Em geral, ela é reservada para pacientes que tenham se recuperado parcialmente de insuficiência respiratória neuromuscular.

▶ QUANDO INICIAR A VENTILAÇÃO MECÂNICA

A decisão de iniciar a ventilação mecânica não deve ser feita de forma despreparada, porque é uma intervenção importante que exige um alto investimento em equipamento e pessoal, além de trazer muitos riscos. Não há limiares numéricos específicos para a P_{CO_2} ou P_{O_2} arteriais que demandem o suporte mecânico. Em vez disso, o momento da ventilação mecânica depende de vários fatores, como a gravidade da doença de base, a velocidade de progressão da hipoxemia e da hipercapnia, a estabilidade hemodinâmica e a condição geral do paciente.

▶ MODOS DE VENTILAÇÃO MECÂNICA

A maioria dos ventiladores modernos consegue fornecer ventilação com pressão positiva por vários métodos, os chamados "modos" de ventilação. O modo apropriado para um determinado paciente varia conforme suas necessidades clínicas e fisiológicas. Os modos mais comumente usados são descritos adiante. Informações mais detalhadas sobre esses e outros modos de ventilação mecânica podem ser encontradas em livros-texto sobre medicina intensiva.

Volume controlado

Um volume preestabelecido é fornecido ao paciente a uma frequência especificada. No entanto, os pacientes que não estejam recebendo bloqueio neuromuscular ou que não estejam muito sedados e apresentem musculatura respiratória normal podem iniciar respirações além da frequência ajustada e receber um volume corrente completo em cada respiração extra. A relação entre tempo inspiratório e expiratório pode ser ajustada alterando-se a taxa de fluxo inspiratório. Isso pode ser particularmente útil em pacientes com doença pulmonar obstrutiva, nos quais é importante garantir um tempo adequado para a expiração. A pressão necessária para fornecer uma respiração é determinada pela taxa de fluxo e volume corrente escolhidos, pela resistência e complacência das vias aéreas e pela PEEP (descrita em detalhes adiante).

Esse modo tem a vantagem de oferecer um volume conhecido, apesar de alterações nas propriedades elásticas do pulmão ou da parede torácica do paciente ou elevações na resistência das vias aéreas. Uma desvantagem é que a oferta do volume pretendido pode necessitar de altas pressões de distensão, o que pode causar lesão pulmonar. No entanto, na prática, uma válvula de segurança evita que essas pressões atinjam níveis perigosos.

Pressão controlada

Em vez de administrar um volume corrente constante em cada respiração, esse modo fornece uma pressão pré-ajustada durante um tempo específico. É ajustada uma frequência mínima, mas os pacientes podem iniciar respirações além da frequência especificada, durante as quais recebem a pressão estabelecida. O fluxo de gás não é estabelecido pelo profissional e, em vez disso, é determinado pela alteração da pressão na inspiração e pela resistência da via aérea. A relação entre tempo inspiratório e expiratório é controlada ajustando-se o tempo inspiratório.

A vantagem desse modo é que ele evita o desenvolvimento de pressões excessivas nas vias aéreas. A principal desvantagem é que o volume de gás fornecido em cada respiração pode variar conforme mudanças na complacência do sistema respiratório. Um aumento da resistência das vias aéreas também pode reduzir a ventilação, pois pode haver um tempo insuficiente para o equilíbrio entre a pressão do respirador e a dos alvéolos. Assim, a ventilação-minuto deve ser cuidadosamente monitorada.

Pressão de suporte

Esse modo é semelhante à pressão controlada, pois o paciente recebe uma pressão preestabelecida durante a inspiração. No entanto, não há uma frequência estabelecida, e o paciente deve iniciar todas as respirações. Assim, ele só é adequado para pacientes capazes de iniciar a respiração. Além disso, em vez de ser desligada após um tempo estabelecido, a pressão inspiratória é terminada quando o fluxo inspiratório cai abaixo de um determinado limiar. Esse modo, o qual costuma ser usado em pacientes que necessitam de intubação somente para evitar a aspiração de secreções gástricas e orais ou que estejam com dificuldade para serem liberados do ventilador devido à fraqueza neuromuscular, é geralmente mais confortável para os pacientes.

Uma variante desse modo, chamada de pressão positiva em dois níveis na via aérea, é comumente usada durante a ventilação mecânica não invasiva. Quando o paciente inicia uma respiração, a pressão inspiratória é elevada e mantida em um nível preestabelecido chamado de pressão inspiratória positiva na via aérea (IPAP, do inglês *inspiratory positive airway pressure*) até a redução do fluxo inspiratório. Durante a expiração, a pressão na via aérea é mantida em nível acima de zero cm H_2O, a chamada pressão expiratória positiva na via aérea (EPAP, do inglês *expiratory positive airway pressure*), que tem a mesma função da PEEP.

Pressão positiva contínua nas vias aéreas

Nesse modo, uma pressão positiva contínua é aplicada nas vias aéreas pelo ventilador durante a inspiração e a expiração. Isso melhora a oxigenação por aumentar a capacidade residual funcional (CRF) e evitar as atelectasias. A pressão positiva contínua nas vias aéreas (CPAP, do inglês *continuous positive airway pressure*) é comumente usada em pacientes que estão sendo retirados do ventilador ou que estão intubados apenas para proteção da via aérea.

Ela também pode ser aplicada nos pacientes por meio de uma máscara bem adaptada ou por interfaces nasais, como é feito em neonatos com a síndrome da angústia respiratória neonatal (ver Capítulo 8) ou em adultos com edema pulmonar devido a uma exacerbação de insuficiência cardíaca.

Ventilação de alta frequência

Na ventilação a jato de alta frequência ou oscilatória são administrados volumes correntes muito pequenos (50-100 mL) a uma alta frequência (cerca de 20 ciclos por segundo). O pulmão é mais vibrado do que expandido no modo convencional, e o transporte de gás ocorre por uma combinação de difusão e convecção. Como ela mantém pressões médias na via aérea mais elevadas do que os modos ventilatórios mais convencionais, a ventilação de alta frequência é algumas vezes usada em pacientes com SARA grave, embora essa prática seja mais comum em crianças do que em adultos. Outro uso é em pacientes nos quais há vazamento de gás do pulmão através de uma fístula broncopleural.

▶ PRESSÃO EXPIRATÓRIA FINAL POSITIVA

Na maioria dos pacientes que recebem ventilação mecânica, aplica-se uma pressão de 5 cm H_2O nas vias aéreas durante a expiração. Isso é chamado de pressão expiratória final positiva e tem por objetivo contrabalançar a redução da capacidade residual funcional e as atelectasias que podem ocorrer quando os pacientes são ventilados na posição supina ou semirrecumbente. Em vez de ser um modo de ventilação mecânica por si só, trata-se de uma intervenção que pode ser usada na maioria dos modos de suporte ventilatório mecânico.

Quando a P_{O_2} arterial não aumenta apesar das elevações das concentrações de oxigênio inspirado, como pode ocorrer em pacientes com *shunts* grandes devido a pneumonia grave ou SARA (ver **Figura 9.3**), a PEEP costuma ser aumentada para níveis maiores que 5 cm H_2O como medida para melhorar as trocas gasosas. Em alguns casos, podem ser usadas pressões de até 20 cm H_2O. A PEEP tende a ser mais efetiva para melhorar a oxigenação nos processos bilaterais difusos, como a SARA ou o edema pulmonar, e menos efetiva em processos focais, como a pneumonia envolvendo um único lobo ou segmento pulmonar.

É provável que vários mecanismos sejam responsáveis pela melhora da P_{O_2} arterial com o aumento da PEEP. A pressão positiva aumenta a pressão transmural e, como resultado, aumenta a CRF, que em geral é pequena nesses pacientes devido ao aumento da retração elástica pulmonar (**Figura 10.2**). Ao fazer isso, a PEEP reverte os baixos volumes pulmonares que levam à oclusão da via aérea, à ventilação intermitente ou ausente e à atelectasia por absorção, sobretudo nas regiões dependentes (ver **Figuras 3.3** e **9.5**). Pacientes com edema nas vias aéreas também se beneficiam, provavelmente porque o líquido se move em direção às pequenas vias aéreas periféricas ou aos alvéolos, permitindo que algumas regiões sejam ventiladas novamente. Um ganho secundário com a PEEP é que, ao aumentar a P_{O_2} arterial, ela permite a redução da concentração inspirada de oxigênio, diminuindo, assim, o risco de toxicidade pelo oxigênio.

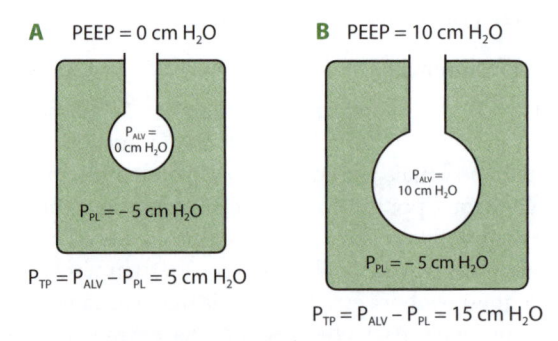

A PEEP = 0 cm H_2O

P_{ALV} = 0 cm H_2O
P_{PL} = – 5 cm H_2O
$P_{TP} = P_{ALV} – P_{PL}$ = 5 cm H_2O

B PEEP = 10 cm H_2O

P_{ALV} = 10 cm H_2O
P_{PL} = – 5 cm H_2O
$P_{TP} = P_{ALV} – P_{PL}$ = 15 cm H_2O

Figura 10.2 Efeito da PEEP sobre a pressão transpulmonar e o volume pulmonar. Com a aplicação de PEEP, há aumento da pressão alveolar (P_{ALV}). Isso aumenta a diferença entre as pressões alveolar e pleural (P_{PL}), chamada de pressão transpulmonar (P_{TP}). Para uma determinada complacência, isso aumenta o volume alveolar. Observe que se supõe que a pressão pleural permaneça constante com o propósito de simplificação, mas, na prática, ela pode aumentar após a aplicação de PEEP.

Pressão expiratória final positiva (PEEP)

- Aumenta a CRF e evita atelectasias.
- Utiliza-se 5 cm H_2O na maioria dos pacientes que recebem ventilação mecânica.
- Níveis maiores são úteis para elevar a P_{O_2} arterial em pacientes com insuficiência respiratória.
- Valores de até 20 cm H_2O e até mais podem ser usados em casos de hipoxemia grave.
- Pode permitir a redução da concentração de oxigênio inspirado.

▶ EFEITOS FISIOLÓGICOS DA VENTILAÇÃO MECÂNICA

Redução da P_{CO_2} arterial

Um papel importante da ventilação mecânica é auxiliar a ventilação e a redução da P_{CO_2} em pacientes que não conseguem respirar espontaneamente, como em doenças neuromusculares ou em *overdose* de drogas, ou ainda nos casos de doença pulmonar grave como a SARA. Em pacientes com obstrução de via aérea, quando o gasto de oxigênio para a respiração é alto, a ventilação mecânica pode reduzir muito o consumo de oxigênio e a produção de CO_2, contribuindo para a queda da P_{CO_2} arterial.

Nos pulmões normais, a relação entre a P_{CO_2} arterial e a ventilação alveolar é fornecida pela equação de ventilação alveolar:

$$P_{CO_2} = \frac{\dot{V}_{CO_2}}{\dot{V}_A} \cdot K$$

(Eq. 10.1)

onde K é uma constante. Nos pulmões doentes, o denominador $\dot{V}_A$ nessa equação é inferior à ventilação alveolar devido ao espaço morto, ou seja, alvéolos não perfundidos ou aqueles com relações ventilação-perfusão elevadas. Por isso, o denominador, algumas vezes, é chamado de "ventilação alveolar efetiva".

A ventilação mecânica frequentemente aumenta tanto o espaço morto anatômico como o alveolar. Como consequência, a ventilação alveolar efetiva não é tão aumentada quanto a ventilação total. Isso é especialmente provável se forem aplicadas pressões elevadas na via aérea – o que pode ser visto no exemplo mostrado na **Figura 10.3**. Quando o nível de PEEP foi aumentado de 0 para 16 cm H_2O no paciente com SARA, o espaço morto aumentou de 36,3% para 49,8%. Em alguns pacientes, altos níveis de PEEP também fazem o pulmão parecer ter unidades pulmonares com relações ventilação-perfusão elevadas que formam um "ombro" à direita da curva de distribuição da ventilação. Isso não ocorreu no exemplo mostrado na **Figura 10.3**. Algumas vezes, um grande espaço morto fisiológico é visto na ventilação com pressão positiva, mesmo na ausência de PEEP.

Há várias razões pelas quais a ventilação por pressão positiva aumenta o espaço morto. Em primeiro lugar, o volume pulmonar é elevado, sobretudo quando

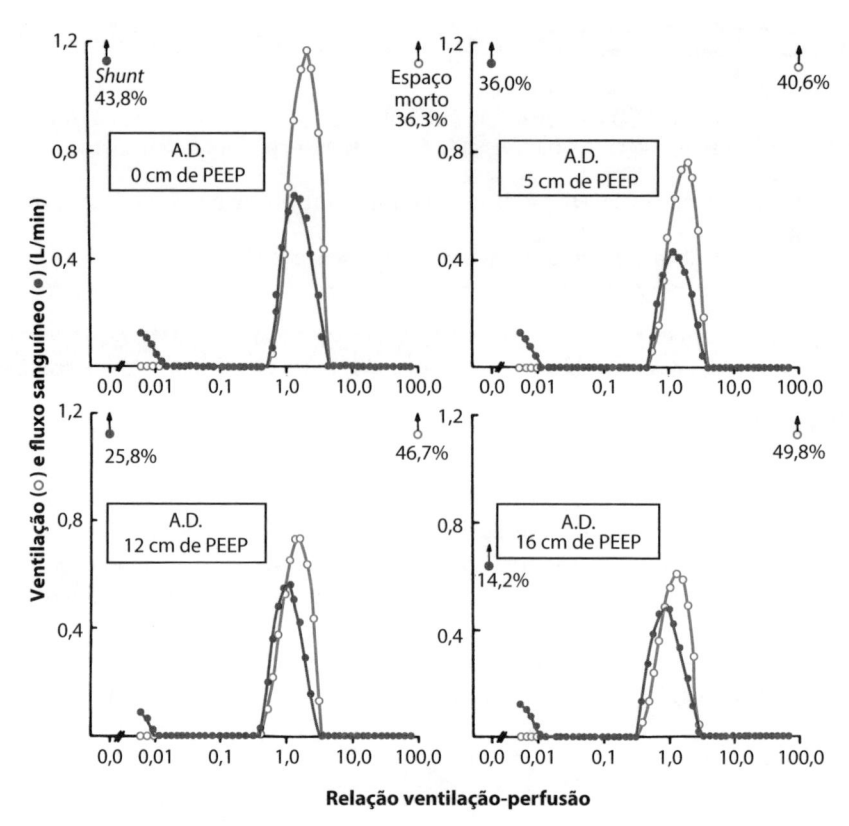

Figura 10.3 Redução do *shunt* e aumento do espaço morto causados por elevações dos níveis de PEEP em um paciente com síndrome da angústia respiratória aguda (SARA). Observe que, quando a PEEP foi aumentada progressivamente de 0 para 16 cm H_2O, o *shunt* caiu de 43,8% para 14,2% do débito cardíaco, enquanto o espaço morto aumentou de 36,3% para 49,8% do volume de ar corrente. (Reimpressa de Dantzker DR, Brook CJ, DeHart P, et al. Ventilation–perfusion distributions in the adult respiratory distress syndrome. *Am Rev Respir Dis*. 1979;120(5):1039–1052. Copyright © 1979 American Thoracic Society. Todos os direitos reservados.)

se adiciona PEEP, e a resultante tração radial sobre as vias aéreas aumenta o volume do espaço morto anatômico. Além disso, a pressão elevada na via aérea tende a direcionar o fluxo sanguíneo para fora das áreas ventiladas, causando regiões com relações ventilação-perfusão elevadas ou mesmo não perfundidas (**Figura 10.4**). Isso ocorre, em geral, no terço superior do pulmão, onde a pressão arterial pulmonar é relativamente baixa, em função do efeito hidrostático (ver *Fisiologia respiratória de West: princípios básicos*, 11.ed, pp. 54-55). De fato, se a pressão nos capilares cair abaixo da pressão nas vias aéreas, os capilares podem colapsar por completo, gerando áreas sem perfusão (**Figura 10.4**). Esse colapso é estimulado por dois fatores:

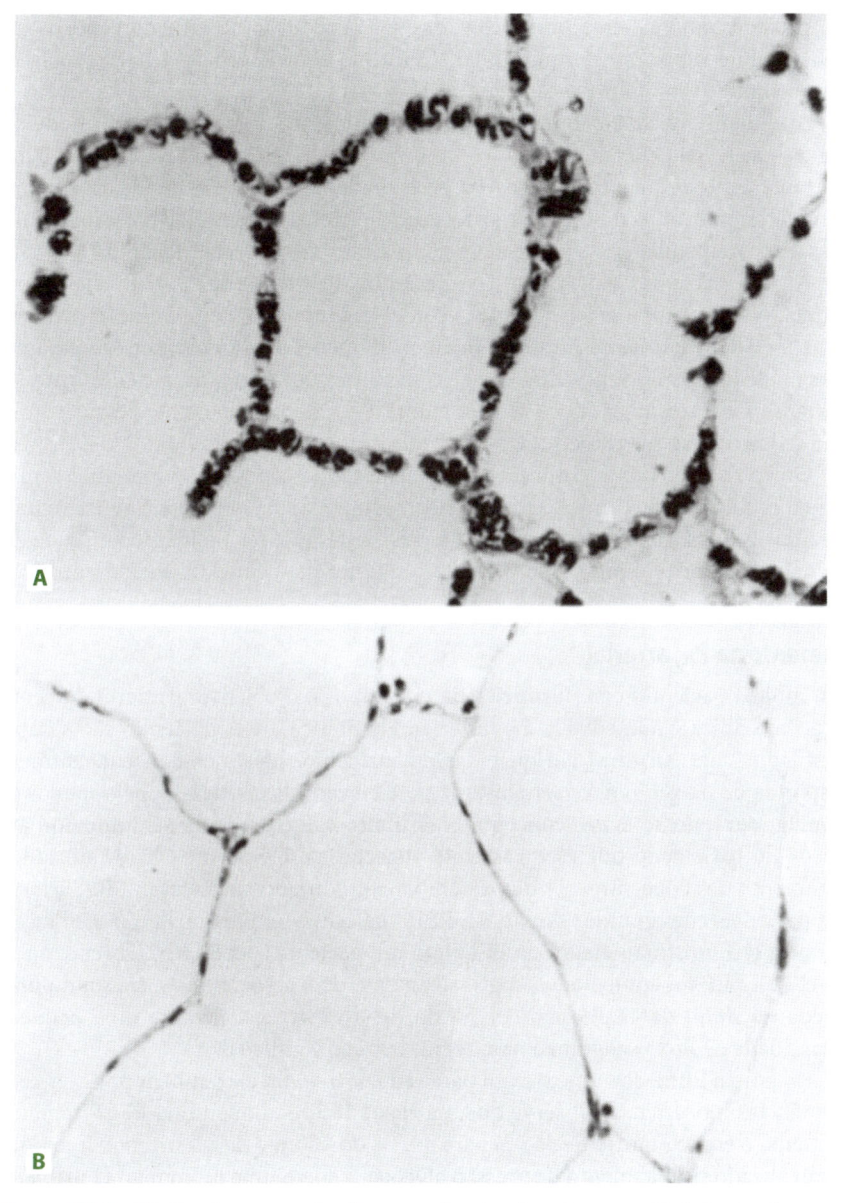

Figura 10.4 Efeito do aumento da pressão de via aérea na histologia dos capilares pulmonares. A. Normal. **B.** Colapso dos capilares com o aumento da pressão alveolar acima da capilar. (Reimpressa de Glazier JB, Hughes JMB, Maloney JE, et al. Measurements of capillary dimensions and blood volume in rapidly frozen lungs. *J Appl Physiol*. 1969;26(1):65–76. Copyright © 1969 by American Physiological Society. Todos os direitos reservados.)

(1) pressões em via aérea muito elevadas* e (2) redução do retorno venoso com consequente hipoperfusão pulmonar. O último é mais provável na vigência de hipovolemia (ver adiante neste capítulo).

A tendência à hipercapnia induzida pelo aumento do espaço morto pode ser contrabalançada pelo aumento do volume-minuto do respirador. No entanto, é importante lembrar que um aumento da pressão média de via aérea pode causar uma elevação significativa do espaço morto, ainda que esse aumento de pressão seja necessário para combater o *shunt* e a hipoxemia causada por este (**Figura 10.3**).

Alguns pacientes em ventilação mecânica desenvolvem P_{CO_2} arterial baixa, o que pode ser causado por resposta ventilatória hipóxica, compensação para acidose metabólica, *drive* respiratório inadequadamente alto do paciente ou parâmetros inadequados no ventilador. Em algumas situações, como os pacientes com hipertensão intracraniana, deve-se evitar uma P_{CO_2} demasiadamente baixa, porque isso reduz o fluxo sanguíneo cerebral e pode causar hipoxia cerebral.

Outro risco da hiperventilação em pacientes hipercápnicos é a hipopotassemia, a qual predispõe a arritmias. Quando ocorre hipercapnia, o potássio se move para fora das células, sendo excretado pelos rins. Se a P_{CO_2} for rapidamente reduzida, o potássio se moverá mais uma vez para o interior das células, reduzindo os níveis plasmáticos.

Aumento na P_{O_2} arterial

Em muitos pacientes com insuficiência respiratória, o objetivo primário da ventilação mecânica é aumentar a P_{O_2} arterial. Na prática, esses pacientes são sempre ventilados com misturas enriquecidas em oxigênio. Idealmente, a concentração inspirada de oxigênio deve ser ajustada para elevar a P_{O_2} arterial a pelo menos 60 mmHg, devendo-se evitar concentrações muito elevadas de oxigênio devido aos riscos de toxicidade por esse gás e de atelectasias. Conforme observado antes, o aumento das concentrações de oxigênio inspirado pode não elevar a P_{O_2} arterial em pacientes com grandes *shunts*, e a PEEP é necessária para melhorar a situação. A **Figura 10.3** mostra os efeitos da PEEP em um paciente com SARA. Observe que o nível de PEEP foi aumentado progressivamente de 0 a 16 cm H_2O, causando uma queda no *shunt* de 43,8% para 14,2% do débito cardíaco. Persiste uma pequena quantidade de fluxo sanguíneo para regiões pouco ventiladas.

Embora a PEEP costume ser útil para reduzir o *shunt*, ela também pode ter consequências indesejadas. Observe que, na **Figura 10.3**, o aumento na PEEP também aumenta o espaço morto de 36,3% para 49,8% do volume de ar corrente. Isso pode ser explicado pelo aumento da pressão alveolar e do volume pulmonar. O primeiro mecanismo causa compressão dos capilares e o segundo mecanismo aumenta a tra-

---

*N. de R.T. O uso de pressões elevadas nas vias aéreas, bem como o de volumes de ar corrente excessivos, têm sido associados a barotrauma e volutrauma, respectivamente, o que por si só leva ao dano pulmonar. Estratégias ventilatórias que minimizam tais danos têm mostrado, em ensaios clínicos, redução da mortalidade em pacientes com SARA.

ção radial sobre as vias aéreas. A compressão dos capilares e o aumento da pressão radial sobre as vias aéreas, por sua vez, aumentam o volume do espaço morto.

Algumas vezes, a utilização de uma PEEP exagerada reduz a P_{O_2} arterial, em vez de aumentá-la. Um mecanismo importante é uma queda substancial no débito cardíaco com níveis elevados de PEEP, o que reduz a P_{O_2} do sangue venoso misto e, assim, a P_{O_2} arterial. A PEEP pode reduzir o débito cardíaco, impedindo o retorno venoso para o tórax, em especial quando o paciente está hipovolêmico por choque. Portanto, o efeito da PEEP não deve ser guiado apenas pela alteração na P_{O_2} arterial, mas em função da oferta global de oxigênio aos tecidos. O produto do conteúdo arterial de oxigênio pelo débito cardíaco é um índice útil, porque alterações nesse último modificarão a P_{O_2} venosa mista e, portanto, a P_{O_2} de muitos tecidos. Uma abordagem alternativa para avaliar se a oferta de oxigênio é adequada é coletar sangue de um cateter venoso central e medir a saturação de oxigênio venoso central, uma medida substituta para o valor venoso misto.

Outros mecanismos pelos quais a PEEP pode reduzir a P_{O_2} incluem a ventilação reduzida de regiões bem perfundidas (devido ao aumento do espaço morto e da ventilação em áreas pouco perfundidas) e o redirecionamento do fluxo sanguíneo de áreas ventiladas para regiões não ventiladas, causado pelo aumento da pressão nas vias aéreas. Esse último problema costuma ser observado quando a PEEP é usada em processos com envolvimento pulmonar focal em vez de difuso.

Outro risco de PEEP com níveis elevados é a lesão dos capilares pulmonares, resultante das altas tensões sobre as paredes alveolares. A parede alveolar pode ser considerada uma rede de capilares. Níveis tensionais elevados aumentam em muito o estresse das paredes capilares, causando ruptura do epitélio alveolar, do endotélio capilar ou mesmo de todas as camadas da parede. Este é outro exemplo de "insuficiência por estresse", discutida no Capítulo 6, no contexto do edema pulmonar causado por elevadas pressões hidrostáticas capilares.

Efeitos sobre o retorno venoso

Conforme observado antes, a ventilação mecânica tende a reduzir o retorno venoso para o tórax e, assim, reduz o débito cardíaco e a pressão arterial sistêmica. Em pacientes com hipertensão pulmonar grave, nos quais a manutenção de uma pré-carga adequada é fundamental para preservar a função do ventrículo direito, a redução do retorno venoso com o início da ventilação mecânica pode ter graves consequências hemodinâmicas, como a hipotensão sistêmica.

O efeito da ventilação mecânica sobre o retorno venoso é real tanto para a ventilação com pressão positiva como para a com pressão negativa. Em um paciente deitado e relaxado, o retorno venoso depende da diferença entre a pressão venosa periférica e a pressão média intratorácica. Se a pressão da via aérea é aumentada pelo ventilador, a pressão intratorácica média aumenta, reduzindo o gradiente de pressão para o retorno venoso. Mesmo se a pressão na via aérea permanecer atmosférica, como em um respirador tipo tanque, o retorno venoso tende a cair, porque a pressão venosa periférica é reduzida pela pressão negativa. Apenas com o respirador tipo couraça o retorno venoso permanece praticamente inalterado.

Os efeitos da ventilação com pressão positiva sobre o retorno venoso dependem de vários fatores. Os mais importantes são a magnitude e a duração da pressão inspiratória, sobretudo da PEEP adicional. O padrão ideal, sob esse ponto de vista, é uma fase inspiratória curta com pressão relativamente baixa, seguida de uma fase expiratória longa e uma pressão ideal de zero (ou ligeiramente negativa) no final da expiração. Todavia, esse padrão favorece um baixo volume pulmonar e consequente hipoxemia, sendo necessário um ajuste na ventilação mecânica. A PEEP de 5 cm H_2O administrada à maioria dos pacientes que recebem ventilação mecânica costuma ter pouco efeito sobre o retorno venoso.

Um determinante importante do retorno venoso é a magnitude do volume sanguíneo circulante. Se este é reduzido, como, por exemplo, na hemorragia ou no choque hipovolêmico, a ventilação por pressão positiva causa uma queda significativa no débito cardíaco, levando à hipotensão sistêmica. Portanto, é importante corrigir qualquer hipovolemia pela administração de líquidos. Pode-se usar ultrassonografia e pressão venosa central para guiar a administração de fluidos. Isso deve ser interpretado à luz da pressão aumentada na via aérea, pois a própria pressão positiva na via aérea aumenta a pressão venosa central.

O retorno venoso também pode diminuir devido a um processo chamado de "autoPEEP". Se o paciente não conseguir fazer a expiração completa do volume corrente administrado em cada respiração, pode haver hiperinsuflação progressiva, levando a um aumento na pressão intratorácica e a uma redução do retorno venoso. Esse processo pode ser visto em pacientes intubados durante exacerbações de DPOC ou asma, ou em pacientes ventilados com frequências respiratórias muito altas (p. ex., como compensação de uma acidose metabólica grave), o que está associado a uma redução no tempo expiratório.

Outros riscos

Vários outros problemas podem ser vistos com a ventilação mecânica. Os *problemas mecânicos* são um perigo constante. Isso inclui falta de energia elétrica, mau funcionamento do microprocessador, ruptura de conexões e dobraduras indevidas nas tubulações. Os ventiladores mecânicos são equipados com uma variedade de alarmes para esses eventos, mas profissionais treinados em terapia intensiva constituem fator essencial.

O *barotrauma* pode ocorrer, sobretudo quando são utilizados grandes volumes de ar corrente e/ou altos níveis de PEEP. O ar que escapa do espaço alveolar pode entrar no espaço pleural, causando *pneumotórax*, ou seguir o interstício perivascular ou peribrônquico (ver **Figura 6.1**) e entrar no mediastino (*pneumomediastino*). O ar que penetra no mediastino pode seguir ao longo dos planos teciduais até o tecido conectivo do pescoço e da parede torácica (*enfisema subcutâneo*).

Os volumes correntes excessivos também podem causar *lesão pulmonar induzida pelo ventilador* devido ao estiramento excessivo e repetido dos alvéolos. Deve-se ter bastante cuidado para garantir que os pacientes não recebam volumes correntes acima de 8 mL/kg de peso corporal previsto com base no sexo e na altura para evitar esse problema.

A *pneumonia associada ao ventilador* pode ocorrer em pacientes que permanecem em ventilação mecânica por mais do que um período curto. Rápidas modificações no pH e a hipoxemia podem causar *arritmias cardíacas*. Também há incidência aumentada de *sangramento gastrintestinal* nesses pacientes que não recebem nutrição enteral durante a ventilação.

Várias complicações são associadas aos tubos endotraqueais e às cânulas de traqueostomia. A ulceração de laringe ou traqueia é algumas vezes vista, particularmente se o balonete inflado exercer pressão indevida sobre a mucosa. Isso pode gerar fibrose e estenose traqueal, dano aos anéis cartilaginosos da traqueia e o desenvolvimento de uma fístula traqueoesofágica. O uso de balonetes de grande volume e baixa pressão tem reduzido consideravelmente a incidência desse problema.

Deve-se ter cuidado em relação ao posicionamento do tubo endotraqueal para evitar a colocação inadvertida da extremidade distal do tubo no brônquio-fonte direito (*intubação de brônquio-fonte direito*), o que pode levar à atelectasia do pulmão esquerdo e, muitas vezes, do lobo superior direito.

CONCEITOS-CHAVE

1. A ventilação mecânica é muito importante no tratamento de pacientes com insuficiência respiratória. O suporte ventilatório pode ser administrado de forma invasiva através de tubo endotraqueal ou traqueostomia, ou de forma não invasiva por meio de máscara bem adaptada.
2. A maioria dos ventiladores dá suporte aos pacientes por meio de ventilação com pressão positiva. Os ventiladores com pressão negativa, tipo tanque, raramente são utilizados hoje, exceto, a longo prazo, em alguns pacientes com doenças neuromusculares.
3. Há múltiplos modos de administração da ventilação com pressão positiva, os quais são frequentemente combinados com a PEEP para melhorar a oxigenação em pacientes com hipoxemia grave.
4. A ventilação mecânica, sobretudo quando utilizada com altas concentrações de oxigênio e PEEP, costuma aumentar a P_{O_2} arterial e diminuir a P_{CO_2} arterial. Entretanto, ela pode reduzir o retorno venoso e causar barotrauma e outras complicações.

CASO CLÍNICO

Uma mulher de 54 anos consulta na emergência com 2 dias de dispneia, febre, tosse produtiva e dor torácica pleurítica à direita. Após a radiografia de tórax demonstrar opacidade em lobo inferior direito, ela é diagnosticada com pneumonia e internada na enfermaria.

Embora tenha começado a receber antibióticos adequados, ela desenvolve dificuldade progressiva para respirar e hipoxemia, sendo transferida para a unidade de terapia intensiva (UTI). Apesar do uso de oxigênio de alto fluxo na UTI, ela permanece hipoxêmica e necessita de intubação e ventilação mecânica invasiva. A radiografia de tórax realizada após a intubação mostra opacidades bilaterais difusas. Ela recebe ventilação com volume controlado e volume corrente de 550 mL, frequência respiratória de 20, F_IO_2 de 1,0 e PEEP de 5 cm H_2O. Os dados a seguir foram obtidos antes e depois de 30 minutos da intubação.

Momento	Pressão arterial (mmHg)	P_{O_2} arterial (mmHg)	P_{CO_2} arterial (mmHg)
Pré-intubação	130/77	51	46
Pós-intubação	98/69	58	38

Questões

- Como explicar as alterações observadas na Pco_2 arterial após a intubação?
- Que alterações você esperaria encontrar no espaço morto após a intubação?
- Que efeito os achados da radiografia de tórax têm sobre a pressão necessária para insuflar os pulmões na inspiração?
- Que intervenções você consideraria realizar para melhorar a oxigenação?
- Como você explica a redução na pressão arterial após a intubação?

? TESTE SEU CONHECIMENTO

Para cada questão, escolha a melhor resposta.

1. Um homem de 40 anos está recebendo ventilação mecânica invasiva para SARA grave. Ele é ventilado no modo de volume controlado com frequência de 15 respirações por minuto, volume corrente de 500 mL e PEEP de 5 cm H_2O. Após o aumento da F_IO_2 de 0,5 para 1,0, a P_{O_2} arterial permaneceu abaixo de 60 mmHg. Qual das seguintes intervenções é a mais apropriada para melhorar a oxigenação?

   A. Mudar para ventilação com pressão controlada
   B. Aumentar a taxa de fluxo inspiratório
   C. Aumentar a PEEP
   D. Aumentar a frequência respiratória
   E. Aumentar o volume de ar corrente

2. Uma mulher de 66 anos é intubada para evitar a aspiração de sangue após apresentar choque hemorrágico devido a sangramento gastrintestinal superior. Ela recebe ventilação com volume controlado, F_IO_2 de 0,5 e volume corrente de 450 mL. Após a intubação, a pressão arterial cai de 110/70 para 85/50 mmHg. Ao exame, ela apresenta sons respiratórios iguais bilateralmente e a traqueia permanece em posição na linha média. Qual das opções a seguir é mais provavelmente responsável pela alteração observada na pressão arterial?

- **A.** Redução do retorno venoso
- **B.** Hipercapnia
- **C.** Colocação do tubo endotraqueal no brônquio-fonte direito
- **D.** Pneumotórax
- **E.** Atelectasia por reabsorção

3. Você analisa o ventilador usado em um paciente intubado por insuficiência respiratória grave. A máquina está ajustada para fornecer 10 respirações por minuto, mas o paciente está recebendo um total de 18 respirações por minuto. Em cada respiração, a pressão é aumentada em 10 cm H_2O acima da PEEP estabelecida, sendo mantida nesse nível por 1 segundo. O volume fornecido parece variar ao longo do tempo. Qual dos seguintes modos está sendo usado para ventilar o paciente?
    - **A.** Pressão positiva contínua nas vias aéreas
    - **B.** Ventilação oscilatória de alta frequência
    - **C.** Pressão controlada
    - **D.** Pressão de suporte
    - **E.** Volume controlado

4. Um paciente com paralisia da musculatura respiratória, mas pulmões normais, está recebendo ventilação mecânica invasiva. Qual das seguintes intervenções pode ser usada para reduzir a P_{CO_2} arterial sem mudar a ventilação total?
    - **A.** Aumentar a fração de oxigênio inspirado
    - **B.** Aumentar a frequência respiratória
    - **C.** Aumentar o volume de ar corrente
    - **D.** Reduzir a capacidade residual funcional
    - **E.** Reduzir a resistência das vias aéreas

5. Um paciente está recebendo ventilação mecânica invasiva para o manejo de pneumonia grave adquirida na comunidade complicada por síndrome da angústia respiratória aguda. Em resposta a uma piora da oxigenação, a PEEP foi aumentada de 12 para 18 cm H_2O. A distribuição das relações de ventilação-perfusão em cada nível de PEEP é mostrada na figura a seguir.

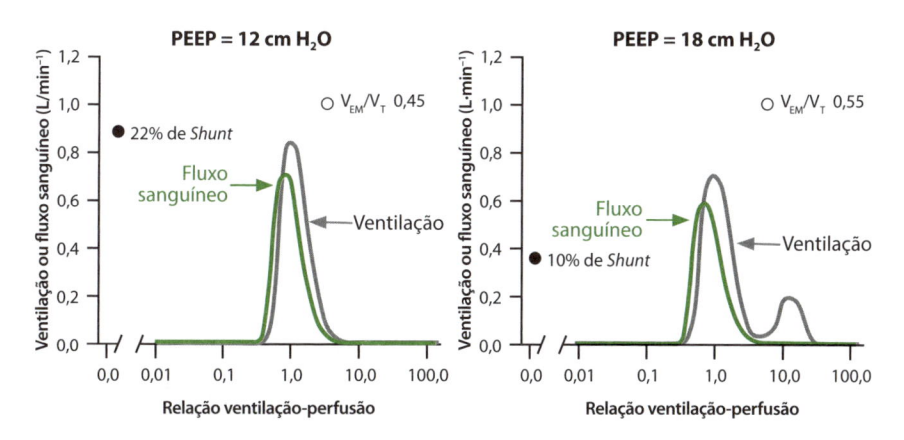

Qual dos seguintes é mais provavelmente responsável pelas alterações observadas com a PEEP de 18 cm H_2O?

A. Compressão de capilares alveolares
B. Redução da resistência vascular pulmonar
C. Aumento da tração radial das vias aéreas
D. Aumento de resistência de via aérea
E. Aumento do retorno venoso

6. Um homem de 71 anos com longa história de tabagismo consulta na emergência por dispneia progressiva. Os testes de função pulmonar realizados algumas semanas antes revelam VEF_1 de 55% do previsto, CVF de 65% do previsto e relação VEF_1/CVF de 0,57. Ao exame na emergência, ele está usando a musculatura acessória da respiração e tem sibilos expiratórios difusos, além de fase expiratória prolongada à ausculta pulmonar. A radiografia de tórax mostra grandes volumes pulmonares, rebaixamento do diafragma, mas sem opacidades focais, enquanto a gasometria arterial demonstra pH de 7,21, P_{CO_2} de 61 mmHg e P_{O_2} de 52 mmHg. Qual das opções a seguir é a intervenção inicial mais apropriada para esse paciente no momento?

A. Cânula nasal de alto fluxo
B. Ventilação mecânica invasiva
C. Ventilação por pressão positiva não invasiva
D. Máscara não reinalante
E. Máscara de Venturi

7. Após apresentar lesão cerebral traumática resultante da queda de uma escada, um paciente é intubado e recebe ventilação mecânica invasiva para evitar a aspiração de secreções orais. Ele é colocado em ventilação por volume controlado com volume corrente de 8 mL/kg, frequência respiratória de 10 respirações por minuto, fração inspirada de oxigênio de 1,0 e PEEP de 5 cm H_2O. A radiografia de tórax realizada logo após a intubação revela atelectasia do pulmão esquerdo e do lobo superior direito. Qual das opções a seguir é mais provavelmente responsável pelos achados da radiografia de tórax?

A. Redução do retorno venoso
B. Atelectasia por reabsorção
C. Alcalose respiratória
D. Intubação de brônquio-fonte direito
E. Lesão pulmonar induzida por ventilador

8. Um paciente está recebendo ventilação mecânica invasiva após apresentar um infarto do miocárdio. Um cateter de artéria pulmonar foi inserido após a internação para monitorar o débito cardíaco. Em resposta à piora da oxigenação, a PEEP foi aumentada de 10 para 15 cm H_2O. A P_{O_2} arterial, a concentração de hemoglobina e o conteúdo de oxigênio do sangue venoso misto antes e depois dessa intervenção são mostrados na tabela a seguir.

PEEP (cm H_2O)	P_{O_2} arterial (mmHg)	Hemoglobina (g/dL)	Conteúdo de oxigênio do sangue venoso misto (mL O_2/100 mL)
10	50	13,3	14
15	55	13,4	12

Qual das opções a seguir melhor explica as alterações observadas no conteúdo de oxigênio do sangue venoso misto?
A. Redução do débito cardíaco
B. Redução da resistência vascular pulmonar
C. Aumento de resistência de via aérea
D. Aumento do retorno venoso
E. Pneumomediastino

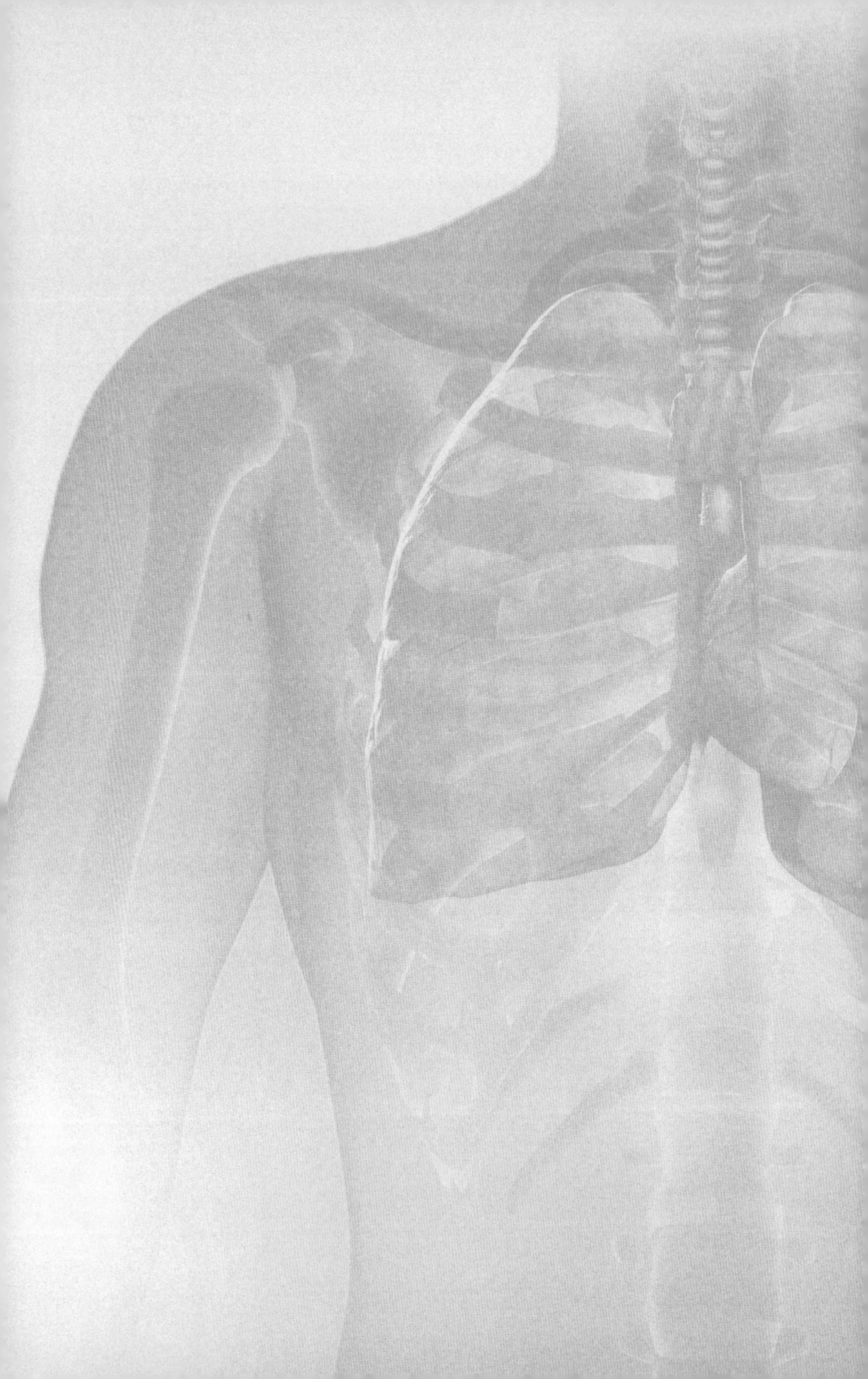

APÊNDICE A

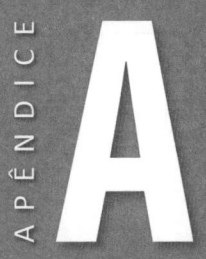

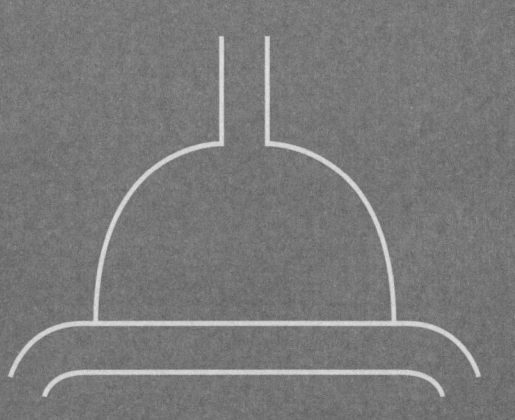

Símbolos, unidades e valores normais

▶ SÍMBOLOS

Primários

C	Concentração de gás no sangue
F	Concentração fracionada em gás seco
P	Pressão ou pressão parcial
Q	Volume de sangue
Q̇	Volume de sangue por unidade de tempo
R	Quociente respiratório
S	Saturação de O_2 da hemoglobina
V	Volume de gás
V̇	Volume de gás por unidade de tempo

Símbolos secundários para fase gasosa

A	Alveolar
B	Barométrico
EM	Espaço morto
E	Expirado

I	Inspirado
P	Pulmão
V_{AC}	Volume de ar corrente

Secundários para fase sanguínea

a	Arterial
c	Capilar
c′	Capilar final
i	Ideal
v	Venosa
$\bar{v}$	Venosa mista

Exemplos

Concentração de O_2 no sangue arterial: Ca_{O_2}
Concentração fracionada de N_2 no gás expirado: FE_{N_2}
Pressão parcial de O_2 em sangue venoso misto: $P\bar{v}_{O_2}$

▶ UNIDADES

São utilizadas neste livro unidades métricas tradicionais. As pressões são fornecidas em mmHg; torr é uma unidade quase idêntica em termos numéricos.

Na Europa, unidades SI (Sistema Internacional) costumam ser utilizadas hoje. A maioria é familiar, mas o kilopascal, a unidade de pressão, é inicialmente confuso. Um kilopascal = 7,5 mmHg (aproximadamente).

Conversão de volumes gasosos para BTPS

Volumes pulmonares, como volume expiratório forçado no primeiro segundo (VEF_1) e capacidade vital forçada (CVF), são convencionalmente expressos a temperatura corporal (37 °C), pressão ambiente e saturada com vapor d'água (BTPS). Para converter volumes medidos em um espirômetro a temperatura (t) e pressão ambientais, saturada com vapor d'água (ATPS) para BTPS, usa-se a seguinte fórmula:

$$\frac{310}{273+t} \cdot \frac{P_B - P_{H_2O}(t)}{P_B - 47}$$

Na prática, tabelas estão disponíveis para essa conversão.

A derivação dessa equação e todas as outras equações são dadas no volume que acompanha este livro (ver *Fisiologia respiratória de West: princípios básicos*, 11.ed., pp. 214-216).

▶ VALORES DE REFERÊNCIA

Valores de referência para testes de função pulmonar

Valores normais dependem de idade, sexo, altura, peso e etnia. Esse é um assunto complexo; para uma discussão detalhada, veja as páginas 333 a 365 de Cotes JE, Chinn DJ, Miller MR. *Lung Function*. 6th ed. Oxford, UK: Blackwell, 2006. A seguir, são mostrados valores de referência representativos para alguns testes comuns, na **Tabela A.1**. Os laboratórios de função pulmonar podem usar valores de referência diferentes conforme os conjuntos de dados, e, como resultado, os valores previstos podem variar em relação àqueles mostrados na tabela.

Tabela A.1. Exemplo de valores de referência para testes de função pulmonar comuns em adultos não fumantes nos Estados Unidos

	Homens	Mulheres
CPT (L)	7,95.A[a] + 0,003.I[b] − 7,33 (0,79)[c]	5,90.A − 4,54 (0,54)
CVF (L)	7,74.A − 0,021.I − 7,75 (0,51)	4,14.A − 0,023.I − 2,20 (0,44)
VR (L)	2,16.A + 0,021.I − 2,84 (0,37)	1,97.A − 0,020.I − 2,42 (0,38)
CRF (L)	4,72.A + 0,009.I − 5,29 (0,72)	3,60.A + 0,003.I − 3,18 (0,52)
VR/CPT (%)	0,309.I + 14,1 (4,38)	0,416.I + 14,35 (5,46)
VEF_1 (L)	5,66.A − 0,023.I − 4,91 (0,41)	2,68.A − 0,025.I − 0,38 (0,33)
VEF_1/CVF (%)	110,2 − 13,1.A − 0,15.I (5,58)	124,4 − 21,4.A − 0,15.I (6,75)
$FEF_{25\%-75\%}$ (L/s)	5,79.A − 0,036.I − 4,52 (1,08)	3,00.A − 0,031.I − 0,41 (0,85)
$MEF_{50\% \ CVF}$ (L/s)	6,84.A − 0,037.I − 5,54 (1,29)	3,21.A − 0,024.I − 0,44 (0,98)
$MEF_{50\% \ CVF}$ (L/s)	3,10.A − 0,023.I − 2,48 (0,69)	1,74.A − 0,025.I − 0,18 (0,66)
DCO (mL/min/mmHg)	16,4.A − 0,229.I + 12,9 (4,84)	16,0.A − 0,111.I + 2,24 (3,95)
D_{CO}/V_A	10,09 − 2,24.A − 0,031.I (0,73)	8,33 − 1,81.A − 0,016.I (0,80)

[a] A refere-se à estatura (altura) (m).
[b] I corresponde à idade (anos).
[c] O desvio-padrão está entre parênteses.

APÊNDICE B

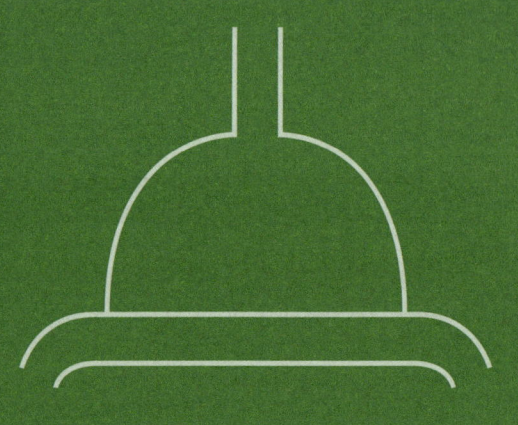

Leituras sugeridas

Broaddus VC, Mason RJ, Ernst JD, King TE, Lazarus SC, Murray JF, Nadel JA, Slutsky AS, Gotway MB. *Murray and Nadel's Textbook of Respiratory Medicine*. 7th ed. Philadelphia, PA: Elsevier; 2020.

Crystal RG, West JB, Weibel ER, Barnes PJ. *The Lung: Scientific Foundations*. 2nd ed. Philadelphia, PA: Lippincott-Raven; 1997.

Grippi MA, Elias JA, Fishman JA, Kotloff RM, Pack AI, Senior RM. *Fishman's Pulmonary Diseases and Disorders*. 5th ed. New York, NY: McGraw-Hill Education; 2015.

Kumar V, Abbas AK, Aster JC. *Robbins and Cotran Pathologic Basis of Disease*. 10th ed. Philadelphia, PA: W.B. Saunders Co.; 2021.

APÊNDICE C

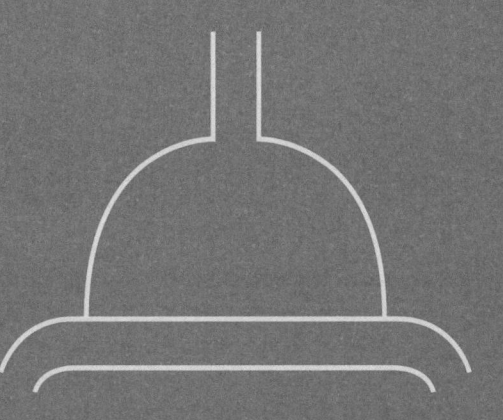

Respostas às questões dos capítulos

▶ CAPÍTULO 1

Questão 1 A é correta. Em comparação com o indivíduo saudável, o paciente apresenta redução de VEF_1 e de CVF. Além disso, uma grande porção do volume expiratório total foi eliminada no primeiro segundo. Esse padrão é consistente com doença restritiva. Entre as doenças na lista, a que poderia causar esse padrão é a fibrose pulmonar, uma doença marcada por fibrose do tecido pulmonar. Asma, bronquite crônica e enfisema demonstrariam padrão obstrutivo, no qual o VEF_1 é reduzido e representa uma pequena porcentagem do volume expiratório total (i.e., baixa relação VEF_1/CVF). A hipertensão pulmonar tromboembólica crônica, uma doença vascular pulmonar, não causa alterações na espirometria.

Questão 2 C é correta. A presença de redução de VEF_1 e CVF com diminuição da relação VEF_1/CVF indica que esse paciente tem obstrução ao fluxo aéreo. Considerando a longa história de tabagismo e os achados no exame e na radiografia de tórax, isso está mais provavelmente relacionado com doença pulmonar obstrutiva crônica, que poderia ser causada por enfisema e/ou bronquite crônica. Esses pacientes são propensos a colapso prematuro das vias aéreas na expiração, particularmente na expiração forçada, devido à perda da retração elástica e da redução da tração radial nas vias aéreas. Isso resulta em fechamento das vias aéreas com um volume pulmonar maior e, portanto, em maior volume de fechamento. A alça expiratória na curva de fluxo-volume é côncava (**Figura 1.5B**) e não seria plana na DPOC. O pico de fluxo expiratório e o $FEF_{25\%-75\%}$ estão tipicamente reduzidos. Esses pacientes costumam ter ventilação desigual e, assim, há aumento da rampa da fase 3 na eliminação de nitrogênio em respiração única.

Questão 3   C é correta.   O teste de lavagem do nitrogênio em respiração única fornece informações sobre se o paciente tem desigualdades na ventilação. A rampa da fase 3 – comumente chamada de platô alveolar – é quase plana em pessoas saudáveis, enquanto é aumentada nas pessoas com desigualdade ventilatória. Entre os itens da lista, o único que poderia causar isso é o aumento das secreções na via aérea, pois ele aumenta a resistência e retarda o esvaziamento das regiões afetadas. As pressões parciais arteriais de oxigênio e de dióxido de carbono e a concentração de hemoglobina não contribuem para as diferenças regionais na ventilação em todo o pulmão. As paredes das vias aéreas podem estar espessadas na bronquite crônica. Embora o enfisema possa levar ao alargamento dos espaços aéreos, ele não causa afinamento das paredes das vias aéreas.

Questão 4   B é correta.   Essa mulher tem obstrução ao fluxo aéreo na espirometria, conforme evidenciado pela baixa relação VEF_1/CVF. Isso ocorre por compressão dinâmica das vias aéreas. A complacência pulmonar está aumentada no enfisema, enquanto a tração radial sobre as vias aéreas está reduzida devido à perda da retração elástica, e a barreira alveolocapilar tem espessura normal. O diafragma não está fraco nesses pacientes, embora a eficiência contrátil possa estar diminuída devido à hiperinsuflação.

Questão 5   D é correta.   Embora os fumantes comumente desenvolvam doença pulmonar obstrutiva, a espirometria é consistente com um processo restritivo, como a fibrose pulmonar. Asma, bronquite crônica e doença pulmonar obstrutiva crônica causariam obstrução ao fluxo aéreo, enquanto a hipertensão pulmonar está tipicamente associada com espirometria normal.

Questão 6   E é correta.   Um melhor esforço na espirometria leva ao aumento do pico de fluxo expiratório, mas não mudará o fluxo ao final da expiração quando ele é limitado pela compressão dinâmica das vias aéreas. Seria esperado que a capacidade vital aumentasse com um esforço melhor, e o achatamento das alças expiratória e inspiratória das curvas de fluxo-volume ocorre em várias formas de obstrução das vias aéreas altas em vez de ser uma função do esforço do paciente.

Questão 7   D é correta.   A curva fluxo-volume é côncava, sendo geralmente vista em pacientes com obstrução ao fluxo aéreo. Entre os itens da lista de opções, o aumento das secreções nas vias aéreas é aquele que pode causar obstrução do fluxo aéreo ao aumentar a resistência das vias aéreas. Fibrose do parênquima pulmonar e aumento da retração elástica estariam associados com fluxos normais, mas com redução da capacidade vital. O aumento da tração radial sobre as vias aéreas melhoraria em vez de limitar o fluxo aéreo, enquanto o número de capilares pulmonares não tem efeito sobre a espirometria.

Questão 8 B é correta. A radiografia de tórax mostra cifoescoliose grave, uma deformidade da coluna marcada por curvatura nos planos coronal e sagital que causa comprometimento ventilatório restritivo. Nos testes de função pulmonar, isso se manifestaria com redução da CVF e do VEF_1, mas a relação VEF_1/CVF seria normal, pois a maior parte do volume expirado é eliminada no primeiro segundo. Redução do $FEF_{25\%-75\%}$, redução da relação VEF_1/CVF e aumento do volume de fechamento costumam ser vistos em doenças obstrutivas. As alças expiratória e inspiratória da curva fluxo-volume são achatadas na obstrução fixa (i.e., não variável) das vias aéreas.

▶ CAPÍTULO 2

Questão 1 D é correta. Com a administração de oxigênio suplementar com F_IO_2 de 1,0, a P_{O_2} arterial aumentou para apenas 300 mmHg. Em pessoas saudáveis, a P_{O_2} arterial deveria aumentar para cerca de 570 mmHg ao se respirar essa fração de oxigênio inspirado. Entre as causas primárias de hipoxemia, a única em que a P_{O_2} arterial não aumentaria até o nível normal visto em pessoas saudáveis com a F_IO_2 de 1,0 é o *shunt*. Em todas as outras causas, a P_{O_2} deve normalizar, embora este possa não ser o caso em alguns pacientes com doença pulmonar obstrutiva crônica, porque pode levar muito tempo para o nitrogênio ser eliminado dos alvéolos pouco ventilados. O fato de o pai e o irmão do paciente apresentarem problemas semelhantes sugere que possa haver uma doença genética. A confirmação da presença de *shunt* deve levar à consideração de haver malformação arteriovenosa, uma doença genética conhecida como telangiectasia hemorrágica hereditária (ver Capítulo 6).

Questão 2 D é correta. A paciente tem hipoxemia e aumento do gradiente alveoloarterial de oxigênio (39 mmHg). Isso é visto na desigualdade de ventilação-perfusão. Também pode ser visto no *shunt*, mas esta não era uma das opções. Não há hipoventilação considerando a P_{CO_2} arterial normal, enquanto uma P_IO_2 baixa é descartada por ela estar ao nível do mar. O comprometimento da difusão não causa hipoxemia em pessoas em repouso ao nível do mar.

Questão 3 E é correta. Como não havia alteração no volume de espaço morto, quando o volume corrente foi diminuído de 750 para 450 mL, o volume alveolar diminuiu de 600 para 300 mL. Considerando que a frequência respiratória permaneceu constante em 10 respirações por minuto, a ventilação alveolar ($\dot{V}_A$) diminuiu de 6.000 para 3.000 mL/min. Observando-se a equação da ventilação alveolar (Equação 2.1), vemos que a P_{CO_2} arterial é inversamente proporcional a $\dot{V}_A$. Como $\dot{V}_A$ caiu 50%, esperamos que a P_{CO_2} duplique, ou seja, que o novo valor seja 200% de seu valor original.

Questão 4 D é correta. A história de sonolência diurna excessiva e o relato de roncos excessivos, grunhidos e engasgos ao dormir à noite é altamente sugestiva de um diagnóstico de apneia obstrutiva do sono, uma forma comum de distúrbio respiratório relacionado ao sono que causa hipoxemia intermitente. As pessoas não tratadas estão sob risco de vários desfechos cardiovasculares adversos, incluindo hipertensão, doença arterial coronariana e doença cerebrovascular, as quais ocorrem como resultado da ativação do sistema nervoso simpático em resposta aos períodos de apneia e à disfunção endotelial. Nenhum dos problemas listados entre as opções de resposta é uma consequência da apneia do sono não tratada.

Questão 5 B é correta. A imagem histopatológica da biópsia pulmonar mostra paredes alveolares marcadamente espessadas, achado que pode ser visto em pacientes com fibrose pulmonar. Isso cria uma barreira para a difusão, o que nos testes de função pulmonar se manifestará como redução da capacidade de difusão do monóxido de carbono. Aumento da capacidade pulmonar total, aumento do volume de fechamento e redução da relação VEF_1/CVF são todos achados que podem ser vistos em paciente com doença pulmonar obstrutiva crônica devido à enfisema e/ou bronquite crônica. A capacidade vital forçada estaria reduzida, em vez de aumentada, em paciente com espessamento das paredes alveolares – como o que é visto na imagem.

Questão 6 D é correta. A relação VEF_1/CVF e a CPT estão normais, enquanto a capacidade de difusão do monóxido de carbono está reduzida. Isso pode ocorrer devido à anemia, pois a redução da concentração de hemoglobina leva à diminuição da captação de monóxido de carbono através da barreira alveolocapilar durante o teste. Asma e doença pulmonar obstrutiva crônica causam reduções na relação VEF_1/CVF; a fibrose pulmonar idiopática reduz a CPT; e a sarcoidose tem efeitos variáveis sobre os testes de função pulmonar.

Questão 7 B é correta. A gasometria mostra uma acidose metabólica primária com compensação respiratória, o que pode ser visto na cetoacidose diabética. Exacerbação de doença pulmonar obstrutiva crônica, obesidade mórbida e *overdose* de opiáceos estariam associadas com acidose respiratória primária, enquanto vômitos intensos causariam alcalose metabólica primária.

Questão 8 B é correta. Na subida para grandes altitudes, o gradiente de pressão para a difusão através da barreira alveolocapilar é diminuído. Isso retardará a velocidade de elevação da P_{O_2} nos capilares pulmonares. As pessoas hiperventilam após a subida devido ao aumento da estimulação de quimiorreceptores periféricos, e isso causa alcalose respiratória em vez de metabólica. A fração de *shunt* não muda após a subida, enquanto a capacidade de difusão do monóxido de carbono pode até aumentar devido ao aumento do fluxo sanguíneo através dos capilares pulmonares em razão do aumento do débito cardíaco.

Questão 9 A é correta. A figura demonstra que a P_{O_2} alveolar média é maior do que o normal, enquanto a P_{CO_2} alveolar média é menor do que o normal. Esse padrão é consistente com aquele visto na hiperventilação. Entre os itens listados, o único associado com hiperventilação é a crise de ansiedade. Cada uma das opções são situações em que se pode ver hipoventilação. Uma *overdose* de opiáceos leva à supressão do *drive* respiratório, enquanto exacerbações de DPOC estão associadas com piora da mecânica pulmonar e subsequente incapacidade para manter a ventilação alveolar e a ventilação-minuto adequadas. Síndrome de Guillain-Barré e poliomielite causam fraqueza neuromuscular, o que prejudica a capacidade do indivíduo para manter ventilação alveolar e ventilação-minuto suficientes.

Questão 10 D é correta. A fraqueza ascendente progressiva após diarreia causada por *Campylobacter jejuni* levanta a suspeita de síndrome de Guillain-Barré, uma forma de paralisia ascendente que pode, algumas vezes, envolver a musculatura respiratória. O fato de ela apresentar hipoxemia e sua capacidade vital ser reduzida sugere que esteja desenvolvendo comprometimento respiratório. Os problemas da musculatura respiratória devido a doenças neuromusculares se manifestam como hipoventilação, com a marca registrada sendo um aumento na P_{CO_2} arterial. Isso estaria associado com redução no pH e, dependendo da duração da hipoventilação, a um aumento no bicarbonato sérico. A P_{O_2} alveolar é reduzida pela hipoventilação. A capacidade de difusão do monóxido de carbono deve permanecer em grande medida inalterada, pois o próprio parênquima pulmonar não é afetado, embora pequenas reduções possam, algumas vezes, ser vistas se houver atelectasias devido à hipoventilação.

▶ CAPÍTULO 3

Questão 1 E é correta. A rampa da relação entre volume e pressão está diminuída no paciente em comparação com o controle saudável. Isso indica que a complacência pulmonar está reduzida. Entre os itens da lista, o único que faz isso é a fibrose pulmonar, uma doença pulmonar parenquimatosa difusa marcada por deposição de tecido fibrótico no parênquima pulmonar. Asma, bronquite crônica e enfisema geralmente estariam associados com aumento da complacência, enquanto a hipertensão arterial pulmonar não deveria afetar a complacência, pois é, em grande medida, uma doença da vasculatura pulmonar em vez do parênquima pulmonar.

Questão 2 E é correta. A cintilografia de ventilação-perfusão mostra uma área de pulmão que recebe ventilação, mas não tem perfusão. Esse achado ocorre na embolia pulmonar. Exacerbações de asma e doença pulmonar obstrutiva crônica causariam heterogeneidade nas imagens ventilatórias, mas não as imagens perfusionais, enquanto o pneumotórax poderia mostrar comprometimento de ventilação e perfusão na mesma região. O infarto do miocárdio não afetaria as imagens de ventilação e perfusão.

Questão 3 A é correta. A seta denota a capacidade pulmonar total. A resistência das vias aéreas é reduzida ao seu mínimo, porque a expansão do parênquima traciona as paredes das vias aéreas. A pressão transpulmonar e a retração elástica estão ambas em seus valores máximos com altos volumes pulmonares. A resistência vascular pulmonar está mais baixa na capacidade residual funcional, aumentando nos extremos de volume pulmonar. Não se esperaria que o pH arterial mudasse de maneira significativa em uma única manobra de expiração forçada.

Questão 4 E é correta. A capacidade residual funcional é determinada por um equilíbrio entre retração elástica do pulmão e da parede torácica. Em um paciente com evidências de doença pulmonar obstrutiva por enfisema, a capacidade residual funcional aumentaria devido à redução da retração elástica pulmonar. A resistência das vias aéreas, a capacidade pulmonar total e a complacência pulmonar costumam estar aumentadas nesses indivíduos, enquanto a capacidade de difusão do monóxido de carbono está reduzida.

Questão 5 B é correta. Quando pessoas saudáveis realizam um teste de exercício cardiopulmonar, a frequência cardíaca costuma aumentar para mais de 80% do valor máximo previsto (220 - idade), R aumenta acima de 1,0 devido a um aumento na eliminação de CO_2 após o começo da acidose láctica, a ventilação-minuto aumenta e a P_{CO_2} arterial diminui como parte da compensação respiratória para uma acidose metabólica. A redução na P_{O_2} arterial de 90 para 65 mmHg seria considerada uma resposta atípica, pois esse parâmetro geralmente permanece constante em pessoas saudáveis ao longo do exercício progressivo.

Questão 6 B é correta. A pletismografia mede todo o gás no pulmão, enquanto a técnica de diluição de hélio somente "enxerga" aquelas regiões pulmonares em comunicação com a boca. Portanto, regiões distais às vias aéreas fechadas gerarão um valor maior na pletismografia do que no método de diluição. Esse fenômeno pode ser visto em pacientes com doença pulmonar obstrutiva crônica, mas não nas outras doenças da lista.

Questão 7 C é correta. Esse paciente tem índice de massa corporal (IMC) marcadamente elevado e uma acidose respiratória compensada na gasometria arterial, indicativa de hipoventilação continuada. Esse quadro clínico é consistente com o diagnóstico de síndrome de obesidade-hipoventilação. Assim como os pacientes com retenção crônica de CO_2 por DPOC grave, esses pacientes costumam apresentar redução das respostas ventilatórias ao CO_2. Mesmo com a hipoxemia, a resposta ventilatória à hipoxemia costuma não estar aumentada, mas reduzida. O volume de fechamento pode estar aumentado em pessoas muito obesas devido ao fechamento precoce da via aérea nas bases pulmonares. Um volume residual diminuído costuma ser visto na doença parenquimatosa pulmonar que causa aumento da tração radial sobre as vias aéreas, e não seria esperado em uma pessoa sem opacidades na radiografia de tórax. Não há história para apoiar o diagnóstico de enfisema ou asma que possa levar ao aumento da complacência pulmonar.

Questão 8 B é correta. As distribuições de ventilação e perfusão são afetadas pela gravidade. À medida que se movem da base para o ápice pulmonar, a ventilação e a perfusão diminuem. Como a perfusão diminui em maior extensão do que a ventilação, a relação média de ventilação-perfusão aumenta à medida que se move em direção ao ápice do pulmão. As unidades de ventilação-perfusão altas – e, assim, o ápice pulmonar – têm P_{O_2} alveolar aumentada e P_{CO_2} alveolar reduzida em comparação com as unidades baixas de ventilação-perfusão nas bases pulmonares.

Questão 9 A é correta. Há vários achados importantes nos resultados do teste de exercício. A P_{CO_2} arterial aumentou ao longo do teste, enquanto a P_{O_2} arterial diminuiu. Além disso, a frequência cardíaca máxima ao esforço é bem menor do que o máximo previsto, enquanto a ventilação-minuto é bem próxima do máximo previsto. R também não aumenta acima de 1, e o lactato está apenas minimamente aumentado, ambos sugerindo que a pessoa não alcançou seu limiar anaeróbico (i.e., ventilatório). Todos esses achados – mas, de maneira mais importante, a elevação da P_{CO_2} ao longo do esforço – sugerem que o paciente tenha problemas com a "bomba" ventilatória. Entre os itens da lista de respostas, a única que poderia levar a esse padrão de resultados é a doença pulmonar obstrutiva crônica. Esses indivíduos costumam desenvolver aprisionamento aéreo grave durante o exercício, o que prejudica a mecânica ventilatória. Eles não conseguem ventilar o suficiente para eliminar o CO_2 produzido pelo exercício, superando seu espaço morto fisiológico aumentado. Assim, a P_{CO_2} aumenta ao longo do teste. O fato de que a ventilação-minuto está próxima do máximo previsto também sugere que a "bomba" ventilatória alcançou o limite de sua capacidade.

▶ CAPÍTULO 4

Questão 1 E é correta. Em pessoas jovens, a presença de dispneia episódica e aperto torácico desencadeado pelo exercício é altamente sugestiva de asma. O aumento nos sintomas e na frequência do uso do inalador que levou à consulta médica, além dos sibilos difusos ao exame, indicam que o paciente está apresentando uma exacerbação. O aprisionamento de ar é mais extenso durante as exacerbações, e, como resultado disso, se esperaria encontrar aumento do volume residual (VR). Todos os outros parâmetros diminuiriam em pacientes cujo controle da asma está piorando.

Questão 2 C é correta. O achado principal na TC de tórax é um aumento marcado nos espaços aéreos pulmonares. Este é um achado comum no enfisema, cuja causa primária é a liberação excessiva de elastase lisossomal por neutrófilos, levando à destruição da elastina, uma proteína estrutural fundamental para o pulmão. A hiperplasia e a hipertrofia da musculatura lisa brônquica e a infiltração das paredes da via aérea por eosinófilos e linfócitos são características importantes da asma, as quais não se acompanham de alterações parenquimatosas pulmonares nos exames de imagem do tórax como aquelas mostradas na figura. A deposição excessiva de colágeno no espaço intersticial é vista na fibrose pulmonar, enquanto a obstrução brônquica de longa data não resolvida leva a bronquiectasias. Nenhuma dessas doenças demonstra o aspecto visto nas imagens da TC desse paciente.

Questão 3 A é correta. As relações de distribuição ventilação-perfusão no Paciente 1 indicam que há uma grande quantidade de fluxo sanguíneo para unidades com baixa $\dot{V}_A/\dot{Q}$, enquanto no Paciente 2 há pouco fluxo sanguíneo para essas unidades e, em vez disso, uma grande parte da ventilação para unidades com $\dot{V}_A/\dot{Q}$ alta. Como são as unidades com $\dot{V}_A/\dot{Q}$ baixa que causam hipoxemia em vez daquelas com $\dot{V}_A/\dot{Q}$ alta, se esperaria mais hipoxemia no Paciente 1. Isso demonstra alguma variação nas características fisiológicas e clínicas que podem ser vistas em pessoas com DPOC.

Questão 4   C é correta.   A informação fornecida indica que esse paciente tem doença pulmonar obstrutiva crônica. Quando é causada por enfisema, ela se associa à redução nas marcas vasculares na radiografia de tórax. O espaço aéreo retroesternal costuma estar aumentado nesses pacientes. A linfadenopatia hilar bilateral está associada com sarcoidose e linfoma, enquanto as opacidades reticulares são vistas na fibrose pulmonar difusa e as opacidades bilaterais são vistas no edema pulmonar.

Questão 5   C é correta.   Essa mulher jovem tem asma sem controle adequado. Como a asma é uma doença inflamatória, ela deveria fazer uso diário de corticosteroides inalatórios. Os β_2-agonistas de longa ação não devem ser usados como medicamento primário para controle da doença, a menos que um paciente já use esteroides inalatórios. Os outros medicamentos listados não seriam apropriados como medicamento de primeira linha para controlar a doença.

Questão 6   E é correta.   Esse paciente tem obstrução ao fluxo aéreo nos testes de função pulmonar, o que pode ser visto em todas as opções de resposta. Os achados na radiografia de tórax sugerem que esse paciente tenha enfisema, e várias características sugerem enfisema panacinar (provavelmente devido à deficiência de α_1-antitripsina) em vez de doença centroacinar, incluindo os fatos de ter desenvolvido a doença jovem, ter fumado pouco e ter envolvimento extrapulmonar (fígado pequeno e nodular). O enfisema centroacinar devido ao tabagismo tende a afetar primariamente os lobos superiores, apresentando-se em idade mais avançada. A asma é improvável, considerando a ausência de resposta ao broncodilatador e os achados na radiografia de tórax. A bronquite crônica é improvável, considerando a ausência de tosse produtiva, enquanto uma lesão obstrutiva na traqueia é improvável com base na ausência de estridor e nos achados da radiografia de tórax.

Questão 7   E é correta.   Essa mulher tem doença pulmonar obstrutiva crônica. O aprisionamento de ar comumente leva ao aumento do volume residual nesses pacientes e a um aumento na relação VR/CPT. A capacidade residual funcional está aumentada devido à redução da retração elástica pulmonar, enquanto a capacidade de difusão do monóxido de carbono está reduzida devido à perda de área de superfície para trocas gasosas. A capacidade pulmonar total costuma estar aumentada devido ao aprisionamento de ar e à hiperinsuflação.

Questão 8   E é correta.   O desequilíbrio entre ventilação-perfusão é a causa predominante da hipoxemia em pacientes com asma aguda grave. O *shunt* pode ocorrer quando há obstrução das vias aéreas por muco, e isso pode contribuir para a hipoxemia. Ela não está hipoventilando nesse momento. A hiperventilação, na verdade, aumentaria a P_{O_2} arterial na ausência de desequilíbrio entre ventilação-perfusão. O comprometimento da ventilação não é uma causa de hipoxemia nesses pacientes.

Questão 9 B é correta. Os dados numéricos dos testes de função pulmonar indicam que essa paciente tem obstrução ao fluxo aéreo. Em uma pessoa jovem com exposição a antígenos que sabidamente provocam asma (pelos de gatos, mofo), isso aumentaria a suspeita de asma. No entanto, além de não haver resposta aos broncodilatadores, a curva fluxo-volume indica que ela tem obstrução da via aérea alta, pois há achatamento das alças expiratória e inspiratória da curva (comparar com os valores previstos). A próxima etapa mais apropriada na avaliação seria a broncoscopia para avaliar uma lesão expansiva ou outro processo causando estreitamento da via aérea. Uma TC de crânio e cervical também poderia ser considerada para pesquisar uma lesão que causasse compressão externa. Nenhuma das outras opções listadas seria uma intervenção apropriada nesse momento.

Questão 10 B é correta. A diferença principal nos dois conjuntos de testes é que a capacidade de difusão do monóxido de carbono (D_{CO}) é normal no Paciente 1 e marcadamente reduzida no Paciente 2. De outro modo, ambos os pacientes apresentam características comumente encontradas em doenças pulmonares obstrutivas, incluindo baixa relação VEF_1/CVF e aumento do volume residual (VR). Reduções na D_{CO} são comumente vistas no enfisema porque o alargamento dos espaços aéreos reduz a área de superfície para trocas gasosas. Como a asma afeta primariamente as vias aéreas e não está associada com alargamento dos espaços aéreos, a D_{CO} costuma estar normal. Em alguns casos, ela pode até mesmo estar aumentada como resultado de elevações nos volumes pulmonares quando a atividade da doença é maior.

▶ CAPÍTULO 5

Questão 1 C é correta. Os achados clínicos e radiológicos nesse caso são consistentes com fibrose pulmonar intersticial difusa. Em função da tração radial aumentada das vias aéreas, a relação VEF_1/CVF costuma estar elevada. No entanto, o VEF_1, a CVF e a CPT estão reduzidos. A resistência das vias aéreas em relação ao volume pulmonar também está reduzida.

Questão 2 D é correta. Os resultados da análise do fluido pleural indicam que a paciente tem um derrame exsudativo: a relação de LDH fluido pleural/soro é maior que 0,6, a relação de proteínas líquido pleural/soro é maior que 0,5 e o colesterol no fluido pleural é maior que 45 mg/dL. Entre os itens da lista, o único associado a derrames exsudativos é o câncer metastático para o espaço pleural. Todas as outras opções causam derrames transudativos.

Questão 3 E é correta. Embora a dispneia progressiva e uma história de tabagismo aumentem a suspeita de DPOC, os achados nos testes de função pulmonar, incluindo a relação VEF_1/CVF normal e a CPT reduzida, são consistentes com doença pulmonar restritiva em vez de obstrutiva. A radiografia de tórax mostra redução do volume dos pulmões e opacidades intersticiais bilaterais, enquanto a TC de tórax mostra bronquiectasias tracionais, faveolamento e espessamento intersticial, achados consistentes com fibrose pulmonar. Os achados no exame patológico na fibrose pulmonar incluem espessamento das paredes alveolares e do espaço intersticial com deposição de colágeno. Alargamento dos espaços aéreos com perda de paredes alveolares é visto no enfisema, enquanto a inflamação crônica e a hipertrofia de glândulas mucosas são vistas na bronquite crônica, e a hipertrofia da musculatura lisa é vista na asma. Dependendo do estágio, a sarcoidose pode ter apresentação clínica e exames de imagem semelhantes, mas uma biópsia mostraria granulomas não caseosos em vez de caseosos.

Questão 4 A é correta. A esclerose lateral amiotrófica e a fibrose pulmonar idiopática causam, ambas, fisiopatologia restritiva. Como a fibrose pulmonar reduz a área de superfície para trocas gasosas, um paciente com fibrose pulmonar teria capacidade de difusão do monóxido de carbono diminuída, enquanto o parênquima pulmonar, a área de superfície para trocas gasosas e a capacidade de difusão seriam normais no paciente com esclerose lateral amiotrófica. Os dois pacientes terão achados semelhantes em relação a VEF_1, relação VEF_1/CVF, CVF e capacidade pulmonar total.

Questão 5 D é correta. Essa mulher tem evidências de pneumotórax hipertensivo provavelmente devido à ruptura de uma bolha relacionada à sua doença pulmonar obstrutiva crônica. Esta é uma emergência médica e deve ser tratada imediatamente com descompressão por agulha urgente no lado afetado. Nenhum dos outros exames diagnósticos ou intervenções seria apropriado.

Questão 6 D é correta. As informações clínicas e radiológicas nesse caso indicam que a paciente provavelmente tem fibrose intersticial difusa. Nos exames de função pulmonar, esses pacientes demonstram redução de VEF_1, CVF, CPT e D_{CO}. A relação VEF_1/CVF é normal e, em alguns casos, aumentada.

Questão 7 E é correta. O achado de granulomas não caseosos em um paciente com linfadenopatia hilar bilateral é consistente com o diagnóstico de sarcoidose. Embora algumas formas de sarcoidose, como a linfadenopatia hilar assintomática ou a síndrome de Löfgren, não necessitem de tratamento por ser comum a remissão espontânea, esse paciente tem evidências de doença extrapulmonar, incluindo envolvimento ocular (uveíte anterior) e envolvimento cardíaco (anormalidade de condução), e, assim, tem indicação de tratamento com corticosteroides sistêmicos. Os agentes antifibróticos, como a pirfenidona, são usados para fibrose pulmonar idiopática, enquanto os agentes inalatórios antimuscarínicos e β_2-agonistas de longa ação são usados no manejo de DPOC e/ou asma, não tendo papel no manejo da sarcoidose.

Questão 8 E é correta. Os testes de função pulmonar e exames de imagem são consistentes com o diagnóstico de fibrose pulmonar. Em tais casos, o desequilíbrio entre ventilação-perfusão é a causa primária da hipoxemia em repouso. Embora a barreira alveolocapilar esteja espessada e a difusão do oxigênio através dela seja mais lenta, sob condições de repouso ainda há tempo suficiente para o equilíbrio completo entre a P_{O_2} alveolar e a capilar pulmonar. Como resultado, o comprometimento da difusão não contribui de forma significativa para a hipoxemia em repouso em comparação com o desequilíbrio de ventilação-perfusão. A hipoventilação não costuma estar presente até os estágios mais tardios da fibrose pulmonar. De fato, muitos pacientes apresentam alcalose respiratória devido à resposta ventilatória à hipoxemia. Uma elevação anormalmente pequena no débito cardíaco pode desempenhar um papel na piora da hipoxemia aos esforços, mas não costuma haver redução do débito cardíaco em repouso e, assim, isso não contribui para a hipoxemia.

Questão 9   C é correta.   Os testes de função pulmonar e a radiografia de tórax sugerem que a paciente tem fisiologia restritiva devido a uma doença parenquimatosa pulmonar difusa. O fato de ela ter duas calopsitas em casa aumentaria a suspeita de pneumonite por hipersensibilidade. Devido à estimulação de quimiorreceptores periféricos pela hipoxemia e à estimulação de outros receptores dentro do pulmão, ela provavelmente apresentará alcalose respiratória. Como seus sintomas têm duração de vários meses, houve tempo adequado para a compensação renal, de modo que ela deveria apresentar uma alcalose respiratória compensada em vez de aguda. A acidose respiratória costuma ocorrer apenas nos estágios muito tardios das doenças parenquimatosas pulmonares difusas.

Questão 10   A é correta.   Os testes de função pulmonar mostram evidências de doença pulmonar restritiva. A capacidade de difusão do monóxido de carbono normal torna improvável que a pneumonite por hipersensibilidade, a fibrose pulmonar idiopática e a sarcoidose sejam a causa. As medidas de pressão inspiratória e expiratória máxima fornecem informações sobre a força muscular. O fato de a força muscular inspiratória ser muito baixa, enquanto a força muscular expiratória é normal, sugere que esse paciente poderia ter fraqueza diafragmática isolada, pois uma doença neuromuscular difusa como a distrofia muscular causaria fraqueza de músculos expiratórios e inspiratórios.

▶ CAPÍTULO 6

Questão 1   B é correta.   O início súbito de dispneia e dor torácica após um período de imobilidade prolongada, além dos achados de edema assimétrico de pernas ao exame, aumenta a suspeita de embolia pulmonar. O exame diagnóstico mais apropriado é a TC de tórax com contraste. A angiografia pulmonar é o padrão-ouro para o diagnóstico de embolia pulmonar, mas é muito invasiva e não seria realizada antes de uma TC. As outras opções não chegariam ao diagnóstico correto nesse caso.

Questão 2   B é correta.   Essa paciente tem elevação da pressão arterial pulmonar por edema pulmonar causado por insuficiência cardíaca esquerda. A insuficiência cardíaca esquerda leva ao aumento da pressão diastólica final do ventrículo esquerdo e do átrio esquerdo, o que contribui para a pressão arterial pulmonar elevada. Sem outras evidências de sarcoidose, a inflamação granulomatosa das arteríolas não seria esperada. O aumento do fluxo sanguíneo pulmonar ocorre nos defeitos de septo ventricular ou no ducto arterioso patente, mas não seria esperado na insuficiência ventricular esquerda. A história não é consistente com hipertensão arterial pulmonar idiopática, que causaria alterações estruturais nas arteríolas, nem com tromboembolismo recorrente.

Questão 3   D é correta.   Essa jovem provavelmente apresenta edema pulmonar de grandes altitudes (HAPE, do inglês *high altitude pulmonary edema*), o qual se desenvolve como resultado da vasoconstrição hipóxica pulmonar exagerada. A vasoconstrição arteriolar é heterogênea e, como resultado, alguns leitos capilares desprotegidos de altas pressões desenvolvem alterações ultraestruturais compatíveis com insuficiência por estresse. A função ventricular esquerda e, assim, a pressão atrial esquerda são normais no HAPE, enquanto a pressão coloidosmótica e a pressão intersticial não são afetadas. As elevações mediadas por endotoxinas na permeabilidade capilar são vistas na sepse em vez de nas grandes altitudes.

Questão 4   D é correta.   Esse paciente com DPOC muito grave está apresentando sinais de *cor pulmonale*, incluindo aumento da distensão venosa jugular, ganho ponderal e edema bilateral de membros inferiores, além de alterações características na eletrocardiografia. O teste mais apropriado para confirmar o diagnóstico seria a ecocardiografia. Como é sabido que ele apresenta DPOC, a espirometria não forneceria informações úteis adicionais. A ultrassonografia com Doppler e a TC com contraste não estão indicadas, pois a suspeita de tromboembolismo venoso é baixa. A broncoscopia não seria útil na avaliação de *cor pulmonale*.

Questão 5   A é correta.   Vários aspectos da apresentação desse paciente sugerem que ele pode ter telangiectasia hemorrágica hereditária (THH). Além da presença de telangiectasias ao exame, ele apresenta platipneia (piora da dispneia na posição ortostática) e ortodeoxia (redução da saturação de oxigênio na posição ortostática), além de evidências de *shunt* significativo na gasometria arterial (a P_{O_2} aumenta para apenas 300 mmHg inspirando uma fração de oxigênio de 1,0). A história familiar de sangramento mucocutâneo também é consistente com esse diagnóstico. Esses pacientes comumente desenvolvem malformações arteriovenosas (MAV) pulmonares. Como essas grandes comunicações anormais entre as artérias pulmonares e as veias pulmonares representam um desvio em relação à função normal de filtro da rede capilar pulmonar, as pessoas com THH estão sob risco de AVE e abscesso intracerebral.

Questão 6   C é correta.   A apresentação clínica é mais consistente com edema pulmonar devido à insuficiência cardíaca descompensada. A radiografia de tórax mostra um coração grande com opacidades alveolares bilaterais, enquanto o exame físico demonstra vários achados vistos na piora da insuficiência cardíaca, incluindo o aumento da pulsação venosa jugular, estertores crepitantes no exame pulmonar e edema de extremidades inferiores com formação de cacifo. A resistência das vias aéreas está aumentada no edema pulmonar devido a múltiplos fatores, incluindo envolvimento peribrônquico por edema intersticial, broncoconstrição reflexa em razão de estimulação de receptores irritativos nas paredes brônquicas e, em alguns casos, fluido do edema nas vias aéreas. A complacência pulmonar está reduzida, embora a retração elástica do pulmão esteja aumentada. O volume de fechamento pode aumentar como resultado da resistência aumentada das vias aéreas. A capacidade de difusão do monóxido de carbono estaria reduzida.

Questão 7   D é correta.   A imagem da TC mostra defeitos de enchimento nas artérias pulmonares esquerda e direita, consistentes com embolia pulmonar. É provável que a lesão da íntima após a fratura de quadril e a imobilidade tenham sido fatores predisponentes para o problema. Na embolia pulmonar, ocorre hipoxemia, em grande parte devido ao desequilíbrio entre ventilação-perfusão, com uma das principais causas sendo a redistribuição do fluxo sanguíneo para áreas não embolizadas do pulmão; o aumento da perfusão dessas áreas sem alterações significativas na ventilação reduz a relação ventilação-perfusão dessas unidades. O fato de a P_{CO_2} ser normal sugere que a ventilação alveolar é apropriada para o nível de produção de CO_2 (i.e., não há hipoventilação). As secreções na via aérea não aumentam na embolia pulmonar, nem a barreira alveolocapilar é afetada. Aumentos significativos na pressão arterial pulmonar podem abrir o forame oval, mas isso leva a *shunt* da direita para esquerda, e não da esquerda para direita.

Questão 8   D é correta.   Essa paciente tem hipertensão pulmonar (pressão arterial média maior que 25 mmHg)* associada a resistência vascular pulmonar (RVP) aumentada. Entre os itens listados, aquele com mais chance de causar esse quadro clínico, incluindo os dados do cateterismo cardíaco direito, é a hipertensão arterial pulmonar, na qual o espessamento da íntima, a hipertrofia da média e a arteriopatia plexiforme estreitam as arteríolas e aumentam a RVP. A doença pulmonar obstrutiva crônica (DPOC) avançada também pode causar hipertensão pulmonar, mas a relação VEF_1/CVF normal a descarta como causa. É improvável a estenose mitral devido à pressão de fechamento da artéria pulmonar normal, um marcador da pressão atrial esquerda. Defeitos do septo ventricular causam hipertensão em virtude do aumento do fluxo sanguíneo pulmonar em vez de aumento da resistência vascular, embora isso possa ser visto devido ao remodelamento estrutural ao longo do tempo. Isso é improvável considerando a ausência de história prévia e de sopro ao exame. As malformações arteriovenosas são grandes comunicações vasculares anormais entre ramos das artérias e veias pulmonares e, assim, costumam reduzir a resistência vascular pulmonar.

Questão 9   E é correta.   Esse paciente desenvolveu edema pulmonar 4 dias após um infarto do miocárdio. Considerando o sopro novo e os achados da ecocardiogra-

---

*N. de R.T. Uma revisão de 2022 estabeleceu o limite de 20 mmHg para normalidade de pressão média na artéria pulmonar. Humbert M, Kovacs G, Hoeper MM, Badagliacca R, Rolf MF, Berger RMF, et al. 2022 ESC/ERS Guidelines for the diagnosis and treatment of pulmonary hypertension. Eur Heart J. 2022:114.

fia, isso se deve mais provavelmente à regurgitação mitral aguda, uma complicação incomum, mas grave, do infarto do miocárdio que resulta de lesão dos musculares papilares. Como resultado da disfunção valvar aguda, há um grande aumento nas pressões atrial esquerda e venosa pulmonar, o que subsequentemente causa elevação significativa na pressão hidrostática capilar pulmonar. A redução da pressão intersticial e da pressão coloidosmótica capilar pulmonar aumentada na verdade reduziria a probabilidade de formação de edema, da mesma forma que o aumento da pressão hidrostática intersticial. Nenhum desses fatores seria importante nessa situação. O aumento da drenagem linfática também reduziria a probabilidade de edema pulmonar, sendo um dos fatores que ajuda a evitar o edema em pacientes nos quais a regurgitação mitral se desenvolve durante um período mais longo em comparação com o início abrupto visto nesse caso clínico.

▶ CAPÍTULO 7

Questão 1 A é correta. Muitas características do caso desse paciente sugerem fibrose pulmonar difusa. Considerando que ele trabalhou com isolamento em estaleiro* e apresenta placas pleurais calcificadas na radiografia de tórax, trata-se mais provavelmente de asbestose. A espirometria não é consistente com doença pulmonar obstrutiva crônica, e a radiografia de tórax e o histórico de exposição não são compatíveis com beriliose, pneumoconiose dos mineradores de carvão ou silicose.

Questão 2 B é correta. O diagnóstico de pneumonia por *Pneumocystis* deve sempre levar à investigação de imunossupressão, em especial o vírus da imunodeficiência humana (HIV), pois ela é incomum em pessoas imunocompetentes. O teste de cloreto no suor é usado para avaliação de fibrose cística. As pessoas que vivem com HIV têm risco aumentado de tuberculose, mas o teste cutâneo não seria útil nessa situação. A espirometria e a ecocardiografia não seriam úteis.

Questão 3 C é correta. A maioria das partículas liberadas como parte do acidente têm mais de 10 μm de diâmetro. As partículas grandes (> 20 μm) têm muita chance de serem removidas pelo nariz ou de impactarem na mucosa da via aérea nasofaríngea. As partículas de tamanho médio (1-5 μm) se depositarão por sedimentação nos bronquíolos terminais e respiratórios, enquanto as partículas muito pequenas (< 0,1 μm de diâmetro) podem se depositar por difusão nas pequenas vias aéreas e nos alvéolos.

Questão 4 E é correta. A presença de febre, dispneia e tosse produtiva em conjunto com uma opacidade focal na radiografia de tórax sugere que haja pneumonia. Na pneumonia, o pulmão acometido pela doença não é ventilado e, se for perfundido, o *shunt* resultante pode causar hipoxemia. A retenção de dióxido de carbono (i.e., hipoventilação) é improvável na maioria dos pacientes em razão da ventilação

---

*N. de R.T. Por muitos anos a indústria naval utilizou amianto, também conhecido como asbesto, como material para isolamento.

aumentada para outras áreas do pulmão. Embora a difusão possa ser mais lenta devido à presença de um exsudato inflamatório no espaço alveolar, isso não contribui para a hipoxemia em razão da grande reserva de tempo disponível para a difusão. A vasoconstrição hipóxica protege contra a hipoxemia por derivar o fluxo sanguíneo a partir de áreas pouco ou nada ventiladas. A redução do débito cardíaco pode contribuir para a hipoxemia por diminuição da P_{O_2} venosa mista, mas os fatos de o paciente estar normotenso, ter estado mental normal e parecer aquecido e bem perfundido sugerem que o débito cardíaco esteja normal.

Questão 5 B é correta. Infecções sinopulmonares recorrentes, vias aéreas dilatadas e espessadas nos exames de imagem sugestivas de bronquiectasias e o achado da mutação ΔF508 indicam que essa criança tem fibrose cística. Os pacientes com essa condição apresentam comprometimento da eliminação de muco e obstrução de vias aéreas e ductos. Uma das principais razões para isso é o efluxo reduzido de sódio do epitélio respiratório, o que reduz a hidratação da camada de muco ao redor dos cílios. Assim, os cílios não se movimentam de forma adequada e não são efetivos para ajudar na eliminação do muco das vias aéreas, o que predispõe a infecções recorrentes e inflamação continuada das vias aéreas. Nenhuma das outras respostas é importante na fibrose cística.

Questão 6 E é correta. As moléculas em um gás são muito pequenas para impactarem ou sedimentarem e, em vez disso, se depositam em grande medida como resultado de difusão. A deposição por difusão ocorre primariamente nas vias aéreas pequenas e nos alvéolos. Assim, entre os itens listados, a localização mais provável para deposição do gás são os bronquíolos respiratórios. As partículas grandes seriam capturadas nas vias nasais ou vias aéreas mais proximais, dependendo de seu tamanho.

Questão 7 E é correta. O paciente apresenta um padrão misto obstrutivo-restritivo nos testes de função pulmonar, conforme indicado pelo fato de que tanto a relação VEF_1/CVF como a capacidade pulmonar total estão reduzidas. A radiografia de tórax mostra opacidades bilaterais proeminentes e confluentes, semelhantes àquelas vistas na fibrose pulmonar maciça. O fato de que o paciente passou um longo tempo trabalhando como jateador de vidro sugere que os achados clínicos se devam mais provavelmente à silicose. Os pacientes com silicose têm risco aumentado de tuberculose pulmonar; embora a razão para isso não seja totalmente clara, pode estar relacionada aos efeitos da sílica sobre a função dos macrófagos.

Questão 8 B é correta. Essa paciente apresenta uma massa que obstrui parcialmente o brônquio-fonte direito. A extensa história de tabagismo e a perda ponderal recente sugerem que essa massa seja um câncer de pulmão. A obstrução parcial de um brônquio grande pode causar um padrão obstrutivo nos testes de função pulmonar, cuja marca registrada é uma relação VEF_1/CVF reduzida. A redução da capacidade pulmonar total, do volume residual e do volume de fechamento pode ser vista em processos restritivos devidos à doença parenquimatosa pulmonar. Derrame pleural grande no câncer de pulmão pode causar fisiopatologia restritiva, mas não há evidências de um derrame assim no exame de imagem. Não há razão para suspeitar que essa paciente tenha aumento da capacidade de difusão do monóxido de carbono.

▶ CAPÍTULO 8

Questão 1 C é correta. A administração excessiva de oxigênio suplementar em pacientes com DPOC grave e retenção de CO_2 pode paradoxalmente piorar a hipercapnia. Isso ocorre por várias razões. Uma causa importante disso é a liberação da vasoconstrição hipóxica em áreas pouco ventiladas do pulmão resultante do aumento da P_{O_2} alveolar. Isso aumenta o fluxo sanguíneo para áreas pouco ventiladas, o que prejudica a eliminação de CO_2 e exagera a retenção de CO_2. Além disso, o *drive* ventilatório nesse paciente é potencializado pela hipoxemia. Ao elevar demais a P_{O_2} arterial, remove-se esse *drive* ventilatório adicional com subsequente redução da ventilação e aumento da P_{CO_2}. Esta não era nenhuma das opções de resposta. As outras opções estão incorretas.

Questão 2 D é correta. Uma exacerbação de doença pulmonar obstrutiva crônica costuma causar aumento da P_{CO_2} arterial e, assim, acidose respiratória. As outras opções estão incorretas. A ventilação mecânica e a administração de antibióticos reduzirão a tendência para a retenção de CO_2. O pH será baixo na fase aguda de uma exacerbação, mas retornará ao normal devido à retenção renal de bicarbonato (compensação metabólica).

Questão 3 C é correta. Esse paciente desenvolveu a síndrome da angústia respiratória aguda (SARA). Menos de sete dias após um trauma significativo, ele apresenta insuficiência respiratória hipoxêmica com opacidades bilaterais difusas na ausência de disfunção cardíaca. A hipoxemia grave é comum na SARA e, em geral, se deve ao desequilíbrio entre ventilação-perfusão e, em especial, a aumentos marcados no fluxo sanguíneo para alvéolos com $\dot{V}_A/\dot{Q}$ baixa, além de *shunt*. A retração elástica pulmonar está, na verdade, elevada na SARA devido ao aumento de forças de tensão superficial relacionadas a edema e exsudato alveolar. A capacidade residual funcional e a complacência pulmonar estão reduzidas como resultado dessa alteração na retração elástica. As vias aéreas não são significativamente afetadas na SARA e, assim, a resistência das vias aéreas não costuma estar aumentada, embora algum aumento na resistência possa ser visto quando os pacientes desenvolvem secreção em vias aéreas.

Questão 4 E é correta. O desenvolvimento de insuficiência respiratória hipoxêmica com opacidades difusas logo após um nascimento prematuro resulta da síndrome da angústia respiratória neonatal devido à insuficiência de surfactante pulmonar. Além dos cuidados de suporte, o tratamento apropriado inclui a administração de surfactante por via inalatória. Os broncodilatadores não seriam úteis nessa situação, pois a fisiopatologia está relacionada a extensas atelectasias alveolares. Os diuréticos, como a furosemida e a digoxina, também não seriam úteis, pois o lactente não apresenta insuficiência cardíaca.

Questão 5 E é correta. Uma exacerbação aguda de doença pulmonar obstrutiva crônica em um paciente com DPOC grave causa piora das relações ventilação-perfusão. As outras opções estão incorretas. As exacerbações de DPOC aumentam a resistência das vias aéreas, o pH arterial costuma diminuir em função da acidose respiratória crescente e é comum haver um aumento na diferença de P_{O_2} alveoloarterial.

Questão 6 B é correta. Essa paciente apresentou insuficiência respiratória hipoxêmica aguda e tem evidências de hipoxia tecidual incluindo confusão, extremidades distais frias e mosqueadas e aumento da concentração de lactato. Os achados do exame físico (deslocamento do ponto de impulsão máxima e edema de membros inferiores), radiografia de tórax e ecocardiografia sugerem que a paciente tem edema pulmonar devido à insuficiência cardíaca. Além de fornecer oxigênio suplementar, a oferta de oxigênio aos tecidos pode ser aumentada, melhorando-se o débito cardíaco com o uso do inotrópico dobutamina. Uma transfusão de eritrócitos não está indicada porque ela não está anêmica. Antibióticos não estão indicados, pois não há evidência de pneumonia (afebril, leucócitos normais e sem opacidades focais nos exames de imagem do tórax). O surfactante só é administrado na síndrome da angústia respiratória neonatal, enquanto a ventilação com pressão positiva não invasiva não está indicada porque ela não apresenta hipoventilação.

Questão 7 B é correta. Esse paciente tem insuficiência respiratória aguda devido a uma *overdose* de opiáceos. A P_{CO_2} arterial aumentada na gasometria indica que a hipoxemia se deve à hipoventilação. Usando-se a equação do gás alveolar, podemos determinar a P_{O_2} alveolar ideal, a qual, supondo que R = 0,8, será de 66 mmHg. O gradiente alveoloarterial de P_{O_2}, assim, é de 10 mmHg. Este é um valor normal, o que indica que nem *shunt,* nem desigualdade de ventilação-perfusão estão contribuindo para a hipoxemia. Este é um caso de hipoventilação pura. Mesmo que a P_{O_2} alveolar seja baixa e o gradiente para difusão através da membrana alveolocapilar seja reduzido, ainda há tempo adequado para a difusão, e o comprometimento desta não contribui para a hipoxemia nesse caso.

Questão 8 C é correta. Uma história de vários dias de febre, tosse produtiva e dispneia com achados focais no exame do tórax e leucocitose nos exames laboratoriais é consistente com o diagnóstico de pneumonia. As causas de hipoxemia na pneumonia são *shunt* e desequilíbrio entre ventilação-perfusão. Apesar do comprometimento da ventilação na parte afetada do pulmão, esses pacientes raramente desenvolvem hipercapnia, pois o aumento da ventilação leva à eliminação do dióxido de carbono pelas áreas não envolvidas do pulmão. Em vez disso, é mais comum encontrar P_{CO_2} normal ou baixa na gasometria arterial. Isso corresponderia ao ponto C no diagrama O_2-CO_2.

▶ CAPÍTULO 9

Questão 1 E é correta. Oxigênio a 50% aumenta a P_{O_2} inspirada para aproximadamente 350 mmHg em relação ao valor normal de cerca de 150 mmHg. Assim, se a P_{CO_2} não mudar, pode-se esperar que a P_{O_2} arterial suba para cerca de 200 mmHg. Como a hipoxemia dessa paciente se deve à hipoventilação e não há desequilíbrio entre ventilação-perfusão, o gradiente alveoloarterial deve permanecer pequeno. Como resultado, a P_{O_2} arterial também deve aumentar para cerca de 200 mmHg.

Questão 2 C é correta. A P_{O_2} arterial aumentará em função do oxigênio dissolvido no sangue que não passa pelo *shunt*. No entanto, é possível que não suba para 600 mmHg em razão do *shunt* de 20% da direita para esquerda. Dessa forma, as únicas opções corretas possíveis são B e C. A **Figura 9.3** e o texto que a acompanha mostram que o aumento da P_{O_2} será de mais do que 10 mmHg. É comum haver uma percepção errônea de que o *shunt* não responde à suplementação de oxigênio. Quando o *shunt* contribui para a hipoxemia, a P_{O_2} aumentará com a administração de oxigênio suplementar, mas o aumento não é tão grande como seria se a causa da hipoxemia fosse hipoventilação, comprometimento da difusão ou desequilíbrio de ventilação-perfusão. Em vez disso, o tamanho da resposta varia conforme a magnitude do *shunt* da direita para esquerda.

Questão 3 A é correta. Além de ter uma afinidade muito maior pela hemoglobina que o oxigênio e, assim, superar o oxigênio na competição pelos sítios de ligação à hemoglobina, o monóxido de carbono aumenta a afinidade da hemoglobina pelo oxigênio. Isso está representado por redução na P_{50} para a hemoglobina. As outras opções estão incorretas. O conteúdo arterial de oxigênio deve diminuir devido à redução na quantidade de oxigênio ligado à hemoglobina. A P_{O_2} venosa mista diminui devido ao aumento da extração de oxigênio nos tecidos em resposta à redução na oferta de oxigênio. O pH arterial pode cair se a redução na oferta de oxigênio causar acidose láctica. A concentração de 2,3-DPG não deve diminuir nessa situação.

Questão 4 C é correta. A solubilidade do oxigênio é de 0,003 mL/100 mL de sangue/mmHg. Uma pressão de 3 atmosferas equivale a 2.280 mmHg, de modo que, com uma concentração inspirada de 100%, pode-se esperar que a P_{O_2} inspirada suba para mais de 2.000 mmHg. Assim, a quantidade de oxigênio dissolvido será de aproximadamente 6 mL/100 mL.

Questão 5 A é correta. O aumento significativo na P_{O_2} arterial e na S_{PO_2} após a administração de oxigênio suplementar reduz a estimulação de quimiorreceptores periféricos, levando à redução da ventilação-minuto e da ventilação alveolar e à elevação da P_{CO_2} arterial. Como a P_{O_2} alveolar aumenta com a administração de oxigênio suplementar, o equilíbrio de ventilação-perfusão vai piorar em vez de melhorar. A curva de dissociação da oxi-hemoglobina desvia para a direita devido a aumentos na P_{CO_2}, mas não causa hipercapnia. A saturação aumentada de hemoglobina-oxigênio reduz a formação de grupos carbamina nas cadeias de hemoglobina, enquanto a elevação na P_{CO_2} arterial causa redução no pH arterial.

Questão 6 B é correta. Quando são administradas altas concentrações de oxigênio, as unidades pulmonares com baixas relações ventilação-perfusão podem liberar oxigênio para o sangue mais rapidamente do que ele entra pela ventilação. Dessa maneira, as unidades colapsam. As outras opções estão incorretas. O surfactante pulmonar não é inativado. A toxicidade por oxigênio causa edema alveolar, mas este não é o mecanismo do colapso alveolar. Pode haver desenvolvimento de edema intersticial ao redor das pequenas vias aéreas, mas isso não aumenta o *shunt*. Da mesma forma, podem ocorrer alterações inflamatórias e contração da musculatura lisa nas vias aéreas, mas isso não aumentaria a fração de *shunt*.

Questão 7 C é correta. Quando esse paciente foi colocado em ventilação mecânica com fração de oxigênio inspirado de 1,0, a P_{O_2} arterial só aumentou para 100 mmHg. Isso indica que o *shunt* é a causa primária da hipoxemia, pois a P_{O_2} arterial teria aumentado para quase 600 mmHg ao respirar uma fração de oxigênio inspirado de 1,0 se a hipoxemia se devesse a comprometimento da difusão, hipoventilação ou desequilíbrio entre ventilação-perfusão. O desequilíbrio entre ventilação-perfusão pode contribuir para a hipoxemia nesse paciente, mas o fato de o gradiente alveoloarterial de P_{O_2} ser tão grande, com fração de oxigênio inspirado de 1,0, sugere que o *shunt* seja a causa primária. O fato de que a P_{CO_2} arterial está abaixo de 40 é outra razão pela qual a hipoxemia não pode ser atribuída à hipoventilação nesse caso.

Questão 8 D é correta. A concentração de oxigênio venoso misto é uma função do conteúdo de oxigênio arterial, do consumo tecidual de oxigênio ($\dot{V}O_2$) e do débito cardíaco (ver Equação 9.2). Após a administração de dobutamina, o débito cardíaco aumentou, e houve um pequeno aumento na P_{O_2} arterial. Como resultado, a oferta de oxigênio aos tecidos aumenta. A extração de oxigênio tecidual diminui, levando a um aumento na concentração de oxigênio venoso misto. A melhora na oferta de oxigênio aos tecidos não deve levar à acidose láctica, nem a reduções no pH sérico. O consumo tecidual de oxigênio não deve mudar nessa situação.

Questão 9 A é correta. Essa paciente está hipoxêmica e necessita de oxigênio suplementar. Embora haja várias opções para o fornecimento de oxigênio, como ela tem uma taxa de fluxo inspiratório elevada, a cânula nasal comum e as máscaras simples, de Venturi e não reinalante podem não fornecer uma concentração de oxigênio inspirado previsível. O fluxo de gás para esses dispositivos é limitado e, assim, há considerável entrada de ar ambiente em pacientes com altas taxas de fluxo inspiratório. Ao fornecer gás com taxas de fluxo de até 60 L/min, uma cânula nasal de alto fluxo limita a entrada de ar ambiente, gerando uma elevação mais previsível na concentração de oxigênio inspirado.

▶ CAPÍTULO 10

Questão 1 C é correta. Quando a P_{O_2} não aumenta significativamente em pacientes com SARA após um grande aumento na F_IO_2, a intervenção apropriada é aumentar a pressão expiratória final positiva (PEEP). O aumento do volume corrente e/ou da frequência aumentaria a ventilação-minuto, mas isso provavelmente não se traduziria em aumento na P_{O_2} arterial devido ao grave desequilíbrio de ventilação-perfusão e ao *shunt*. O aumento da taxa de fluxo prolongaria a fase expiratória, mas não afetaria a oxigenação, enquanto a mudança para a ventilação com pressão controlada também não teria efeito sobre a oxigenação se fossem usadas as mesmas F_IO_2 e PEEP.

Questão 2 A é correta. A pressão arterial da paciente provavelmente diminuiu devido a uma redução no retorno venoso ocorrida com o início da ventilação com pressão positiva, o que, possivelmente, foi exacerbado pelo fato de que ela estava depletada em volume devido ao choque hemorrágico. O pneumotórax hipertensivo pode causar hipotensão, mas ele é improvável, considerando que ela tem ruídos respiratórios bilaterais e a traqueia está na linha média. Hipercapnia, atelectasias por reabsorção e intubação de brônquio-fonte direito não afetariam a pressão arterial.

Questão 3 C é correta. A descrição fornecida corresponde ao modo de ventilação mecânica por pressão controlada. A pressão de suporte também envolve o aumento da pressão inspiratória em uma quantidade predeterminada acima da PEEP ajustada, mas não há frequência respiratória programada e a pressão inspiratória cessa quando o fluxo diminui suficientemente em vez de após um período pré-especificado. O modo volume controlado envolve a administração de um volume programado em vez de uma pressão inspiratória. O ventilador não muda a pressão nas vias aéreas durante a inspiração ou expiração na pressão positiva contínua nas vias aéreas. A ventilação de alta frequência envolve o uso de volumes correntes muito pequenos (50-150 mL) com frequência muito alta.

Questão 4 C é correta. Se a ventilação total for mantida constante, a ventilação alveolar pode ser elevada aumentando-se o volume corrente. Isso aumenta a relação entre a ventilação alveolar e a ventilação total, mas reduz a frequência respiratória. As outras opções estão incorretas. A redução da CRF não afetará diretamente a ventilação, embora possa resultar em áreas de atelectasia. O aumento da frequência respiratória significa necessariamente a redução do volume corrente e, assim, a redução da relação entre ventilação alveolar e ventilação total. A redução da resistência das vias aéreas, se puder ser feita, não mudará a ventilação alveolar. Por fim, a adição de oxigênio ao gás inspirado também não muda a ventilação alveolar.

Questão 5 A é correta. A PEEP pode ser uma ferramenta efetiva para aumentar a P_{O_2} arterial quando os pacientes não respondem a aumentos na fração de oxigênio inspirado devido a grandes *shunts*. Ao mesmo tempo, o aumento na pressão alveolar pode comprimir os capilares pulmonares, o que tende a derivar o sangue para longe das regiões ventiladas, causando altas relações de ventilação-perfusão ou espaço morto. A compressão capilar leva a um aumento na resistência vascular pulmonar, enquanto a elevação no volume pulmonar aumenta a tração radial sobre as vias aéreas e diminui a resistência das vias aéreas. O aumento da PEEP tende a reduzir o retorno venoso.

APÊNDICE C 273

Questão 6 C é correta. Esse paciente tem doença pulmonar obstrutiva, conforme evidenciado pelos resultados dos testes de função pulmonar realizados várias semanas antes. Ele agora apresenta uma exacerbação de sua doença pulmonar obstrutiva crônica (DPOC) conforme evidenciado pela piora da dispneia e pelos achados no exame e na radiografia de tórax. Todas as intervenções listadas entre as respostas melhorariam a hipoxemia; no entanto, a gasometria arterial revela que o paciente tem acidose respiratória aguda. Assim, é importante fornecer suporte ventilatório e abordar o comprometimento da mecânica respiratória. Isso pode ser feito com ventilação por pressão positiva não invasiva ou por ventilação mecânica invasiva. Em pacientes com DPOC, é apropriado iniciar com a ventilação por pressão positiva não invasiva antes da intubação e da ventilação mecânica invasiva.

Questão 7 D é correta. Quando um tubo endotraqueal é inserido muito profundamente na via aérea, a ponta costuma se localizar no brônquio-fonte direito. Isso ocorre devido a diferenças nos ângulos pelos quais os brônquios-fontes direito e esquerdo se originam da traqueia. A inserção muito profunda do tubo prejudica a ventilação para o pulmão esquerdo. Com muita frequência, a ventilação é reduzida também para o lobo superior direito, pois a ponta do tubo fica distalmente ao brônquio que serve a esse lobo. Assim, pode haver atelectasia do pulmão esquerdo e do lobo superior direito. A redução do retorno venoso é improvável com esse nível de PEEP e não causaria os achados na radiografia de tórax. A lesão pulmonar induzida pelo ventilador é improvável com um volume corrente de 8 mL/kg e não causaria as atelectasias focais. A administração de alta fração de oxigênio inspirado pode causar atelectasia por reabsorção quando as vias aéreas estão ocluídas, mas não se desenvolveria tão rapidamente, nem causaria o padrão de atelectasia visto na radiografia de tórax. Uma alcalose respiratória, se presente, não causaria atelectasias.

Questão 8 A é correta. A PEEP costuma ser usada para melhorar a oxigenação em pacientes que recebem ventilação mecânica invasiva. Apesar do pequeno aumento na P_{O_2} arterial, o conteúdo de oxigênio venoso misto caiu de 14 para 12 mL O_2/100 mL, sugerindo que a oferta de oxigênio tecidual deva ter diminuído. Considerando que a concentração de hemoglobina permaneceu constante, a queda da oferta de oxigênio deve ser resultado de uma redução no débito cardíaco, o que pode acontecer após aumentos da PEEP devido a reduções no retorno venoso. A resistência vascular pulmonar pode aumentar com a PEEP em virtude da compressão de capilares pulmonares. A resistência das vias aéreas costuma diminuir devido ao aumento da tração radial por elevação nos volumes pulmonares. Os aumentos da PEEP podem causar barotrauma, mas o pneumomediastino em geral não prejudica o retorno venoso.

APÊNDICE D

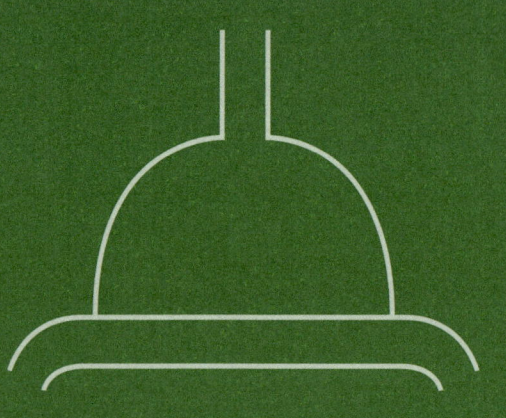

Respostas para as questões dos casos clínicos

▶ CAPÍTULO 1

O VEF_1 está diminuído enquanto a CVF está dentro da faixa normal. A redução da relação VEF_1/CVF indica que o paciente tem obstrução do fluxo aéreo. O VEF_1 melhora em 0,2 L (7% de mudança), enquanto a CVF não muda após a administração de um broncodilatador de ação curta, indicando que o paciente não preenche os critérios para resposta ao broncodilatador (aumento de VEF_1 ou CVF de 200 mL e 12% em relação aos valores pré-broncodilatador). A presença de obstrução ao fluxo aéreo em uma pessoa jovem costuma aumentar a suspeita de asma, mas a presença de achatamento de ambas as alças inspiratória e expiratória da curva fluxo-volume sugere fortemente que a obstrução do fluxo aéreo se deve a outra condição. Em especial, esse padrão é consistente com uma obstrução fixa de via aérea alta. Esse paciente foi subsequentemente enviado para uma TC de tórax que demonstrou linfadenopatias extensas comprimindo a traqueia intratorácica. A biópsia cirúrgica, mais tarde, confirmou que se tratava de linfoma.

▶ CAPÍTULO 2

A espirometria realizada duas semanas antes demonstra obstrução severa ao fluxo aéreo, com aprisionamento de ar (aumento do VR), mas sem hiperinsuflação ou resposta ao broncodilatador. Em uma paciente com longa história de tabagismo, esses achados são consistentes com aqueles vistos na doença pulmonar obstrutiva crônica (DPOC). A piora da dispneia mais uma mudança na frequência da tosse e na produção de escarro sugerem que ela apresenta uma exacerbação da DPOC. Ao exame, isso costuma causar sibilos expiratórios difusos, fase expiratória prolongada e campos pulmonares hiper-ressonantes. A redução na capacidade de difusão para o monóxido de carbono indica que a área de superfície para trocas gasosas está diminuída. Quando isso ocorre em casos de obstrução ao fluxo aéreo, sugere que o paciente tenha enfisema subjacente.

A gasometria demonstra acidose respiratória aguda, um achado comum nas exacerbações de DPOC. O aumento da P_{CO_2} arterial e o do gradiente alveoloarterial de P_{O_2} (27 mmHg) são causados por aumento do desequilíbrio entre ventilação-perfusão. Ao elevar a pressão na via aérea à inspiração, a ventilação não invasiva por meio de máscara bem adaptada aumentará a ventilação total e alveolar e, como resultado, reduzirá a P_{CO_2} arterial.

▶ CAPÍTULO 3

Essa paciente tem pneumonite por hipersensibilidade devido à calopsita de estimação. Seus testes de função pulmonar demonstram fisiopatologia restritiva. A redução na capacidade de difusão do monóxido de carbono indica que a restrição se deve a um processo intraparenquimatoso. A CRF, que se deve a um balanço entre retração torácica e pulmonar, diminui devido ao aumento da retração pulmonar. É provável que o VR seja baixo em virtude da redução da complacência pulmonar, e a doença pulmonar intersticial leva ao aumento da tração radial sobre as vias aéreas, o que permite que mais ar deixe os pulmões na expiração. A complacência pulmonar diminuirá como resultado do processo parenquimatoso, fazendo a curva pressão-volume pulmonar ser desviada para baixo e para a direita, apresentando uma rampa menor do que no indivíduo normal. Embora a resistência das vias aéreas esteja aumentada nas doenças pulmonares obstrutivas, nos processos intersticiais difusos as vias aéreas não são afetadas, e a resistência deve ser normal. De fato, se a tração radial sobre as vias aéreas aumentar como resultado da doença, então a resistência das vias aéreas em qualquer nível de volume pulmonar será menor do que no indivíduo saudável. Durante um teste de exercício cardiopulmonar, seria esperado que a P_{O_2} arterial diminuísse devido ao aumento do desequilíbrio entre ventilação-perfusão e, possivelmente, a algum comprometimento da difusão. A P_{O_2} venosa mista também diminui aos esforços em razão do débito cardíaco reduzido, e isso também contribuirá para o desenvolvimento de hipoxemia em casos de desequilíbrio entre ventilação-perfusão.

▶ CAPÍTULO 4

Esse paciente apresenta uma exacerbação aguda de asma. Nesses casos, a capacidade residual funcional e o volume residual estão aumentados em comparação com um estado de saúde normal. A hiperinsuflação vista na radiografia de tórax se enquadraria nesses achados. O VR aumentado se deve ao fechamento prematuro das vias aéreas na expiração, embora a causa da CRF aumentada não seja totalmente compreendida. Mesmo que os pacientes com exacerbações de asma apresentem obstrução ao fluxo aéreo na expiração, eles comumente relatam dificuldade com a inspiração. Isso ocorre porque o aprisionamento de ar e a hiperinsuflação criam uma desvantagem mecânica. Um problema em especial é o achatamento do diafragma, o que prejudica sua eficiência contrátil. A hipoxemia nessas situações se deve primariamente ao desequilíbrio entre ventilação-perfusão, embora, nos casos graves, o *shunt* possa contribuir se houver considerável acúmulo de secreção mucosa nas vias aéreas. Apesar do fato de ele apresentar dificuldade respiratória significativa, a P_{CO_2} arterial é tipicamente baixa durante uma exacerbação de asma por aumento da ventilação resultante da estimulação de quimiorreceptores periféricos pela hipoxemia ou por estimulação de receptores intrapulmonares. O achado de elevação da P_{CO_2} arterial durante uma exacerbação de asma é um sinal ominoso e sugere que o paciente esteja desenvolvendo insuficiência respiratória devido à fadiga da musculatura respiratória e ao aumento do desequilíbrio entre ventilação--perfusão. O tratamento de uma exacerbação de asma envolve a suplementação de oxigênio, corticosteroides sistêmicos e β_2-agonistas por nebulização. Se isso não levar à melhora do paciente e se ele manifestar insuficiência respiratória, pode haver necessidade de intubação e ventilação mecânica.

▶ CAPÍTULO 5

O achado de granulomas não caseosos na biópsia transbrônquica indica que a paciente tem sarcoidose. Além da linfadenopatia hilar bilateral, a radiografia de tórax demonstra opacidades pulmonares reticulares difusas. Com base nesses achados, além do fato de VEF_1 e CVF estarem reduzidos, com relação VEF_1/CVF normal, ela provavelmente apresentará uma fisiopatologia restritiva e, assim, uma CPT baixa. A partir dos achados radiológicos, pressupõe-se que a área de superfície de trocas gasosas está anormal e, assim, a capacidade de difusão do monóxido de carbono será baixa. Em razão das alterações no parênquima pulmonar, a complacência pulmonar será baixa e, assim, a curva pressão-volume estará desviada para baixo e para a direita com uma rampa menor do que em um indivíduo normal. Em uma amostra de sangue arterial, ela apresentará equilíbrio ácido-básico normal ou alcalose respiratória compensada. Esse último achado pode ocorrer se a paciente apresentar hiperventilação devido à hipoxemia e subsequente estimulação de quimiorreceptores periféricos e/ou estimulação de receptores intrapulmonares. Se a doença parenquimatosa pulmonar piorar significativamente apesar do tratamento, ela pode desenvolver insuficiência respiratória e hipercapnia progressiva. Isso levaria à acidose respiratória compensada. Com o esforço, a P_{O_2} arterial provavelmente diminuiria como resultado do aumento do desequilíbrio entre ventilação-perfusão por doença pulmonar parenquimatosa extensa.

▶ CAPÍTULO 6

O início agudo de dor torácica, dispneia e hipoxemia após o reparo de fraturas pélvicas ou de ossos longos deve sempre levantar a suspeita de embolia pulmonar. O diagnóstico foi confirmado nesse caso pela identificação de um defeito de enchimento na angiografia por TC pulmonar. O principal fator de risco para embolia pulmonar nesse caso era a lesão vascular relacionada à fratura pélvica e seu reparo cirúrgico. A falta de mobilidade após a cirurgia também pode ter contribuído. Em tais casos, costuma ser administrada a heparina não fracionada ou de baixo peso molecular profilaticamente para evitar o problema. A ecocardiografia pode mostrar elevação da pressão arterial pulmonar devido à obstrução ao fluxo sanguíneo, mas isso depende do tamanho do êmbolo. Pequenos êmbolos podem ter pouco efeito, mas êmbolos maiores têm mais chances de aumentar a pressão. A embolia pulmonar aumenta o espaço morto fisiológico, mas a Pco_2 permaneceu normal porque ela conseguiu aumentar a ventilação total. Em alguns casos, a hipoxemia, a dor intensa e a ansiedade após a embolia pulmonar fazem os pacientes aumentarem sua ventilação total ainda mais, podendo ser encontrada uma Pco_2 baixa. A hipoxemia ocorre primariamente como resultado de desequilíbrio entre ventilação-perfusão por redistribuição do fluxo sanguíneo para as regiões pulmonares não embolizadas.

▶ CAPÍTULO 7

Esse paciente tem fibrose cística, uma doença multissistêmica que ocorre devido a várias mutações que afetam o regulador transmembrana da fibrose cística (CFTR). Esses defeitos levam a alterações no transporte de sódio e cloreto, o que compromete a depuração de muco e leva à obstrução das vias aéreas e de ductos de outros órgãos. A redução do transporte mucociliar subsequentemente leva à inflamação e infecção persistentes das vias aéreas, o que, com o passar do tempo, contribui para o desenvolvimento de bronquiectasias e obstrução ao fluxo aéreo. As estruturas tubulares vistas nas zonas pulmonares superiores são vias aéreas dilatadas e indicam a presença de bronquiectasias. O aumento da secreção nas vias aéreas tipicamente causa achados de obstrução ao fluxo aéreo nos testes de função pulmonar, incluindo redução do $FEF_{25\%-75\%}$, aumento da relação VR/CPT e redução da relação VEF_1/CVF. Embora a hiperinsuflação possa levar a uma CPT elevada, alguns pacientes acabam desenvolvendo um defeito misto obstrutivo-restritivo, pois a CPT diminui devido à fibrose extensa. As medidas de higiene das vias aéreas, como os exercícios regulares, fisioterapia respiratória, dispositivos de *flutter* e coletes de percussão, além de medicamentos como a DNAase e a solução salina hipertônica inalatórias, são fundamentais para a saúde de longo prazo desses pacientes, pois ajudam a remover as secreções das vias aéreas e a mitigar a inflamação e a infecção continuadas que contribuem para a progressão da doença. Mesmo com o tratamento efetivo, alguns pacientes são propensos a desenvolver hemoptise, pois a inflamação continuada pode causar erosão da circulação brônquica hipertrofiada que alimenta a mucosa das vias aéreas. Como a circulação brônquica é perfundida sob pressão sistêmica, o volume de sangue expectorado pode chegar a níveis que ameaçam a vida.

▶ CAPÍTULO 8

Essa paciente desenvolveu uma síndrome da angústia respiratória aguda (SARA) como consequência de pancreatite grave. Ela desenvolveu insuficiência respiratória dentro de 7 dias da pancreatite, tem sintomas de hipoxemia grave com baixa relação Pa_{O_2}/F_IO_2 e tem opacidades bilaterais difusas nos exames de imagem do tórax, não havendo evidências de que isso esteja relacionado com disfunção cardíaca esquerda. Devido à lesão pulmonar extensa, a complacência do sistema respiratório está marcadamente reduzida e a curva de pressão-volume está desviada para baixo e para a direita. Uma manifestação disso será que o ventilador mecânico necessitará de altas pressões para insuflar os pulmões em cada respiração. A capacidade residual funcional está diminuída, provavelmente devido ao exagero das forças de tensão superficiais por edema alveolar e exsudato. O fato de sua P_{O_2} arterial ser de apenas 66 mmHg recebendo oxigênio a 100% indica que o *shunt* é a causa primária da hipoxemia. Isso se deve ao fato de que o sangue continua a fluir por alvéolos cheios de edema e exsudato e, como resultado, não recebe qualquer ventilação. Apesar do desequilíbrio entre ventilação-perfusão grave e do *shunt*, a P_{CO_2} pode estar normal ou mesmo baixa, como ocorre com essa paciente. Isso acontece porque o grande volume de gás fornecido aos alvéolos é suficiente para manter a P_{CO_2} normal, mas não a P_{O_2} na presença de desequilíbrio entre ventilação-perfusão grave. Alguns pacientes com SARA desenvolvem hipercapnia.

▶ CAPÍTULO 9

Esse paciente apresenta pneumonia de lobo inferior esquerdo associada com hipoxemia significativa. O fato de que sua P_{O_2} arterial aumentou apenas de 55 para 62 mmHg ao respirar uma F_IO_2 de 1,0 indica que o *shunt* é a causa primária da hipoxemia. O sangue continua a perfundir alvéolos não ventilados porque eles estão cheios de exsudato neutrofílico. A febre causa um desvio para a direita na curva de dissociação da hemoglobina-oxigênio (P50 aumentado), de modo que a qualquer nível de P_{O_2} arterial a saturação de oxigênio será mais baixa. Se o débito cardíaco não aumentar o suficiente para compensar a redução na saturação, haverá redução na oferta tecidual de oxigênio. Junto com o aumento no consumo de oxigênio devido à infecção e febre, essa redução na oferta de oxigênio levará ao aumento da extração tecidual de oxigênio e a uma queda no conteúdo de oxigênio do sangue venoso misto. Essa é uma desvantagem sob o ponto de vista de oxigenação arterial, pois o sangue venoso misto depletado de oxigênio não consegue captar oxigênio à medida que atravessa a rede capilar no lobo inferior esquerdo. Quando a oxigenação não melhora, apesar de uma alta fração inspirada de oxigênio na ventilação mecânica, a pressão expiratória final positiva (PEEP) pode ser aumentada para abordar a hipoxemia (ver Capítulo 10). No entanto, isso não costuma ser efetivo em processos focais, como uma pneumonia lobar. Outra consideração nesse paciente seria administrar uma transfusão de sangue, pois a melhora na concentração de hemoglobina aumentaria a oferta tecidual de oxigênio e elevaria o conteúdo de oxigênio do sangue venoso misto. Em casos de *shunt*, essa melhora no conteúdo de oxigênio do sangue venoso misto pode reforçar o conteúdo de oxigênio arterial.

▶ CAPÍTULO 10

Essa paciente foi intubada por insuficiência respiratória devido a uma pneumonia grave. O fato de que ela tinha uma P_{CO_2} arterial alta antes da intubação indica que ela apresentava ventilação alveolar inadequada, além da hipoxemia grave. Com o início da ventilação com volume controlado, a qual fornece um nível garantido de ventilação-minuto, ela agora recebe ventilação alveolar suficiente para eliminar o dióxido de carbono produzido nos tecidos, o que faz a P_{CO_2} diminuir. Mesmo com a ventilação alveolar elevada, a ventilação total não aumenta na mesma proporção, pois a ventilação mecânica aumentará tanto o volume do espaço morto alveolar como o do anatômico. Uma causa para isso é que o aumento do volume pulmonar e a aplicação de PEEP elevam a tração radial sobre as vias aéreas, aumentando o espaço morto anatômico. A pressão aumentada nas vias aéreas também pode comprimir os capilares alveolares e desviar o fluxo sanguíneo para longe das regiões ventiladas, gerando áreas com alta relação ventilação-perfusão ou mesmo sem perfusão alguma.

A radiografia de tórax após a intubação revelou opacidades difusas bilaterais, as quais, junto com a hipoxemia grave, indicam que ela desenvolveu SARA como complicação da pneumonia. Essas opacidades sugerem que a complacência pulmonar está provavelmente reduzida. Assim, haverá necessidade de mais pressão para inflar os pulmões até o volume corrente desejado do que seria necessário para obter o mesmo volume em uma pessoa com pulmões normais. Apesar de respirar uma fração inspirada de oxigênio de 1,0, a P_{CO_2} arterial permanece muito baixa. Em tais casos, é apropriado aumentar a PEEP acima de 5 cm H_2O. Isso elevará o volume expiratório final dos pulmões e evitará atelectasias e, como resultado, melhorará as trocas gasosas. Embora a pressão arterial da paciente possa ter diminuído devido à piora do choque séptico relacionado com a pneumonia, isso também pode estar relacionado ao início da ventilação mecânica. A ventilação com pressão positiva aumenta a pressão intratorácica, o que pode reduzir o retorno venoso e o débito cardíaco, particularmente quando os pacientes apresentam depleção do volume intravascular, como é comum no caso de sepse.

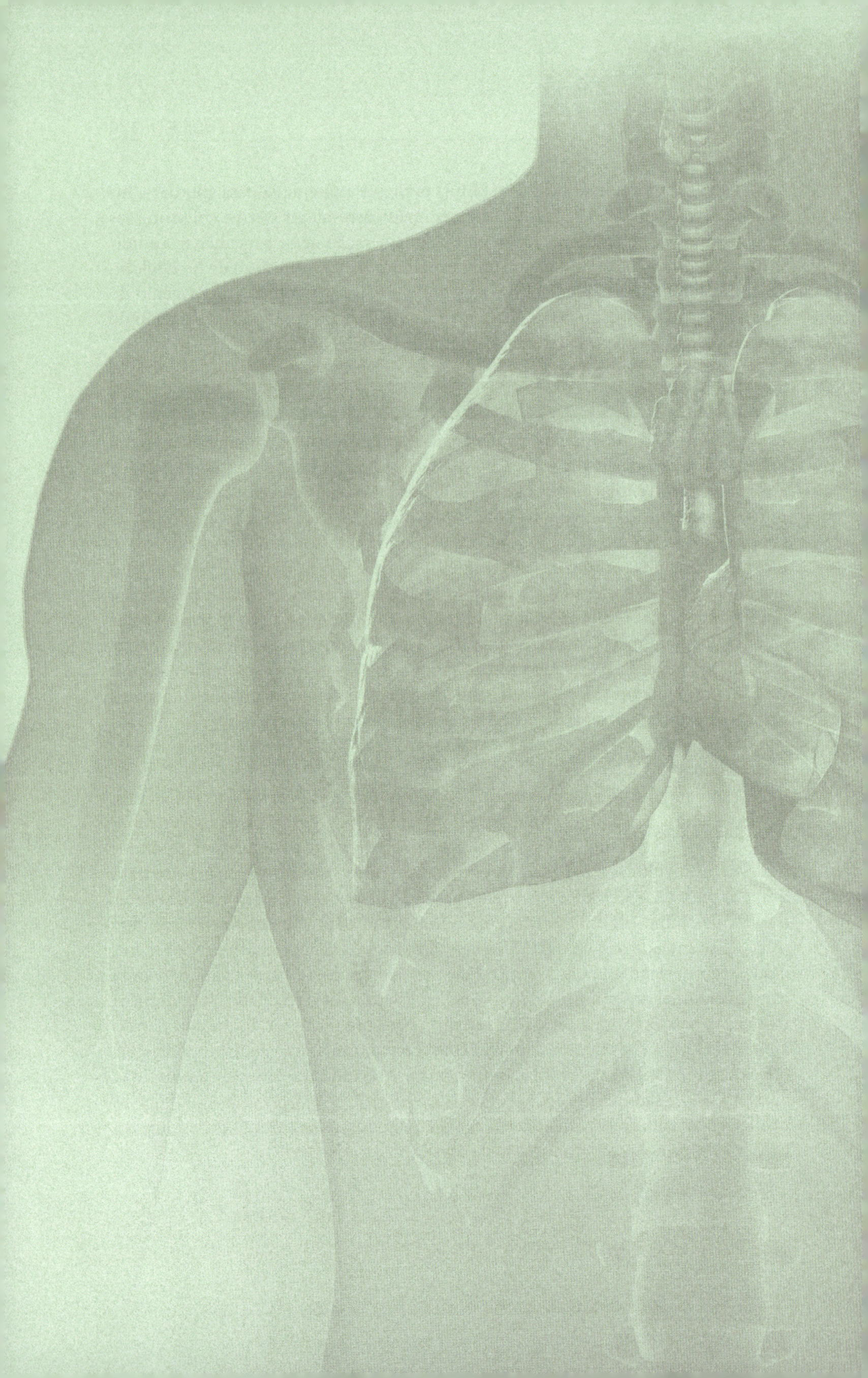

Índice

Nota: Números de páginas seguidos por "*f*" indicam figuras, e aqueles seguidos por "*t*" indicam tabelas.

A

Abuso de álcool, 208
Acidemia, 199
Acidose láctica, 38
Acidose metabólica, 38
Acidose respiratória, 37-38, 38*f*
Acidose
    definição, 37
    metabólica, 38
    respiratória, 37-38, 38*f*
Ácino 71-74,
Actinomyces, 121
Adenocarcinoma, 178
Aerossol, deposição pulmonar
    difusão, 169-171
    impactação, 168, 168*f*-169*f*, 171
    mecanismos de depuração
        macrófagos alveolares, 172-173
        sistema mucociliar, 172, 173*f*
    sedimentação, 168*f*-169*f*, 169, 171
Agonistas β_2, 52
Alcalose
    metabólica, 39
    respiratória, 39
α1-antitripsina, deficiência, 74, 76
Análise do líquido pleural, 261
Anemia, 256
Antagonistas de receptores de leucotrienos, 99
Antibioticoterapia, 243
Anti-IgE, terapia, 104
Antimuscarínicos, 89, 98
Apneia do sono
    central, 33
    obstrutiva, 33
Arritmias cardíacas, 242
Artroplastia total de quadril esquerdo, 162
Asbesto, doenças relacionadas, 175-176
Asbestose, doença parenquimatosa restritiva, 122
Asma, 90-100, 105, 256, 260
    capacidade e mecânica ventilatória, 93-95
    características clínicas, 92-93
    cardíaca, 143-144
    crises, 92-93
    diagnóstico, 93
    exacerbação aguda, 275-276
    função pulmonar, 93-97
        trocas gasosas, 95-97, 95*f*-100*f*
    medicamentos usados, 98*b*
    não alérgica, 92
    ocupacional, 177
    patogênese, 91-92, 92*f*
    patologia, 90, 90*f*
    tratamento de pacientes, 97-100
        abordagem geral, 99-100
        antimuscarínicos, 98

corticosteroides inalatórios, 97
cromolina e nedocromil, 98-99
fármacos modificadores de leucotrienos, 99
metilxantinas, 99
receptores β-adrenérgicos, 97-98
terapia biológica, 99
Atelectasia, 224
de absorção, 224
Ausculta, 80-82, 104
Auto-PEEP, 242

B

Baixa relação ventilação-perfusão, atelectasia, 224-226
Barotrauma, 242
Barreira alveolocapilar
capacidade de difusão reduzida, 40-41
hipoxemia, 27
$β_2$-agonistas $β_2$, 52
Bissinose, 176-177
resistência da via aérea, 177
Blastomicose, 182
Bohr, efeito, 197
Boyle, lei, 49
Broncoconstrição, 206
reflexa, 144
Broncodilatador, 96
teste de resposta, 6
Bronquiectasias, 183, 277
Bronquite crônica, 52, 76-77
patogênese, 77
patologia, 76, 77f-78f
resistência da via aérea, 52

C

Campylobacter jejuni, 256-257
Cânula nasal de alto fluxo, 219

oxigenoterapia, administração de oxigênio, 219
vs. máscaras, 219
Capacidade de difusão
interpretação, 41
mensuração, 40, 40f
reduzida, 40-41
Capacidade de difusão do monóxido de carbono (D_{CO}), 261
Capacidade pulmonar total (CPT), 257
doença pulmonar obstrutiva crônica, 83
Capacidade residual funcional (CRF), 257
doença pulmonar obstrutiva crônica, 83
pletismografia corporal, 49
Capacidade ventilatória
curva fluxo-volume expiratória, 8-10, 8f, 9f
curva fluxo-volume, 10-11, 11f
doença pulmonar obstrutiva crônica, 82-84, 84f
fatores limitantes, 7f, 8
fibrose pulmonar idiopática, função pulmonar, 113-114, 115b, 116f
fluxo expiratório forçado, 6, 7f
fluxos máximos, 11-12
função pulmonar na asma, 93-95
pico de fluxo expiratório, 12
teste de resposta ao broncodilatador, 6
volume expiratório forçado, 4-6, 5f
Capacidade vital, 7-8
Capacidade vital forçada (CVF), 4, 16
Carcinoma bronquialveolar, 179
Carcinoma brônquico
características clínicas, 179
carcinoma de pequenas células, 178
carcinoma não de pequenas células, 178
classificação, 178-179
diagnóstico, 179

incidência, 177
patogênese, 177-178
Carcinoma de grandes células, 178
Carcinoma epidermoide, 178
Célula epitelial
    tipo I, 108, 109f
    tipo II, 108-110, 110f
Cifoescoliose, 126-127, 254
Cigarros eletrônicos, 167-168
Cintilografia de ventilação-perfusão, na embolia pulmonar múltipla, 151f
Circulação pulmonar
    edema pulmonar, função pulmonar, 146, 146f
    embolia pulmonar, função pulmonar, 150, 152f
    trocas gasosas, 87-88
Cirurgia redutora do volume pulmonar (CRVP), trocas gasosas, 90
Citocinas, 91-92
Coccidioidomicose, 182
Colágeno, 110
Complacência, 50-51
    insuficiência respiratória
        função pulmonar, 199
        manejo, 206
    pulmonar, 254
Compressão da via aérea, 9-10
Compressão dinâmica da via aérea, 10-11, 10b, 11f
    curva fluxo-volume expiratória, 8-9, 8f
    curva fluxo-volume, 10-11, 11f
    curva fluxo-volume inspiratória, 12
Condutância da via aérea, pressão de retração elástica, 83-84, 84f
Contração da musculatura lisa brônquica, 52
Controle da ventilação

edema pulmonar, função pulmonar, 146
fibrose pulmonar idiopática, função pulmonar, 118, 118f
trocas gasosas, 88
Corticosteroides inalatórios, asma, 97
Crises de asma, 92-93
Cromolina, asma, 98-99
Cryptococcus, 182
Curva fluxo-volume expiratória, 8-10, 8f, 9f
    DPOC, 12, 12f
    padrões normais, 8-9, 8f
    padrões obstrutivo e restritivo, 8-9, 8f
Curva fluxo-volume inspiratória, 12, 12f
Curva fluxo-volume, 10-11, 11f, 254
    na asma, 94
Curva pressão-volume, elasticidade pulmonar, 50-51, 50f

D

Débito cardíaco
    oferta de oxigênio, 218
    retorno venoso, 241-242
Defeito de enchimento, 149f-151f, 264-265
Derrame pleural
    causas, 130
    doenças pleurais, 125-126, 126f
Descamação, 111
Diafragma, enfisema, 78-79, 79f-80f
2,3-Difosfoglicerato (DPG), 23, 24f
Difusão
    deposição em aerossol, 169-171
    equação de Fick, 218
Difusão, comprometimento, 26-28, 27f
Dióxido de carbono
    no sangue arterial, 28
    retenção, 223, 266
    resposta ventilatória, 53

Dispneia episódica, 104, 259
Dispneia, 17, 57-58, 102, 105, 143
   avaliação, 105, 130
   início súbito, 263
Distúrbios neuromusculares, 127-128
Doença arterial coronariana, 161
Doença intersticial, doença parenquimatosa restritiva, 122
Doença parenquimatosa restritiva
   asbestose, 122
   doença intersticial, 122
   doenças vasculares do colágeno, 122-123
   linfangite carcinomatosa, 123
   pneumonite por hipersensibilidade, 121-122
      características clínicas, 122
      função pulmonar, 122
      patologia, 121
      tratamento, 122
   sarcoidose, 119-121
      características clínicas, 119-120, 120f
      patogênese, 119
      patologia, 119
      função pulmonar, 121
      tratamento, 121
Doença por descompressão, 221
Doença pulmonar obstrutiva crônica (DPOC), 71-90, 131, 256, 274
   antimuscarínicos, 89, 98
   bronquite crônica, 76-77
      patogênese, 77
      patologia, 76, 77f-78f
   características clínicas, 78-82
      tipo A, 78-79, 82t
      tipo B, 79-82, 82t
   curva de fluxo-volume expiratória, 10-11
   enfisema, 71-76
      alterações estruturais, 71, 73f
      aspecto microscópico, 71, 72f-73f
      deficiência de α_1-antitripsina, 74
      distribuição topográfica, 74, 75f
      enfisema centroacinar, 71-74, 74f
      enfisema panacinar, 71-74, 74f
      patogênese, 74-76
      patologia, 71, 72f-73f
      tipos, 71-74, 74f
   exacerbação, 209, 267-268
   insuficiência respiratória crônica, 194-195
   retenção de C_{O_2}, 197
   tratamento de pacientes, 89
   troca gasosa
      alterações na doença inicial, 88-89
      circulação pulmonar, 87-88
      cirurgia de redução do volume pulmonar, 89-90
      controle da ventilação, 88
      função pulmonar, 84-87, 85f, 86f
      tratamento de pacientes com DPOC, 89
Doença pulmonar restritiva, 263
Doença venoclusiva pulmonar, 143
Doenças infecciosas
   Aids, 182
   envolvimento pulmonar, 182
   infecções fúngicas, 182
   pneumonia, 180-181
   tuberculose, 182
Doenças neoplásicas, 177-179
Doenças obstrutivas
   DPOC (*ver* Doença pulmonar obstrutiva crônica)
   teste do nitrogênio em respiração única, 15
   curva fluxo-volume expiratória, 8-9, 8f

volume expiratório forçado, 8-9, 8f
Doenças restritivas, 108
   curva fluxo-volume expiratória, 8-9
   distúrbios neuromusculares, 127-128
   doença parenquimatosa restritiva
      asbestose, 122
      doença intersticial, 122
      doenças vasculares do colágeno, 122-123
      linfangite carcinomatosa, 123
      pneumonite por hipersensibilidade, 121-122
      sarcoidose, 119-121
   doenças da parede torácica, 126-127
      cifoescoliose, 126-127
      espondilite anquilosante, 127
   doenças parenquimatosas pulmonares, 108-123
   doenças pleurais, 123-126
      derrame pleural, 125-126, 126f
      espessamento pleural, 126
      pneumotórax, 123-125, 124f
   estrutura da parede alveolar, 108-111
      célula endotelial tipo I, 108, 109f
      célula endotelial tipo II, 108-110, 110f
      fibroblasto, 110
      interstício, 111
      macrófagos alveolares, 110
   fibrose pulmonar idiopática, 111-119
      características clínicas, 111-113
      função pulmonar, 113-118
      micrografia eletrônica, 111, 112f
      patogênese, 111
      patologia, 111
      radiografia de tórax, 112-113, 113f-114f
      tratamento e desfechos, 119
   teste do nitrogênio em respiração única, 15

volume expiratório forçado, 5-6
Doenças vasculares do colágeno, doença parenquimatosa restritiva, 122-123
Doenças vasculares pulmonares
   edema pulmonar
      características clínicas, 143-144
      causas clínicas, 141-143
      causas, 140t
      circulação pulmonar, 146, 146f
      controle da ventilação, 146
      edema pulmonar cardiogênico, 141
      edema pulmonar não cardiogênico, 141-143
      estágios, 138f, 140b
      função pulmonar, 144-146
      mecânica, 144
      patogênese, 140-141, 140t
      troca gasosa, 145-146
   embolia pulmonar, 147-154
      características clínicas, 148, 149b
      diagnóstico, 149-150, 149f-151f
      função pulmonar, 150-154
      patogênese, 147-148
   hipertensão pulmonar, 154-157
      apresentação clínica e diagnóstico, 155-156
      cor pulmonale, 157
      hipertensão arterial pulmonar idiopática, 156-157, 156f
      patogênese, 154-155
Doenças vasculares
   edema pulmonar, 136-146
      fisiopatologia, 136-140, 138f
      patogênese, 140-141, 140t
   embolia pulmonar (*ver* Embolia pulmonar)
Dor torácica, início súbito, 263

E

Edema alveolar, 139-140, 139f, 144
Edema de reexpansão pulmonar, 142
Edema intersticial, 137
Edema pulmonar, 265
 características clínicas, 143-144, 158
 cardiogênico, 141
 causas clínicas, 141-143
  edema pulmonar cardiogênico, 141
  edema pulmonar não cardiogênico, 141-143
 causas, 140t
 de grandes altitudes, 142, 263-264
 de pressão negativa, 142
 estágios, 138f, 140b
 função pulmonar, 144-146
  circulação pulmonar, 146, 146f
  controle da ventilação, 146
  mecânica, 144
  trocas gasosas, 145-146
 induzido por opiáceos, 143
 patogênese, 140-141, 140t
Edema pulmonar não cardiogênico, 141-143
 doença venoclusiva pulmonar, 143
 edema pulmonar
  de grandes altitudes, 142
  de pressão negativa, 142
  de reexpansão, 142
  induzido por opiáceos, 143
  neurogênico, 142-143
 lesão pulmonar aguda relacionada a transfusões, 143
 síndrome da angústia respiratória aguda, 142
Edema pulmonar neurogênico, 142-143
Edema pulmonar pós-obstrutivo, 142

Elastina, 110
Embolia pulmonar, 147-154, 158
 características clínicas, 148, 149b
  embolia maciça, 148
  êmbolos de tamanho médio148 ,
  êmbolos pequenos148 ,
 diagnóstico, 149-150, 149f-151f
 função pulmonar, 150-154
  circulação pulmonar, 150, 152f
  mecânica, 150-152
  trocas gasosas, 153-154, 153f
 maciça aguda, relações de ventilação- -perfusão, 153f
 patogênese, 147-148
Endotélio capilar, 136
Enfisema, 71-76, 106, 259-260
 centroacinar, 71-74
 panacinar, 71-74
 subcutâneo, 242
 alterações estruturais, 71, 73f
 aspecto microscópico, 71, 72f-73f
 calibre da via aérea, 118, 118f
 deficiência de α_1-antitripsina, 74
 distribuição topográfica, 74, 75f
 enfisema centroacinar, 71-74, 74f
 enfisema panacinar, 71-74, 74f
 patogênese, 74-76
 patologia, 71, 72f-73f
 resistência da via aérea, 52
 tipos, 71-74, 74f
Equação de Fick, 218
Equação de gás alveolar, 25, 31-32
Equação de Henderson-Hasselbalch, 37-38
Equação de ventilação alveolar, 24, 237, 272

Equilíbrio ácido-básico
   acidose metabólica, 38
   acidose respiratória, 37-38, 38f
   alcalose metabólica, 39
   alcalose respiratória, 39
   equação de Henderson-Hasselbalch, 37
   insuficiência respiratória, função pulmonar, 198-199
Esclerose lateral amiotrófica (ELA), 131, 262
Escoliose, 126-127
Espaço morto
   alveolar, 237
   anatômico, 237
Espessamento pleural, doenças pleurais, 126
Espirometria, 104, 254, 274
Espirômetro, 49
Espondilite anquilosante, 127
Estado de mal asmático, 92-93
Estrutura da parede alveolar, 108-111
   interstício, 111
   tipos celulares, 108-110
      célula epitelial tipo I, 108, 109f
      célula epitelial tipo II, 108-110, 110f
      fibroblasto, 110
      macrófago alveolar, 110
Exercício
   fibrose pulmonar idiopática, função pulmonar, 117-118
   teste, 54-56, 56f, 57t
Expiração forçada
   padrão normal, 4, 5f
   padrão obstrutivo, 5, 5f
   padrão restritivo, 5, 5f
   cálculo do fluxo expiratório forçado, 6, 7f
   capacidade vital, 7-8
   compressão da via aérea, 9-10

F

Fechamento da via aérea, 15
Fibroblasto, 110
Fibrose cística, 183-185, 266-267, 277
Fibrose difusa, 111
Fibrose do parênquima pulmonar, 254
Fibrose intersticial, 117-118
   calibre da via aérea, 118, 118f
Fibrose pulmonar idiopática (FPI), 111-119, 262
   características clínicas, 111-113
   função pulmonar
      capacidade e mecânica ventilatória, 113-114, 115b, 116f
      controle da ventilação, 118, 118f
      exercícios, 117-118
   micrografia eletrônica, 111, 112f
   patogênese, 111
   patologia, 111
   radiografia de tórax, 112-113, 113f-114f
   tratamento e resultados, 119
Fibrose subepitelial, 90
Fick, equação, 218
Fluxos máximos, 11-12
Função neuromuscular, insuficiência respiratória, 199-200
   fadiga diafragmática, 200
   fraqueza adquirida, 200
Função pulmonar, 82-90
   capacidade e mecânica ventilatórias, 82-84, 84f
   doenças pleurais, pneumotórax, 125
   edema pulmonar, 144-146
      circulação pulmonar, 146, 146f
      controle da ventilação, 146
      mecânica, 144
      trocas gasosas, 145-146

embolia pulmonar, 150-154
    circulação pulmonar, 150, 152f
    mecânica, 150-152
    trocas gasosas, 153-154, 153f
fibrose pulmonar idiopática
    capacidade e mecânica ventilatórias, 113-114, 115b, 116f
    controle da ventilação, 118, 118f
    exercícios, 117-118
    na insuficiência respiratória, 195-200
        complacência, 199
        equilíbrio ácido-básico, 198-199
        função neuromuscular, 199-200
        hipoxemia, 195-197
        resistência da via aérea, 199
        retenção de C_{O_2}, 197
    sarcoidose, 121
    trocas gasosas, 84-87, 85f, 86f

G

Gasometria arterial, 256, 274-275
Gradiente alveoloarterial de P_{O_2}, 31, 85
Granulomas não caseosos, 262, 276
Guillain-Barré, síndrome, 198, 256

H

Henderson-Hasselbalch, equação, 37-38
Hidrocarbonetos, poluentes atmosféricos, 166
Higiene, hipótese, 91
Hiperinsuflação pulmonar, 78-79, 79f-80f
Hiperinsuflação, padrão, 79f-80f
Hipertensão, 161
Hipertensão arterial pulmonar idiopática, 156-157, 156f
Hipertensão pulmonar, 154-157, 159, 265
    apresentação clínica e diagnóstico, 155-156
    cor pulmonale, 157

hipertensão arterial pulmonar idiopática, 156-157, 156f
    patogênese, 154-155
Hiperventilação, 260
    alcalose respiratória, 39
    DPOC, captação de oxigênio, 88, 88f
Hipoventilação, 100, 198, 262
    aumento da P_{co_2} arterial, 35
    características fisiológicas cardinais, 24
    causas, 24, 25t
    equação de gás alveolar, 24-26
    equação de ventilação alveolar, 24
Hipoxemia intermitente, 33-34
Hipoxemia, 95, 104, 126-127, 255, 264-265. *Ver também* Hipoxia tecidual
    causas, 211
        comprometimento da difusão, 27, 27f
        desequilíbrio ventilação-perfusão, 30-32, 31f-32f
        hipoventilação, 24
    função pulmonar, insuficiência respiratória, 195-197
        causas, 195
        efeitos, 196
        hipoxia tecidual, 196-197
    insuficiência respiratória, manejo, 205-206
    oferta de oxigênio aos tecidos, 34
    oxigenoterapia
        comprometimento da difusão, 215
        desequilíbrio ventilação-perfusão, 215-217
        hipoventilação, 215
        shunt, 217-218, 217f
    resposta ventilatória, 53
Hipoxia tecidual, 196-197
Histoplasmose, 182

I

IL-5, 99
Impactação, 168, 168f-169f, 171
Índice de massa corporal (IMC), 258
Infarto do miocárdio de parede anterior, 163
Infarto pulmonar, 148
Infecções fúngicas, 182
Insuficiência cardíaca direita, 157
Insuficiência de estresse, 241
Insuficiência respiratória, 194, 278-279
    aguda, 194
    crônica, 194-195
    função pulmonar, 195-200
        complacência, 199
        equilíbrio ácido-básico, 198-199
        função neuromuscular, 199-200
        hipoxemia, 195-197
        resistência da via aérea, 199
        retenção de C_{O_2}, 197
    hipoxêmica, 268
        aguda, 268
    manejo, 205-207
        complacência, 206
        hipoxemia, 205-206
        oferta de oxigênio, 207
        resistência da via aérea, 206
        retenção de C_{O_2}, 206
    tipos, 194-195
        insuficiência respiratória aguda, 194
        insuficiência respiratória crônica agudizada, 195
        insuficiência respiratória crônica, 194-195
Interstício, estrutura da parede alveolar, 111

J

J, receptores, 57, 118

K

Kerley, linhas B, 144

L

Lesão pulmonar aguda relacionada a transfusões, 143
Lesão pulmonar induzida pelo ventilador, 242
Leucotrienos, fármacos modificadores na asma, 99
Limiar anaeróbico, 54-55
Linfadenopatia hilar bilateral, 276
Linfangite carcinomatosa, doença parenquimatosa restritiva, 123
Lipoxigenase 5, inibidores da, 99

M

Macrófago alveolar, 110, 172-173
Macrófagos, 172-173
Malformação arteriovenosa pulmonar (MAP), 157-158, 158f
Malformações arteriovenosas (MAVs), 264
Máscaras, 219-220
    oxigenoterapia, administração de oxigênio, 219-220
Material particulado, poluentes atmosféricos, 166
Mecânica respiratória
    desigualdade ventilatória, 13-16
    propriedades elásticas do pulmão
        complacência, 50-51
        interpretação, 51
        mensuração, 50-51, 50f
    resistência da via aérea
        interpretação, 52-53
        mensuração, 51-52

ventilação (*ver* Ventilação)
Metilxantinas
  asma, 99
Monóxido de carbono (CO)
  capacidade de difusão
    método da respiração única, 40, 40*f*
  perigos, 165, 166*f*
  poluentes atmosféricos, 165, 166*f*
  reduzida, 40-41
Muco, 76

N

N-acetilcisteína, 206
Nedocromil, asma, 98-99

O

Obstrução ao fluxo aéreo, 254, 260
Obstrução brônquica, obstrução localizada da via aérea, 100-101
Obstrução da via aérea, 70-71, 70*f*
  brônquica, 100-101
  local, 100-101
Obstrução localizada da via aérea, 100-101
  obstrução brônquica, 100-101
  obstrução traqueal, 100, 100*f*
Obstrução traqueal
  obstrução localizada da via aérea, 100, 100*f*
  resistência da via aérea, 53
Obstrução vascular, 155
Oclusão da via aérea, atelectasia, 224
Oferta de oxigênio, manejo da insuficiência respiratória, 207
Omalizumabe, 99
Ondine, praga, 24
Ortopneia, 143
Oxidantes fotoquímicos, poluentes atmosféricos, 166-167, 167*b*

Óxidos sulfúricos, poluentes atmosféricos, 166
Oxigenação por membrana extracorpórea, oxigenoterapia, 221
Oxigênio transtraqueal, oxigenoterapia, 220
Oxigênio, concentrações, 270
Oxigenoterapia
  administração de oxigênio
  cânulas nasais, 219
  domiciliar e oxigênio portátil, 222
  hiperbárica, 221
  hipoxemia
    comprometimento da difusão, 215
    desequilíbrio ventilação-perfusão, 215-217
    hipoventilação, 215
    shunt, 217-218, 217*f*
  máscaras, 219-220
  monitoramento da resposta, 222
  oxigenação por membrana extracorpórea, 221
  oxigênio hiperbárico, 221
  oxigênio transtraqueal, 220
  riscos de
    atelectasias, 224-226
    retenção de monóxido de carbono, 223
    retinopatia da prematuridade, 226
    toxicidade por oxigênio, 223-224
  sistemas de oferta de alto fluxo, 220
  tendas, 220
  ventiladores, 220-221
Oximetria de pulso, 160
Oxímetros, 222

P

Padrão cardíaco de limitação aos esforços, 55
Parede torácica

curva pressão-volume, 50f
doenças da, 126-127
   cifoescoliose, 126-127
   espondilite anquilosante, 127
   propriedades elásticas, pneumotórax, 123, 124f
Parênquima pulmonar, 103
P_{CO_2} arterial, ventilação mecânica, 237-240
pH arterial
   acidose, 37-38
   mensuração, 37
Pickwick, síndrome, 24
Pico de fluxo expiratório, 12
Pletismografia corporal, 49
Pletismografia, 258
Pleura, doenças da, 123-126
   derrame pleural, 125-126, 126f
   espessamento pleural, 126
   pneumotórax, 123-125, 124f
      função pulmonar, 125
      pneumotórax espontâneo, 123-124
      pneumotórax hipertensivo, 124-125, 125b
Pneumoconiose dos mineradores de carvão, 173-174
Pneumoconiose, 173-174
Pneumomediastino, 242
Pneumonia, 180-181, 243
   associada ao ventilador, 242
   características clínicas, 180
   função pulmonar, 181
   intersticial usual (PIU), 111
   patologia, 180
Pneumonite por hipersensibilidade, 121-122, 275
   características clínicas, 122
   função pulmonar, 122

patologia, 121
tratamento, 122
Pneumotórax, 242
   espontâneo, 123-124
   hipertensivo, 124-125, 125b, 262
P_{O_2} arterial
   causas, 35-36
   desequilíbrio ventilação-perfusão, 35-36, 36f
   hipoventilação, 35
   hipoxemia (ver Hipoxemia)
   mensuração, 23, 35
   valores normais, 23, 35
Poliomielite, 256
Poluentes atmosféricos
   fumaça de cigarro, 167-168
   hidrocarbonetos, 166
   materiais particulados, 166
   monóxido de carbono, 165, 166f
   nos Estados Unidos, 165
   oxidantes fotoquímicos, 166-167, 167b
   óxidos de nitrogênio165-166,
   óxidos sulfúricos166,
Poluição do ar, enfisema, 76
Pressão alveolar, 51-52
Pressão da artéria pulmonar, 156-157
Pressão expiratória final positiva (PEEP), 271-272
   aumento na P_{O_2} arterial, 240-241
   ventilação mecânica com, 235-236, 236f, 237b
Pressão inspiratória positiva na via aérea (IPAP), 235
Pressão intrapleural, 9
Pressão positiva contínua na via aérea (CPAP), 33-34, 235
   cor pulmonale, 87-88, 113

hipertensão pulmonar, 157
Pressão transpulmonar, 257
Privação crônica de sono, 33-34
Problemas mecânicos, 242
Pulmão
    barreira alveolocapilar
        hipoxemia, 29
        redução da capacidade de difusão, 40-41, 117
    complacência, 50-51
        interpretação, 51
        mensuração, 50-51, 50*f*
    propriedades elásticas
Quimiorreceptores periféricos, 38, 97

R

Receptores irritativos, 118
Receptores β-adrenérgicos, asma, 97-98
Regulador transmembrana da fibrose cística (CFTR), 277
Reid, índice, 76
Resistência da via aérea, 257
    asma, 95
    bissinose, 177
    bronquite crônica, 52
    compressão dinâmica da via aérea, 9*f*, 10-11, 10*b*, 11*f*
    DPOC, 83-84
    expiração forçada, 8
    função pulmonar, 144
    insuficiência respiratória
        manejo, 206
        função pulmonar, 199
    interpretação, 52-53
    mensuração, 51-52
    obstrução traqueal, 53
Resistência vascular pulmonar (RVP), 265

Resposta da via aérea, 152
Retenção de C_{O_2}
    função pulmonar, insuficiência respiratória, 197
    causas, 197
    efeitos, 197
    manejo de insuficiência respiratória, 206
Retenção de líquidos, 87-88
Retinopatia da prematuridade, 226
Retorno venoso, 241-242
Retração elástica, 51, 83, 257

S

Sangramento gastrintestinal, 242, 244
Sangue capilar final, 217
Sangue
    equilíbrio ácido-básico, 37-39, 38*f*
    oxigênio
        curva de dissociação do O_2, 23, 24*f*
        hemoglobina, 221
        hiperbárico, 221
Sangue, coagulabilidade, 147
Sangue, estase, 147
Sarcoidose, 119-121
    características clínicas, 119-120, 120*f*
    função pulmonar, 121
    patogênese, 119
    patologia, 119
    tratamento, 121
Sedimentação, 168*f*-169*f*, 169, 171
Shunt, 260
    hipoxemia, 29-30, 29*f*, 217-218, 217*f*
    oxigenoterapia, 217-218, 217*f*
    síndrome da angústia respiratória aguda, 203
Silicose
    características clínicas, 175

função pulmonar, 175
patologia, 175
Símbolos, 249-250
Síndrome da angústia respiratória aguda (SARA), 142, 201-204, 203b, 268, 277-278
   características clínicas, 202-203, 202f
   função pulmonar, 203-204
   patogênese, 202
   patologia, 201, 201f
   PEEP, 236-237, 244
   ventilação mecânica não invasiva, 232-233
Síndrome da angústia respiratória neonatal, 204-205, 205f
Síndromes de angústia respiratória, 201-205
   síndrome da angústia respiratória aguda, 201-204, 203b
      características clínicas, 202-203, 202f
      função pulmonar, 203-204
      patogênese, 202
      patologia, 201, 201f
   síndrome da angústia respiratória neonatal, 204-205, 205f
Síndrome de Guillain-Barré, 198, 256
Síndrome de Pickwick, 24
Sistema mucociliar, 172, 173f
Starling, equilíbrio de, 137

T

Tabagismo, 209
   enfisema, 76
   nível de carboxiemoglobina, 167
   poluentes atmosféricos, 167-168
Tanque, ventiladores tipo, 233
Tecido intersticial, 111
Telangiectasia hemorrágica hereditária (THH), 264
Tendas, oxigenoterapia, 220

Terapia biológica, asma, 99
Teste de caminhada de 6 minutos (TC6M), 55
Teste de exercício submáximo, 55
Teste do nitrogênio em respiração única, 13-15, 14f, 19, 253-254
Testes de esforço a campo, 55
Testes de exercício cardiopulmonar, 64
Testes de função pulmonar
   bissinose, 176-177
   bronquiectasias, 183
   capacidade ventilatória
      teste de resposta ao broncodilatador, 6
      fatores limitantes, 7f, 8
      pico de fluxo expiratório, 12
      volume expiratório forçado, 4-6, 5f
      fluxo expiratório forçado, 6, 7f
      curva fluxo-volume expiratória, 8-10, 8f, 9f
      curva fluxo-volume, 10-11, 11f
      fluxos máximos, 11-12
   controle da ventilação, 53-54
   diferenças regionais, 58-59, 59f
   dispneia, 57-58
   elasticidade pulmonar, 50-51, 51t
   fibrose cística, 183-185
   papel dos, 60
   pneumoconiose, 173-174
   pneumonia, 180-181
   resistência da via aérea, 51-53
   silicose, 175
   testes de esforço, 54-56, 56f, 57t
   valores de referência, 250, 251t
   volumes pulmonares estáticos, 49-50
Testes para doença inicial das vias aéreas, 16
Tosse, 78-79
Toxicidade por oxigênio (O_2), 223-224

Troca gasosa
   alterações na doença inicial, 88-89
   capacidade de difusão
      interpretação, 41
      mensuração, 40, 40f
      reduzida, 40-41
   circulação pulmonar, 87-88
   cirurgia de redução do volume pulmonar, 89-90
   controle da ventilação, 88
   edema pulmonar, função pulmonar, 145-146
   embolia pulmonar, função pulmonar, 153-154, 153f
   função pulmonar, 84-87, 85f, 86f
   tratamento de pacientes com DPOC, 89
   gasometria
      P_{CO_2} arterial, 35-36
      pH arterial, 37-39, 38f
      P_{O_2} arterial, 23, 24f (ver também Hipoxemia)
Troca gasosa sangue-tecidos, 23-39
Tuberculose, 181-182
Tubo endotraqueal, 272-273

U
Unidades, 250
Uveíte anterior, 132

V
Vasculatura pulmonar, fisiopatologia, 136
Vasoconstrição pulmonar hipóxica, 87
Vasoconstrição, 155
VEF_1/CVF, relação, 256
Ventilação
   controle
      DPOC, 88
      interpretação, 53-54
      mensuração, 53
   mecânica (ver Ventilação mecânica)
Ventilação de alta frequência, 235
Ventilação desigual
   detecção precoce de doenças respiratórias, 16
   mecanismos, 15
   teste do nitrogênio em respiração única, 13-15, 14f
   volume de fechamento, 15-16
Ventilação mecânica, 270
   efeitos fisiológicos
      arritmia cardíaca, 242
      aumento da P_{O_2} arterial, 240-241
      efeitos sobre o retorno venoso, 241-242
      pneumotórax, 242
      problemas mecânicos, 242
      redução da P_{CO_2} arterial, 232, 232f
      riscos variados, 242-243
   início da ventilação mecânica, 233
   invasiva, 232, 232f, 243
   modos, 233-235
      pressão controlada, 234
      pressão de suporte, 234-235
      pressão positiva contínua na via aérea, 235
      ventilação de alta frequência, 235
      volume controlado, 234
   não invasiva, 232-233, 246
   pressão expiratória final positiva, 235-236, 236f, 237b
   ventiladores tipo tanque, 233
Ventilação total, 240, 245
Ventilação-perfusão
   desequilíbrio, 260
   ácido-básico, 198

aumento da P$_{CO_2}$ arterial, 35-36, 36f
doença pulmonar obstrutiva crônica, 84-85
equação de gás alveolar, 31-32
gradiente alveoloarterial de P$_{O_2}$, 31
hipoxemia, 30-32, 31f-32f, 215-217
no paciente normal, 31
retenção de C$_{O_2}$, 197
síndrome da angústia respiratória aguda, 203, 204f

relação
  atelectasia, 224-226
  distribuição, 259
  doença pulmonar obstrutiva crônica, 85, 85f, 103
  na embolia pulmonar maciça aguda, 153f
  no paciente normal, 32
  troca gasosa, 85, 85f, 86f

Ventilador
  oxigenoterapia, administração de oxigênio, 220-221
  ventiladores com volume constante, 232, 232f
  ventiladores tipo tanque, 233
Ventiladores com volume constante, 232, 232f
Vírus da imunodeficiência humana (HIV), 266
Volume de fechamento, 15-16, 253
Volume expiratório forçado (VEF)
  doença pulmonar obstrutiva crônica, 5, 5f, 19
  mensuração, 5f
Volume residual, 15
Volumes pulmonares
  CRF
    diluição de hélio, 94-95
    pletismografia corporal, 49
  espirômetro, 49
  estáticos, 49-50
    asma, 94-95
  interpretação, 49-50
  mensuração, 49

X
Xenônio radiativo, método, 58